国家卫生和计划生育委员会"十三五"规划教材配套教材

全国高等学校配套教材

供预防医学类专业用

卫生化学实验

第 2 版

主 编 李 磊

副主编 齐燕飞 徐向东 邹晓莉

编 者（以姓氏笔画为序）

丁 萍 中南大学湘雅医学院 李 磊 南京医科大学

王 晖 首都医科大学 邹晓莉 四川大学

王茂清 哈尔滨医科大学 陈红红 广东药科大学

王曼曼 华北理工大学 孟佩俊 包头医学院

危丽俊 南昌大学 徐 坤 吉林大学

齐燕飞 吉林大学 徐向东 河北医科大学

人民卫生出版社

图书在版编目（CIP）数据

卫生化学实验/李磊主编.—2 版.—北京：人民卫生出版社，2017

全国高等学校预防医学专业第八轮规划教材配套教材

ISBN 978-7-117-24530-2

Ⅰ.①卫…　Ⅱ.①李…　Ⅲ.①卫生学-分析化学-实验-高等学校-教材　Ⅳ.①R113-33

中国版本图书馆 CIP 数据核字（2017）第 117748 号

| 人卫智网 | www.ipmph.com | 医学教育、学术、考试、健康，购书智慧智能综合服务平台 |
| 人卫官网 | www.pmph.com | 人卫官方资讯发布平台 |

卫生化学实验
第 2 版

主　　编：李　磊
出版发行：人民卫生出版社（中继线 010-59780011）
地　　址：北京市朝阳区潘家园南里 19 号
邮　　编：100021
E - mail：pmph @ pmph.com
购书热线：010-59787592　010-59787584　010-65264830
印　　刷：保定市中画美凯印刷有限公司
经　　销：新华书店
开　　本：787×1092　1/16　印张：13
字　　数：273 千字
版　　次：2012 年 8 月第 1 版　　2017 年 7 月第 2 版
　　　　　2023 年 5 月第 2 版第 6 次印刷（总第 14 次印刷）
标准书号：ISBN 978-7-117-24530-2/R · 24531
定　　价：28.00 元

打击盗版举报电话：010-59787491　E - mail：WQ @ pmph.com
（凡属印装质量问题请与本社市场营销中心联系退换）

前 言

　　《卫生化学实验》（第2版）是《卫生化学》（第8版）的配套教材。 卫生化学是一门实践性很强的学科，实验教学是该学科非常重要的组成部分。 通过卫生化学实验课程的教学，可以使学生加深理解卫生化学的基本理论，熟练掌握卫生化学实验操作基本技能，为将来从事科学研究和卫生分析化学工作打下良好基础。 根据2016年5月在石家庄召开的《卫生化学》（第8版）教材编写会议精神，编委会制定了《卫生化学实验》（第2版）编写大纲。 本教材紧紧围绕卫生化学分析理论和方法，结合卫生化学实验的特点和公共卫生岗位胜任力人才培养需要，首先介绍了实验室基础操作、安全知识、实验室管理及实验室资质认定等内容，以强化学生遵守实验室规则，规范基本操作技能，了解卫生分析工作的质量保证体系和实验室管理的基本法规。 在后续的实验内容中，主要选择了环境（空气、水）、食品和生物材料（血液、尿液）等样品中与卫生健康相关的物质进行分析。 为了提升学生对多种卫生分析检测方法的选择和判断能力、卫生学安全综合评价能力，进一步培养学生独立解决实际问题的能力以及创新能力，本教材在一系列经典的验证性实验的基础上，编排了以问题为中心的综合性实验和以系统原理为中心的设计性实验。

　　全书共分四章，包括39个实验、6类仪器的性能及使用说明和6个附录。 其中，基础验证性实验27个、综合性实验8个、设计性实验4个，分别占全部实验内容的70%、20%和10%。 部分验证性实验主题内容后面附有主要实验仪器的使用与维护要求。 本教材基本涵盖了理论教材的全部内容，每类实验方法都包括了可供选择的具体实验内容，各高校和用书单位可根据实验室实际条件进行选择。 本教材的编者都是多年从事卫生化学实验教学的教师，撰写的内容都经过了实践验证，汇集了编者们丰富的实际经验，具有较强的实用性和可操作性。

　　本书可作为高等学校预防医学专业的实验教材、《卫生化学》配套教材，也可作为卫生检验与检疫专业、药学专业、临床检验专业和化学等其他专业相关课程的实验教材，还可作为各级卫生相关部门及产品质量监督检验实验室技术人员的参考用书。

　　本书编写过程中得到了河北医科大学康维钧教授、哈尔滨医科大学杜晓燕教授，以及参编院校领导和同仁的大力支持，在此一并致以衷心的感谢。

　　由于编者水平有限，书中难免有疏漏甚至错误之处，恳请读者批评指正。

李　磊

2017 年 3 月

目 录

1　第一章　卫生化学实验基础

25　第二章　验证性实验

卫生化学实验基础

一、卫生化学实验目的和基本要求

卫生化学是一门实践性很强的学科,实验操作是其中重要的内容。卫生化学实验是将卫生化学原理和技术进行验证、综合、评价并培养实践创新能力的过程。卫生化学实验课的目的是进一步实践卫生化学中所学到的各种理化分析方法和仪器操作技能,通过理论与实践相结合的方式,加深对卫生化学基本概念和基本理论的理解,正确地掌握卫生检验中的基本操作,为完成环境、食品和生物材料等样品的卫生分析测定及卫生学评价打下良好的实验操作基础。

在卫生化学实验课教学中,要培养学生实事求是的科学态度、严谨细致的工作作风和标准规范的基本操作技能,为此,要求学生做到以下几点:

1. 充分准备   实验前认真预习实验内容,明确实验目的与要求,理解实验原理,了解实验步骤及注意事项,做好各项准备工作,以保证实验达到预期效果。如果是综合性或设计性实验,实验前还要检索、查阅相关分析方法及卫生学标准,为综合实验方法的选择、卫生学评价及实验方案设计准备必要的资料。

2. 遵守规则   进入实验室后,要严格遵守实验室规则,保持实验室安静与整洁,爱护仪器设备,注意水、电及用气安全。开展综合性实验时,可能涉及多种仪器、多个实验室,也可能安排多种仪器的联用,应强化实验秩序和学生间的协作。进行设计性实验时,因涉及样品采集,应注意室内实验及室外实验的结合,合理安排实验时间和场所。

3. 严格操作   实验过程中要严格按照操作规程规范操作,使用仪器要严格按照说明书进行。开展综合性或设计性实验时,应注意关注不同的样品处理及实验操作方法间的异同,为方法学评价奠定基础。必要时,可结合具体实验内容,制订实验操作的标准操作规程。

4. 规范记录   要认真观察实验现象,详细准确记录实验过程、实验条件、实验现象和测量数据。卫生化学实验记录应注意其原始性,记录不能涂改(必要时,只能划改)。要边做边记,及时记录,不能产生实验后的"回忆性"记录。实验记录信息要全面,注重记录完整性。同时注意系统性和客观性,不能将主观的臆断和推测结果进行记录,保证实验记录的真实性。

5. 实验整洁   实验完毕后,按照规定程序关闭仪器,认真填写使用登记。将所用设备、器材清洗干净,放在指定位置。如有器材破损应如实填写破损记录。整理好实验台,请指导教师检查认可后方可离开实验室。

6. 认真报告   实验结束后,根据实验记录的项目写好实验报告,按照规定时间提交教师批阅。报告是实验的产品,不同的实验类型要求有不同形式的实验报告。

二、卫生化学实验常用基本操作

(一)玻璃器皿的洗涤

玻璃器皿是卫生化学实验课中最基本、最常用的器材,包括烧杯、容量瓶、移液管、量筒与量杯、三角烧瓶、滴定管、漏斗、比色管、表面皿和蒸发皿、称量瓶及各种试剂瓶等。玻璃器皿的清洁与否直接影响实验结果的准确度与精密度。不洁净的器皿常会因残留的杂质而影响分析结果的正确性。因此,玻璃器皿的洗涤是一项非常重要的操作。洗涤的目的是去除污垢,同时还必须注意不能引入任何干扰物质。洗涤后的玻璃器皿应清洁透明,内外壁能被水均匀地润湿且不挂水珠,晾干后不留水痕。

1. 常用洗涤方法

(1)用去污粉、合成洗涤剂或肥皂洗涤:有些玻璃器皿如烧杯、试剂瓶、锥形瓶、量筒、试管、离心管等可用毛刷蘸洗涤剂、去污粉或肥皂对器皿内、外壁直接刷洗,然后用自来水冲洗干净,再用蒸馏水冲洗内壁三次。分别用自来水、蒸馏水冲洗器皿时,应将水顺壁振荡冲洗,然后倒净洗涤水后再进行下一次冲洗。蒸馏水冲洗时应按少量多次的原则,即每次少量用水,分多次冲洗。

具有精确刻度的器皿如移液管、容量瓶、吸量管、滴定管、刻度比色管等,为了保证容量的准确性,不宜用毛刷刷洗,可配制 1%～3% 的洗涤剂溶液浸泡,再用水冲洗;如仍洗不干净,可用其他方法清洗。

(2)用铬酸洗液洗涤:洗涤时待洗器皿内壁尽可能干燥,再倒入或吸入适量铬酸洗液,转动器皿使其内壁被洗液浸润,然后用自来水冲洗干净。如果器皿内污垢较严重,可用洗液浸泡一段时间。经洗液洗涤后的器皿,第一次应该使用少量的自来水冲洗,并将此液进行处理。使用过的洗液可倒回原盛放瓶,仍可反复使用(若洗液颜色变绿,则不可再用)。如果用热的洗液洗涤,则去污能力更强。铬酸洗液具有强酸性和强氧化性,对各种污渍均有较好的去污能力。它对衣服、皮肤、橡皮等有腐蚀作用,使用时应特别小心。

（3）用酸洗液洗涤：根据污垢性质，如水垢和无机盐结垢，可直接使用不同浓度的盐酸、硝酸或硫酸溶液对器皿进行浸泡和洗涤，必要时适当加热，但加热的温度不宜太高，以免酸挥发或分解。灼烧过沉淀的瓷坩埚，用盐酸溶液（1∶1）浸泡可有效去除残留物。酸洗适用于洗涤附在容器上的金属（如银、铜、铅等）盐类和一些荧光物质。

盐酸-乙醇（1∶2）混合溶液也是一种很好的洗涤液，适用于被有色物质污染的比色皿、吸量管、容量瓶等器皿的洗涤。

（4）用碱洗液洗涤：碱洗液多为 10% 以上的氢氧化钠、氢氧化钾或碳酸钠溶液。碱洗液适于洗涤油脂和有机物等，可采用浸泡和浸煮的方法。高浓度碱对玻璃有腐蚀作用，接触时间不宜超过 20 分钟。氢氧化钠（钾）的乙醇溶液洗涤油脂的效力比有机溶剂高，但要注意不能与器皿长时间接触。

（5）用有机溶剂洗涤：适于洗涤聚合体、油脂和其他有机物。根据污物的性质，选择适当的有机溶剂。常用的有丙酮、乙醚、苯、二甲苯、乙醇、三氯甲烷、四氯化碳等。可浸泡或擦洗，效果较好。但有机溶剂昂贵，毒性较大。

无论用上述哪种方法洗涤器皿，最后都必须用自来水将洗涤液彻底冲洗干净，再用蒸馏水或去离子水洗涤三次。

2. 常用洗涤液的配制

（1）铬酸洗液：称 20g 重铬酸钾，置于 40ml 水中加热使其溶解，放冷。缓缓加入 360ml 浓硫酸（不能将重铬酸钾溶液加入硫酸中），边加边用玻璃棒搅拌。因硫酸溶于水过程中大量放热，硫酸不可加得太快，以防发生意外。冷却至室温，装入磨口试剂瓶中备用。

贮存洗液应随时盖好器皿盖，以免吸收空气中水分而逐渐析出 CrO_3，降低洗涤效果。新配制的洗液呈暗红色，氧化能力很强；经长期使用或吸收过多水分即变成墨绿色，表明已经失效，不宜再用。

（2）酸洗液：常用的纯酸洗液为 1∶1 盐酸、1∶1 硫酸和 1∶1（或 10%）硝酸溶液。根据所需用量，量取一定体积的水放入烧杯中，再取等体积酸或适量酸缓慢倒入水中即可。

（3）盐酸-乙醇溶液：将盐酸和乙醇按 1∶2 的体积比混合即可。

（4）氢氧化钠-乙醇洗液：称取 120g 氢氧化钠溶解在 100ml 水中，再用 95% 的乙醇稀释至 1L。

3. 超声波清洗　超声波清洗器是一种新型的清洗工具，在实验室中的应用越来越广泛。其工作原理是：超声波清洗器发出的高频振荡信号，通过换能器转换成高频机械振荡，传播到介质清洗液中，使液体流动而产生微小气泡，这些气泡在超声波传播过程中会破裂产生能量极大的冲击波，相当于瞬间产生上千个大气压的高压，这种现象被称为"空化作用"。超声波清洗正是用液体中的气泡产生的冲击波，不断冲击物体表面及缝隙，从而达到全面清洗的效果。

超声波清洗器的最基本组成是超声波发生器、换能器和清洗水槽。目前市场上供应的超声波清洗器种类较多,容量大小从 0.6～20L 不等,可带有定时和功率强弱选择等功能,使用方便。

当用超声波清洗器洗涤玻璃器皿时,应先用自来水初步清洗,然后浸没在超声波清洗液内清洗。玻璃器皿内应充盈洗涤液体,避免局部"干超",以免器皿破裂。

超声波洗涤玻璃器皿具有以下优点:①无孔不入:由于超声波作用是发生在整个液体内,所有能与液体接触的物体的表面都能被清洗,尤其适宜形状复杂、缝隙多的物件;②无损洗涤:传统的人工或化学清洗常会产生机械磨损或化学腐蚀,而用超声波正确清洗不会使器皿引起损伤。

4. 玻璃器皿的干燥　实验中经常使用的器皿,在每次实验完毕后必须洗净,干燥备用。根据器皿类型和使用要求不同,采用不同的干燥方法。包括晾干、吹干、烘干、用适量有机溶剂干燥等。

(1)晾干:适用于不急用或不易加热的玻璃器皿。将洗净的玻璃器皿倒置或平放在干净架或专用橱内,自然晾干。

(2)烘干:将洗净的玻璃器皿置于烘箱(105～120℃)内烘 1 小时,烘厚壁玻璃器皿、实心玻璃塞时应缓慢升温。

(3)气流烘干器干燥:气流烘干器有加热和吹干双重作用,干燥快速、无水渍、使用方便。试管、量筒等适合用气流烘干器干燥。气流烘干器分无调温和可调温两种类型,可调温型气流烘干器一般可在 40～120℃控温。

(4)吹干:适用于要求快速干燥的玻璃器皿。按需要用吹风机热风或冷风吹干。

(5)用有机溶剂干燥:适用于不易加热,需快速干燥的器皿。有些有机溶剂可以和水相溶,用有机溶剂将水带出,然后将有机溶剂挥干。最常用的是乙醇,向容器内加入少量乙醇,将容器倾斜转动,器壁上的水与乙醇混合,然后倾出乙醇和水(必要时,可再加入一次乙醇),将残余的乙醇挥干。若需要可向容器内吹风,加快有机溶剂挥发。

(二)容量器皿的使用

1. 移液管和吸量管　移液管是用于准确移取一定量体积溶液的量出式玻璃量器,正规名称应为"单标线吸量管"。它的中部有一膨大部分(称为球部),球部的上部和下部均为较细窄的管径,管颈上部刻有标线,球部标有它的容积和标定时的温度,如图 1-1(a)所示。常用的移液管有 5ml、10ml、25ml、50ml 等规格。

吸量管是带有分刻度线的玻璃管,如图 1-1(b)所示。可用以移取非整数的小体积溶液。常用的吸量管有 1ml、2ml、5ml、10ml 等规格。

(1)移液管和吸量管的润洗:移取溶液前,移液管或吸量管必须用少量待移溶液润洗内壁

2~3次,以保证溶液吸取后的浓度不变。润洗时,先用吸水纸将管尖内外的水除去(避免稀释待移溶液),用右手拇指和中指拿住管径标线以上的部位,无名指和小指辅助拿住管,管尖插入液面以下。左手拿吸耳球(拇指或示指在球上方),先把球中空气压出,然后将球的尖端接在管口上,慢慢放松吸耳球,吸入溶液至管总体积约三分之一处(不能让溶液回流,以免稀释待移液)(图1-2)。从管口移走吸耳球,立即用示指按紧管口,将移液(吸量)管从溶液中移出,平放转动,使溶液充分润洗至标线以上内壁,润洗后的溶液从管尖放出,弃掉。重复润洗操作2~3次。

(2)移液管和吸量管移取溶液的操作:将润洗过的移液(吸量)管适度插入待移溶液中,按润洗时的操作方法吸入溶液至管径标线以上,迅速移去吸耳球,立即用右手示指紧按管口,左手改拿盛待移溶液的容器,然后将管取出液面。将容器倾斜约45°,右手垂直地拿住移液(吸量)管,使管尖紧贴液面以上的容器内壁,用拇指和中指微微旋转移液管,示指轻微减压,直到液面缓缓下降到与标线相切时再次按紧管口,使溶液不再流出。然后移开待移液容器,左手改拿接收溶液的容器并倾斜约45°,此时移液管应垂直,接收容器内壁与管尖紧贴,松开示指让溶液自然流下(图1-2),待液面下降到管尖,再停15秒,靠壁转动一下管尖再取出移液管。如管上注有"吹"字样的移液管,则要将管尖的液体吹出,否则,不要把残留在管尖的液体吹出,因为在校准移液管体积时,没有把这部分液体算在内。

移液管和吸量管使用完毕后,应及时冲洗干净,放回移液管架上。

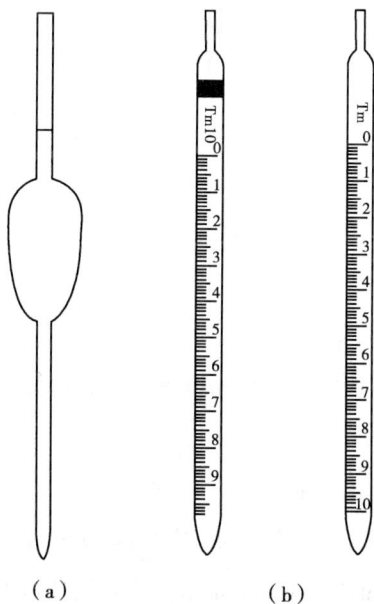

图1-1 移液管(a)和吸量管(b)示意图

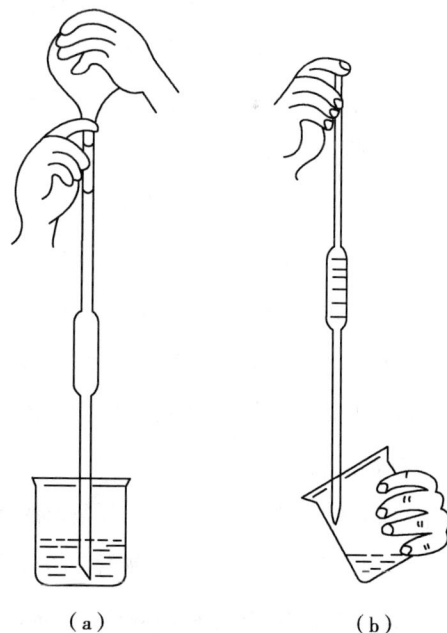

图1-2 移液管吸取(a)及放出(b)溶液操作

2. 定量及可调移液器

(1)定量及可调移液器的构造和规格:移液器是量出式量器,分定量和可调两种类型。定量移液器是指一支移液器的容量是固定的,而可调移液器的容量在其标称容量范围内连续可调。移液器由连续可调的机械装置和可替换的吸头组成,不同型号的移液器吸头有所不同,实验室常用的移液器根据最大吸用量有 $2\mu l$、$10\mu l$、$20\mu l$、$100\mu l$、$200\mu l$、$500\mu l$、$1000\mu l$ 等规格(图1-3)。

(2)定量及可调移液器的使用:①根据实验精度选用正确量程的移液器,当取用体积与量程不一致时,可通过稀释液体,增加取用体积来减少误差。②可调移液器调整吸量体积时,切勿超过最大或最小量程。③吸量液体时,将吸头套在移液器的吸杆上(必要时可用手辅助套紧,但要防止由此可能带来的污染),然后将吸量按钮按至第一挡(first stop),将吸头垂直插入待取液体中,深度以刚浸没吸头尖端为宜,然后慢慢释放吸量按钮以吸取液体。释放所吸液体时,先将吸头垂直接触在受液容器壁上,慢慢按压吸量按钮至第一挡,停留1~2秒后,按至第二挡(second stop)以排出所有液体。④改变吸取溶液时应更换吸头,使用完毕应卸载吸头存放。

3. 微量进样器　微量进样器也叫微量注射器。一般有 $1\mu l$、$5\mu l$、$10\mu l$、$25\mu l$、$50\mu l$、$100\mu l$ 等规格,是进行微量分析,特别是色谱分析实验中必不可少的取样、进样工具。

微量进样器是精密量器,易碎、易损,使用时应细心,否则会影响其准确度。使用前要用溶剂洗净,以免干扰样品分析;使用后应立即清洗,以免样品中的高沸点组分沾污进样器。

使用微量进样器应注意以下几点:

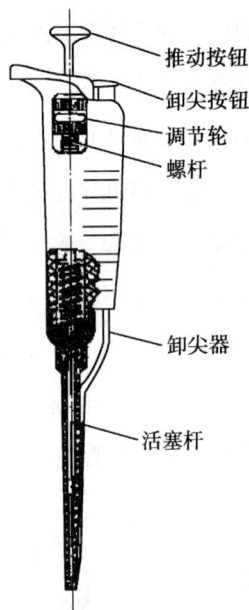

推动按钮
卸尖按钮
调节轮
螺杆

卸尖器

活塞杆

图1-3　移液器示意图

(1)每次取样前先抽取少许试样再排出进样器。如此重复几次,以润洗进样器。

(2)为保证精确度,每次进样的体积都不应小于进样器总体积的10%。

(3)为排除进样器内的空气,可将针头插入样品中反复抽排几次,抽时慢些,排时快些。

(4)取样时应多抽些试样于进样器内,并将针头朝上排除多余试样。

(5)取好样后,用无棉的纤维纸(如镜头纸)将针头外壁所沾附的样品擦掉。注意切勿使针头内的样品流失。

4. 容量瓶　容量瓶是一种细颈梨形的平底玻璃瓶,带有磨口瓶塞,瓶颈上刻有环形标线,表示在指定温度下(一般为20℃)液体到达标线时的标称准确体积。容量瓶主要用来配制标准溶液或定量稀释溶液。容量瓶的规格有 10ml、25ml、50ml、100ml、250ml、500ml 等。容量瓶的基本操作包括:

(1)检查是否泄漏:向容量瓶中加水至标线附近,盖好瓶盖,擦干水滴,左手示指按住瓶塞,其余手指拿住瓶颈上部,右手拿住瓶底,如图 1-4。将瓶倒立 2 分钟,观察瓶塞周围是否渗水,然后将瓶直立,把瓶塞转动 180°,再倒立 2 分钟,若仍不渗水即可使用。

（2）配制溶液:①用固体试剂配制溶液时,首先将准确称量的固体物质置于小烧杯中,加溶剂使其溶解,然后定量转移到预先洗净的容量瓶。转移溶液的方法如图 1-5 所示。一手拿玻璃棒,并将它伸入容量瓶中;另一手拿烧杯,让烧杯嘴紧贴玻璃棒,慢慢倾斜烧杯,使溶液沿着玻璃棒及瓶颈内壁流入容量瓶中。溶液流完后,在瓶口上方将玻璃棒沿着烧杯嘴向上慢慢提起同时使烧杯直立,将玻璃棒放回烧杯内,用少量溶剂冲洗玻璃棒和烧杯 3~4 次,洗出液按上述方法全部转移入容量瓶中,然后加溶剂稀释。稀释至容量瓶容积的 2/3 时,直立旋摇容量瓶,使溶液初步混合(此时切勿加塞倒立容量瓶)。继续稀释至标线以下约 1cm,等待 1~2 分钟,使附在瓶颈内壁的溶液流下后,改用滴管逐渐加溶剂至弯月面恰好与标线相切(热溶液应冷至室温后,才能稀释至标线)。盖上瓶塞,左手示指按住瓶塞,右手托住瓶底边缘,将瓶倒立,待气泡上升到顶部后,再倒转过来,如此反复多次,使溶液充分摇匀。②定量稀释溶液时,用移液管移取一定体积的浓溶液于容量瓶中,按上述方法加溶剂定容、摇匀即可。

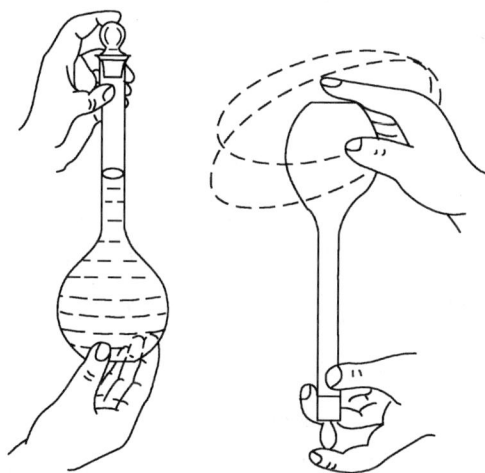

图 1-4　容量瓶检漏和摇匀溶液操作　　　图 1-5　溶液定量转移至容量瓶操作

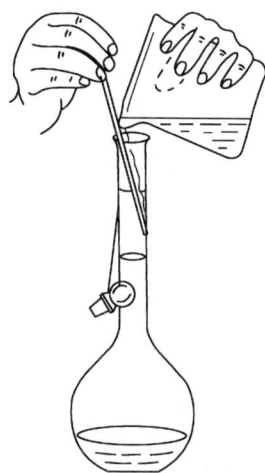

使用容量瓶时应注意以下几点:①容量瓶不宜用来长时间保存配制好的溶液,如果需要长久保存,应将制好的溶液转移到试剂瓶中;②容量瓶不能放在烘箱中烘烤或在电炉上直接加热,也不能直接转入热溶液;③长期不使用时,应将瓶塞磨口处擦干并在瓶塞和磨口处垫一小纸片,以防再用时瓶塞不易打开。

（三）称量

称量是卫生化学实验中必须具备的基本操作,称量常用的仪器是分析天平,属精密贵重的仪器,通常要求能准确称量至 0.0001g,其最大载量一般为 100~200g。

为了能得到准确的称量结果,称量通常在专用天平室中进行。实验室用于称量的分析天平有:阻尼天平、电光天平、单盘电光天平及电子天平,最常用的是电光天平和电子天平。使用前必须了解分析天平的使用规则和称量方法。

1. 分析天平的使用规则　分析天平的使用应遵守"分析天平的使用规则",具体内容如下:①称量前检查天平是否水平,框罩内外是否清洁;②天平的前门仅在检修时使用,不得随意打开;③开关天平两边侧门时,动作要轻缓(不发出碰击声响);④称量物的温度必须与天平温度相同,有腐蚀性或者吸湿的物质必须放在密闭容器中称量;⑤不得超载称量;⑥读数时必须关好侧门;⑦如发现天平工作不正常,及时报告教师或实验室工作人员,不要自行处理;⑧称量完毕,天平复位后,应清洁框罩内外,盖上天平罩,并做使用记录,长时间不使用时,应切断天平电源。

2. 称量的一般程序

(1)电光天平的称量程序:①取下防尘罩,叠平后放在天平箱上面或右后方实验台面上。②检查天平是否正常:是否水平;称盘是否洁净;圈码指数盘是否在"000"位;圈码有无脱位;吊耳是否错位等。③调节天平的零点:关闭所有的天平门,接通电源,轻轻打开升降旋钮,当标尺稳定后,看屏幕中央的刻线与标尺上的"0"刻线是否重合。如果不重合,可拨动调屏拉杆,移动屏幕的位置,使屏中刻线恰好与标尺中的"0"线重合,即调定零点。如果屏幕移到尽头仍调不到零点,则需关闭天平,调节横梁上的平衡调节螺丝(这一操作由教师进行),再打开天平察看,直到调定零点,然后关闭天平,准备称量。④称量:从干燥器中取出欲称物体,先在架盘药物天平或精度较低的电子天平上粗称,然后放到天平左盘中心,关好天平门,根据粗称的数据在天平右盘上加砝码至克位。半开天平,观察标尺移动方向或指针的倾斜方向,调整圈码使天平达到平衡。调整圈码应遵循"由大到小、中间截取、依次试验"的原则。砝码未完全调定时不可完全开启天平,以免横梁过度倾斜,造成错位或吊耳脱落。⑤读数与记录:砝码调定后,关闭天平门,全开天平,待标尺停稳后即可读数,被称物的重量等于砝码总量加标尺读数(均以 g 计),将所读数据立即用钢笔或圆珠笔记录在原始数据记录本上,不能用铅笔书写,也不能记录在碎纸片或手上。⑥复原:称量、记录完毕,随即关闭天平,取出被称物,将砝码夹回盒内,圈码指数盘退回到"000"位,关闭两侧门,关闭电源,砝码放回盒内,罩好天平。

(2)电子天平的称量程序:电子天平是目前最常用的分析天平,其特点是操作者通过触摸按键可自动调零、自动校准、扣除皮重、数字显示等,同时其质量轻,体积小,操作十分简便,称量速度也很快。称量的基本程序为:①检查水平:如不水平,调整地脚螺旋高度,使水平仪内空气泡位于圆环中央,达到水平状态。②接通电源,预热 30 分钟。③按一下开/关键,显示屏很快显示"0.0000g"。④校准:按校正键,天平将显示所需校正砝码质量(如 100g),放上 100g 标准砝码,直至显示 100.0g,校正完毕,取下标准砝码。⑤零点显示(0.0000g)稳定后即可进行称量。⑥称量:根据需要可以使用除皮键,即可消去不必记录的数值(如承载瓶的质量等)。根据实验要求,选用一定的称量方法进行称量。⑦关机:称量完毕,记下数据后将重物取出,天平自动回零。如在短时间内使用,应将开/关键关至待机状态(不可切断电源),使天平保持保温状态,可延长天平的使用寿命。长时间不用时应拔下电源插头,盖好防尘罩。

3. 称量方法 称取试样常用的方法有直接称量法、递减称量法和增量法。

(1)直接称量法:对某些在空气中没有吸湿性、化学性质稳定的试样或试剂,可以采用直接称量法。用药匙或镊子取经干燥好的试样,放在已知质量的洁净而干燥的表面皿或硫酸纸上,一次称取一定质量的试样,然后将试样全部转移到接受容器中。

(2)递减称量法:称取的试样量是由两次称量之差求得的。取适量待称样品置于一洁净干燥的容器(称固体粉状样品用称量瓶,称液体样品可用小滴瓶)中,在天平上准确称量后,转移出欲称量的样品置于实验器皿中,再次准确称量,两次称量读数之差,即所称取样品的质量。这种称量方法适用于一般的颗粒状、粉状及液态样品。由于称量瓶和滴瓶都有磨口瓶塞,适合较易吸湿、氧化、挥发试样的称量。操作方法如下:用1cm宽的纸条套住瓶身中部(如图1-6所示),左手捏紧纸条尾部将称量瓶放到天平左盘的正中位置,准确称量并记录读数。取出称量瓶,在盛接样品的容器上方打开瓶盖并用瓶盖的下面轻敲瓶口的上沿或右上边沿(如图1-7所示),使样品缓缓流入容器。估计倾出的样品接近需要量时,再边敲瓶口边将瓶身扶正,盖好瓶盖后方可离开容器的上方,再准确称量。如果一次倾出的样品量不到所需量,可再次倾倒样品,直到移出的样品量满足要求为止。平行称取多份试样时,连续称量即可。

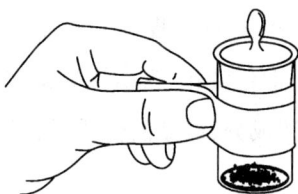

图1-6 移取称量瓶操作示意图

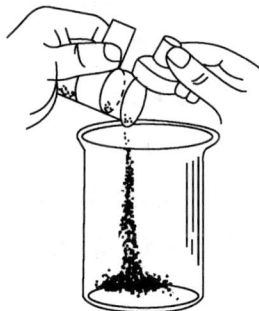

图1-7 将试样转移到接收器的操作示意图

注意,在敲出样品的过程中,要保证样品没有损失,边敲边观察样品的转移量,切不可在还没盖上瓶盖时就将瓶身和瓶盖都离开容器上口,因为瓶口边缘处可能粘有样品,容易损失。如果称出的试样量大大超过需要量时,则弃之重称。

(3)增量法:也称固定量称量法。卫生化学实验中,当需要用直接法配制指定浓度的标准溶液时,常常用指定质量称样法来称取基准物质。此法只适用于称取不易吸湿、不与空气中各种组分发生作用和性质稳定的粉末状物质,不适用于块状物质的称量。①电光分析天平具体操作方法如下:首先调节好天平的零点,用金属镊子将清洁干燥的深凹形小表面皿放到左盘上,在右盘加入等重的砝码使其达到平衡,记录表面皿的质量。再向右盘增加约等于所称试样质量的砝码(一般准确至 10mg 即可),然后用药匙向小表面皿内逐渐加入试样,半开天平进行试重。直到所加试样质量能在投影屏标度内平衡,便可以完全开启天平,极其小心地以左手持盛有试样的药匙,伸向表面皿中心部位上方约 2cm 处,用左手拇指、中指及掌心拿稳药匙,以示指轻弹(或摩擦)药匙柄,让药匙里的试样以非常缓慢的速度抖入表面皿(如图 1-8 所示)。这时,眼睛既要注意药匙(试样绝不能失落在秤盘上),同时也要注视着投影屏标度,待刻线正好移动到所需要的刻度时,立即停止抖入试样。注意此时右手不要离开升降枢。此步操作必须十分仔细,若不慎多加了试样,只能关闭升降枢,用药匙取出多余的试样,再重复上述操作直到合乎要求为止。然后,取出表面皿,将试样直接转入接收器。若试样为可溶性盐类,沾在表面皿上的少量试样粉末可用蒸馏水吹洗入接收器。②电子天平的操作方法为:用金属镊子将

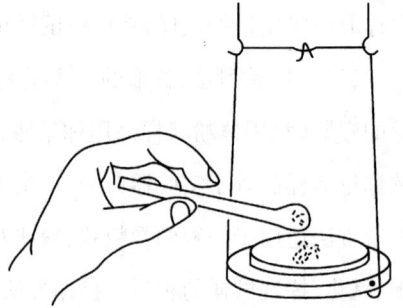

图 1-8　直接加样操作示意图

清洁干燥的深凹形小表面皿放到托盘上,按去皮键,显示屏上显示 0.0000g,按上述方法用药匙向表面皿中慢慢添加试样,直至显示屏显示所需要称量的质量为止。取出表面皿,将试样直接转入接收器。若试样为可溶性盐类,沾在表面皿上的少量试样粉末可用蒸馏水吹洗入接收器。

(四)卫生化学中的样品前处理方法

卫生化学实验主要是利用仪器设备对目标化合物进行分析。仪器分析方法的灵敏度不仅取决于检测器、实验条件,还有赖于样品的前处理。当样品浓度低于仪器检出限时,采用浓缩、富集待测成分的方法(例如,液-液萃取、固相萃取、固相微萃取等)往往是提高分析灵敏度的有效途径。卫生化学中常用的样品前处理方法有过滤、干法灰化、湿法消化、密闭罐消化、微波溶样法、液-液萃取法、固相萃取、固相微萃取等。实验前应根据待测成分、样品的性质、仪器方法和条件进行综合选择。

三、实验数据的记录、处理和实验报告

在卫生化学实验过程中,正确地记录测量的各种物理量数据,科学地处理所得数据并正确报告出实验结果,在实验课的学习中应予以足够的重视。

(一)实验数据的记录

1. 实验数据的记录应有专门的、预先编有页码的实验记录本。记录实验数据时,本着实事求是和严谨的科学态度,对各种测量数据及有关现象,认真并及时准确地记录下来。切忌夹杂主观因素随意拼凑或伪造数据。绝不能将数据记在单片纸上、书上及手掌上等。

2. 实验开始之前,应首先记录实验名称、实验日期、实验室气候条件(包括温度、湿度和天气状况等)、仪器型号、测试条件及同组人员姓名等。

3. 实验过程中测量数据时,应根据所用仪器的精度正确记录有效数字的位数。如用万分之一分析天平称重时,要求记录到 0.0001g;滴定管及吸量管的读数,应记录至 0.01ml;用分光光度计测量溶液的吸光度时,一般应记录至 0.001 的读数,如果吸光度大于 0.6,则要求记录至 0.01 的读数。

4. 实验过程中的每一个数据,都是测量结果。重复测量时,即使数据完全相同,也应认真记录下来。

5. 记录过程中,对文字记录,应整齐清洁,对数据记录,应采用一定的表格形式。如发现数据算错、测错或读错而需要改动时,可将该数据用单条横线或者双条横线(平行线)划去(称为"杠改法"),在其上方书写正确的数字,并由更改人在数据旁签字。

6. 实验完毕后,将完整的实验数据记录交给实验指导教师检查并签字。

(二)实验数据的处理和结果表达

实验数据的处理是将测量的数据经科学的数学运算,推断出某量值的真值或导出某些具有规律性结论的整个过程。通常包括:实验数据的表达、数据的统计学计算和结果的表达。

1. 实验数据的表达 可用列表法、图示法和数学公式表达法显示实验数据间的相互关系、变化趋势等相关信息,清楚地反映出各变量之间的定量关系,以便进一步分析实验现象,得出规律性结论。

(1)列表法:列表法是将有关数据及计算按一定的形式列成表格,具有简单明了、便于比较等优点。

(2)图示法:是将实验数据各变量之间的变化规律绘制成图,简明、直观地表达出实验数据间的变化规律,容易看出数据中的极值点、转折点、周期性、变化率以及其他特性,便于分析研究。

(3)数学公式表达法:在实验研究中,除了用表格和图形描述变量间的关系外,还常常把实验数据整理成数学表达式,以表达自变量和因变量之间的关系。在卫生化学实验中,应用最多的是一级线性方程,表达物质的量与测量信号之间的定量关系。

2. 数据的统计学计算 在卫生化学实验中主要涉及的计算有可疑值的取舍、平均值、标准偏差和相对标准偏差等,有关计算参阅《卫生化学》(第 8 版)教材的相关章节。

3. 结果的表达 根据测量仪器的精度和计算过程的误差传递规律,正确地表达分析的结果,必要时还要表达其置信区间。

(三)实验报告的书写

实验完毕,应用专门的实验报告本,根据预习和实验中的现象及数据记录等,及时而认真地写出实验报告。卫生化学实验报告一般包括以下内容:

1. 实验(编号)及实验名称。

2. 实验目的。

3. 实验原理　简要地用文字和化学反应式说明。对特殊仪器的实验装置,应画出实验装置图。

4. 主要试剂和仪器　列出实验中所要使用的主要试剂和仪器。

5. 实验步骤　应简明扼要地写出实验步骤流程。

6. 实验数据及其处理　应用文字、表格、图形将数据表示出来。根据实验要求及计算公式计算出分析结果并进行有关数据和误差处理。

7. 问题讨论　包括解答实验教材上的思考题和对实验中的现象、产生的误差等尽可能地结合卫生化学中有关理论进行讨论和分析,以提高自己分析问题、解决问题的能力,为以后的科学研究及论文的撰写打下一定的基础。

四、实验室管理基本知识

管理是一种人类组织活动的基本手段,是运用计划、组织、协调、指导、控制等基本职能与措施,有效地利用人、财、物、时间、方法、信息等基本要素,以实现既定目标的过程。实验室管理是现代管理学中的一个分支,是在社会发展、技术进步、实验室的发展过程中发展起来的一门新兴学科。实验室管理的对象是与实验室有关的人、事、物、信息、经费等。实验室管理的内容涉及实验室管理工作的全部活动。

(一)实验室管理基本内容与方法

1. 实验室管理基本内容　实验室是进行实验教学、培养创新型人才的基本场所,是进行科学研究和科学技术创新的重要基地。在培养学生的创新精神和实验能力等方面具有很重要的作用。科学合理的管理是保障实验室正常运转的重要手段。

实验室管理的对象是与实验室有关的人、事、物、信息、经费等。实验室管理的内容涉及实验室管理工作的全部活动。主要包括:①实验教学及科研实验管理:主要包括所承担的实验教学和科研实验任务的安排、准备、实验、教学、指导和组织等;②实验技术资料管理:主要指对实验方法、步骤,实验操作程序,常规实验操作程序,专用仪器设备操作程序,实验技术资料,实验室技术档案,教学实验管理,科研实验管理等方面的管理;③实验设备、材料、设施管理:主要指对实验室的仪器设备、实验原材料的请购、验收记账、领用登记以及在用仪器设备、实验材料的账、物,实验室房屋、设施、照明、能源及水、电等方面的管理;④实验经费管理:主要指对实验室的经费管理、开放效益管理、投入与产出(社会效益与经济效益)的管理、引进技术装备的评估论证、实验室资产的管理等;⑤实验室基本信息管理:主要包括实验室有关技术资料、实验数据、实验室报表、仪器使用与维修记录、实验项目档案、实验成果、实验人员情况、对外开放情况等的管理。

2. 实验室管理的方法 实验室管理的方法主要包括：①规章制度管理：主要指执行上级颁发的和自行制定的有关规章制度,用制度来规范实验室的各种活动。例如,国家颁发的高校实验操作规程,仪器设备管理办法,大型精密仪器管理办法,低值品、易耗品管理办法,化学试剂管理办法,实验室基本信息收集报告制度等。②计划管理：主要指用科学预测的方法,对实验室的人员、任务、时间、经费进行计划管理;同时包括对建设计划的评估、检查;对实验室发展规划与建设计划执行情况的反馈,及时调整或补充新的计划。③技术管理：主要包括实验室有关常规实验操作程序、专用仪器设备操作程序,实验技术档案资料,实验室有关报表、仪器使用与维修记录,实验室特殊容器,实验废弃物,实验项目档案,科研课题与实验成果、情况等方面的管理。④行政后勤管理：主要指对实验室的日常事务,实验室人员,实验室设备、设施的账目、实物的管理,实验室对外开放,实验室安全,实验室的水、电、湿控、温控、通风等方面的管理。⑤经济管理：主要指对实验室的运行和开放用经费管理办法进行管理。即核定实验消耗定额,实行有偿使用,保证日常运行经费、开放经费、支持经费,以及重视实验室建设的投入与产出的效益管理,引进技术装备的评估论证,实验室资产的管理等。⑥计算机管理：主要指对实验室基本信息实行计算机管理。主要包括实验室发展规划与建设计划,实验室人员,实验室仪器设备,实验室常规实验操作程序,专用仪器设备操作程序,实验技术档案资料,实验室有关报表、科研课题与实验成果等方面管理。

(二) 实验室仪器设备和物资管理

1. 实验室仪器设备管理 仪器设备是实验能力的重要组成部分,是从事教学实验和科学实验的物质基础,是培养学生实验技能、开发学生智力和开展科学实验的重要手段。科学仪器和技术设备水平是科学技术发展的重要标志之一。现代化仪器设备管理是以寻求仪器设备整个寿命周期费用最经济、投资效益最高为目的的经济活动。保证仪器设备的正常运行是实验室管理的重要内容。仪器设备管理的主要任务是要提高仪器设备的使用率,加强仪器设备在安装投入使用后的管理;合理地利用仪器设备的能力,充分发挥其应有功能,让仪器设备提供最大限度的可用机时;要提高设备的完好率,科学地维护和保养设备,待修仪器设备按期修复使用;要有计划地进行仪器日常维修和改造,积极探索仪器设备的新技术,有目的地进行技术改造和新型仪器设备的开发,提高仪器设备的性能水平等。仪器设备的运行管理就是最大限度地发挥其使用效益。每一台仪器都有一定的自然寿命,如何缩小该仪器的使用寿命与自然寿命的差距,尽量延长使用寿命,这是管理者和相关部门在仪器的运行管理中要追求的目标。

仪器设备的主要管理模式是：①按规定建立持证上岗制度,仪器使用者要通过培训考核,掌握仪器设备的性能与操作程序,获合格证书后方能上机。②建立仪器档案,要建立仪器的终身档案。档案的内容包括：购买该仪器的论证报告、合同或协议书,随机带来的图纸、说明书、技术规程、维修手册、合格证、装箱单、验收报告、商检与索赔等报告。要建立仪器的运行档案,主要包括使用说明书的副本或中文译本,仪器的运行记录、维修记录,日常的使用记录、人员上机培训情况等。重大检修记录主要包括重大故障记录、故障情况、故障原因分析、责任人、修复措施、使用经费、修复后指标的恢复情况等记录。③必须严格执行仪器设备使用登记制度,登记时应记录仪器运行状况、开机时间。凡不登记者,一经发现,停止使用资格。大型仪器设备实行专人管理、专人操作,使用者采取先预约登记,然后使用的原则。④做好维护和维修工作,确保设备运转完好。

2. 实验室物资管理

(1)实验室用水:水是实验室内最常用的也是最重要的一种试剂,不同实验对水的要求不同。国家标准 GB/T 6682—2008 规定分析实验室用水规格和试验方法,规定分析实验室用水的原水应为饮用水或适当纯度的水,实验室用水分为三个级别,分析实验室用水的级别和规格见表 1-1。

表 1-1　分析实验室用水的级别和规格

名称	一级	二级	三级
pH 范围	—	—	5.0~7.5
电导率(25℃)(mS/m)	≤0.01	≤0.10	≤0.50
可氧化物质含量(以 O 计)(mg/L)	—	≤0.08	≤0.04
吸光度(254nm,1cm 光程)	≤0.001	≤0.01	—
蒸发残渣(105℃±2℃)含量(mg/L)	—	≤0.1	≤0.2
可溶性硅(以 SiO₂ 计)含量(mg/L)	≤0.01	≤0.02	—

一级水用于有严格要求的分析试验,包括对颗粒有要求的试验。如高效液相色谱分析用水。一级水用二级水经过石英设备蒸馏或离子交换混合床处理后,再经 0.2μm 微孔滤膜过滤来制取。二级水用于无机痕量分析等试验,如原子吸收光谱分析用水。二级水用多次蒸馏或离子交换等方法制取。三级水用于一般化学分析试验。三级水用蒸馏或离子交换等方法制取。

各级用水在贮存期间,其沾污的主要来源是容器可溶成分的溶解、空气中二氧化碳和其他杂质。因此,一级水不可贮存,使用前制备。二级水、三级水可适量制备,分别贮存在预先经同级水清洗过的相应的容器中。

(2)化学试剂:化学试剂是具有一定纯度标准的各种单质和化合物,是一类质量规格要求较高、品种多样、用量较小、用途广泛的精细化学品。是进行科学研究、分析测试必备的物质条件之一。

1)化学试剂规格和使用原则:常用化学试剂根据纯度一般可分为四个级别(表 1-2)。此外还有生物试剂、基准试剂和专用试剂(如电子纯、光谱纯、色谱纯)等。在分析工作中,所选用试剂纯度应与分析方法和检测对象要求相适应。在满足实验要求的前提下,本着节约原则,试剂级别就低不就高。常量分析宜选用分析纯试剂,痕量分析则要选用优级纯或专用试剂。

表1-2 常用试剂规格与适用范围

级别	名称	代号	标签颜色	适用范围
一级	优级纯	GR	绿色	精密分析实验
二级	分析纯	AR	红色	一般分析实验
三级	化学纯	CP	蓝色	一般化学实验
四级	实验试剂	LR	棕色或其他颜色	辅助试剂(现已很少见)

2)化学试剂的管理及安全储存:分析检验中使用的化学试剂种类繁多,要保证实验室工作环境安全和保护实验室工作人员的健康,必须重视化学试剂的保管。保管员应熟知常用试剂的理化性质,严格按其性质和贮存要求存放管理。一般的化学试剂应保存在通风良好、干净、干燥处,防止水分、灰尘和其他物质污染。对于易发生爆炸、燃烧或具有毒害、腐蚀和放射性等危险性的物质,以及受到外界因素影响能引起灾害事故的化学药品,都属于化学危险品,要按照国家公安部门的规定要求保存。剧毒药品在使用时需办理审批手续。保管危险品要按其化学性质分类存放。绝不允许易燃品、易爆品,还原剂与氧化剂等混放在一起,以免发生事故。储藏室内外必须配备灭火器材。

根据试剂性质采取相应的保管方法:①普通的化学药品的存放以安全方便为原则。化学药品可分为固体和液体两大类,每一类又可按无机试剂、有机试剂,氧化剂、还原剂,指示剂,盐类、酸类、碱类等分类,按分类存放在试剂柜中;②易潮解吸湿、易失水风化、易挥发、易吸收二氧化碳、易氧化、易吸水变质的试剂,需密塞或蜡封保存;③见光易变色、分解、氧化的试剂应避光保存;④爆炸品、剧毒品、易燃品、腐蚀品等应单独、低温干燥保存;⑤化学性质与防护、灭火方法相互抵触的化学危险物品,不得在同一柜或同一储存室内存放。

3)化学试剂的安全使用:使用化学试剂时要了解试剂性质,使用前应辨明试剂名称、浓度、纯度级别、生产厂家、牌号、批号,是否超过使用期限。要观察试剂形状、颜色、透明度、有无沉淀等异常情况。变质试剂、无瓶签或瓶签字迹不清、过期试剂不得使用。要注意保护瓶签,避免试剂污染瓶签。万一标签脱落,应照原样贴牢;分装或配制试剂后,应立即贴上标签;没有标签的试剂,在未查明前不可使用,必须经鉴定确证后方可使用。取用试剂时应注意:①试剂瓶塞不能随意放置,取用后应立即盖好,以防试剂被其他物质沾污或发生变质;②取用试剂应使用清洁干燥的药匙和量器;③取用有腐蚀性试剂后的药匙,应立即洗净,以免腐蚀药匙;④不要将吸管伸入原瓶试剂中吸取液体,取出的试剂不可倒回原瓶;⑤取用易挥发、有毒、有味的试剂时,瓶口不能对着脸部,应在通风橱中进行,取用后应立刻密封。

配制试剂一般在实验操作区内保存,试剂应密闭保存,瓶口或瓶盖毁坏应及时更换。经常使用的试剂要放在试剂架上或试剂柜中摆放整齐。需要避光保存的试剂如碘化钾溶液、碘试剂等,要用棕色的试剂瓶或用黑纸包好,放在避光的柜橱中保存。化学试剂应单独贮于专用的药品贮存柜内。贮存柜应阴凉避光,防止由于光照及室温偏高造成试剂变质、失效。剧毒试剂必须是现用现配,用多少配多少。

实验所用的试剂、溶液以及样品的包装瓶上必须贴有标签。标签要完整、清晰。试剂瓶上的标签要写明试剂的名称、浓度、配制日期、配制人等。对过期失效的废旧试剂处理时不可以直接倒入下水道,应用专用的废液缸收集。

五、卫生化学实验室意外事故与处理

化学实验室意外事故主要是由违反操作规定和操作失误造成的。常见的意外事故主要有化学中毒、化学烧伤和火灾。

(一)化学中毒急救处理

对于毒物进入眼中时,应用冲眼器冲洗 15 分钟。对于误饮误食经口腔引起中毒情况,应先根据毒物性质采取服用催吐剂或中和剂进行急救处理。对于有毒气体中毒,现场急救措施为:①救护者进入毒区抢救时,应佩戴防毒面具或氧气呼吸器,穿好防护服;②切断毒物源,防止毒物继续外逸。③采取有效措施,防止毒物继续入侵体内,并立即将中毒者转移到室外呼吸新鲜空气,解开衣领和纽扣,让其头部侧偏以保持呼吸畅通;④急救时,如遇呼吸失调或休克者,应立即进行人工呼吸。根据现场急救情况,可拨打 120 急救电话或立即送往医院进行治疗。

(二)化学灼伤的应急处理

若遇到化学灼伤时,应根据化学试剂的性质及灼伤程度采取以下相应措施。

1. 酸灼伤　强酸溅在皮肤上,先用大量水冲洗,然后用 5% 的饱和碳酸氢钠或 10% 的氨水清洗伤口。氢氟酸灼伤立即用水(及上述方法)冲洗伤口至苍白色并涂以甘油与氧化镁糊(2:1)或用冷的饱和硫酸镁溶液清洗后包扎好,要严防氢氟酸侵入皮下和骨骼中。

2. 碱灼伤　强碱溅在皮肤上,用大量水冲洗,然后用 2% 的硼酸或 2% 的醋酸冲洗,严重者去医院治疗。

3. 氰化物灼伤　先用高锰酸钾溶液冲洗伤处,然后用硫酸铵溶液漂洗。

4. 铬酸灼伤　用水冲洗,然后用硫化铵溶液漂洗、包扎。

5. 酚灼伤　用水冲洗后,再用 4 体积 72% 酒精与 1 体积三氯化铁混合溶液冲洗、包扎。

如果眼睛被灼伤,可用洗瓶流水冲洗(不要让水流直射眼球,也不要揉眼)。水洗后,如为碱灼伤,再用 20% 硼酸淋洗;如为酸灼伤,则用 3% $NaHCO_3$ 淋洗。

(三)火灾预防与灭火常识

化学实验室中不仅经常使用易燃、易爆、自燃以及强氧化剂等类药品,而且还要经常进行加热、灼烧、蒸馏等实验操作,存在着火的可能。因此要了解和掌握有关防火、灭火的知识和技术。

1. 火灾预防

(1)对易燃、易爆、自燃、强氧化剂等类药品,一定要妥善保存。

(2)进行加热、灼烧、蒸馏等试验时,要严格遵守操作规程。

(3)使用易挥发可燃试剂(如乙醚、丙酮、乙醇等)时,要尽量防止其挥发,要保持室内通风良好。绝不能在明火附近倾倒、转移这类易燃溶剂。

(4)易燃气体(如甲烷、氢气等)钢瓶,绝不要直接放在室内使用,要放在室外。

(5)要定期检查电器设备、电源线路是否正常。要遵守安全用电规程,防止因电火花、短路、超负荷引起线路起火。

(6)室内必须配置灭火器材。灭火器材固定放置在便于取用的地点,并要定期检查其性能。

2. 灭火

(1)一旦发现起火,一定要保持沉着、冷静,千万不要惊慌。应立即切断电源和燃气源,扑灭火源,移走可燃物。针对着火源的性质,采取相应的灭火措施。

(2)如为普通可燃物,如纸张、书籍、木器械等着火,可用沙子、湿布、石棉布等盖灭。

衣服着火时,应立即离开实验室(绝不要慌张和乱跑),可用厚衣物、湿布包裹压灭,或躺倒滚灭,或用水浇灭。

若在敞口容器中燃烧,如油浴着火,可用石棉布盖灭,绝不能用水!

(3)若火势较大,除及时报警外,可用灭火器扑救。常用灭火器的类型及使用范围如表 1-3 所列。

(4)水虽是常用的灭火材料,但在化学实验室起火时,若要用水,应十分慎重。因为有的化学药品比水轻,会浮于水上,随水流动,反而可能扩大火势;有的药品能与水反应(如金属钠),引起燃烧,甚至爆炸,导致灾上加灾。所以,除非确知用水无害,否则尽量不要用水。

(5)电器起火,不可用水冲,应当用四氯化碳灭火器灭火。

表 1-3　常用灭火器

灭火器类型	主要成分	适用范围
泡沫灭器	$Al_2(SO_4)_3$ 和 $NaHCO_3$	一般物质着火。有机溶剂、油类着火
二氧化碳灭火器	CO_2	电器、贵重仪器、设备、资料着火。小范围的油类、忌水化学药品着火
四氯化碳灭火器	CCl_4	电器着火
干粉灭火器	$NaHCO_3$、润滑剂、防潮剂	油类、有机物、遇水燃烧的物质着火
1211 灭火器	CF_2ClBr	精密仪器、电器着火

六、实验室资质认定和国家实验室认可

根据《中华人民共和国计量法》及其实施细则、《中华人民共和国认证认可条例》等法律、行政法规的规定,检测实验室要为社会提供公正、可靠、准确的检测数据必须要通过严格的资质认定和质量管理考核,实验室通过资质认定/实验室认可,取得资质认定/认可证书后方可提供认证范围内合格的、具有法律效应的公证数据。

(一)实验室资质认定

1. 资质认定及对象　资质认定是指省级以上质量技术监督部门依据有关法律法规和标准、技术规范的规定,对检验检测机构的基本条件和技术能力是否符合法定要求实施的评价许可。根据国家质量监督检验检疫总局《检验检测机构资质认定管理办法》(总局令第163号)的要求,凡从事下列活动的实验室都应当取得资质认定:

(1)为司法机关作出的裁决出具具有证明作用的数据、结果的;

(2)为行政机关作出的行政决定出具具有证明作用的数据、结果的;

(3)为仲裁机构作出的仲裁决定出具具有证明作用的数据、结果的;

(4)为社会经济、公益活动出具具有证明作用的数据、结果的;

(5)其他法律法规规定应当取得资质认定的。

2. 资质认定的依据和内容　资质认定依据《检验检测机构资质认定评审准则》,并参考了《检测和校准实验室能力的通用要求》(GB/T 27025—2008)中的有关内容。认定的主要内容有:

(1)实验室的法律地位或法人授权主体资质:实验室应能对其出具的检验检测数据、结果负责,并承担相应法律责任。实验室的组织结构及质量管理、技术管理和行政管理之间的关系是否明确。实验室及其人员从事检验检测活动,能否遵守国家相关法律法规的规定,遵循客观独立、公平公正、诚实信用原则,恪守职业道德,承担社会责任。实验室是否建立和保持保护客户秘密和所有权的程序,该程序应包括保护电子存储和传输结果信息的要求。

(2)实验室是否具有与其从事检验检测活动相适应的检验检测技术人员和管理人员:应建立和保持人员管理程序,对人员资格确认、任用、授权和能力保持等进行规范管理。最高管理者应履行其对管理体系中的领导作用和承诺。技术负责人应具有中级及以上相关专业技术职称或同等能力,全面负责技术运作;质量负责人应确保质量管理体系得到实施和保持;应指定关键管理人员的代理人。授权签字人应具有中级及以上相关专业技术职称或同等能力,并经资质认定部门批准。非授权签字人不得签发检验检测报告或证书。应对抽样、操作设备、检验检测、签发检验检测报告或证书以及提出意见和解释的人员,依据相应的教育、培训、技能和经验进行能力确认并持证上岗。应由熟悉检验检测目的、程序、方法和结果评价的人员,对检验检测人员包括实习员工进行监督。检验检测机构应建立和保持人员培训程序,确定人员的教育和培训目标,明

确培训需求和实施人员培训,并评价这些培训活动的有效性。培训计划应适应检验检测机构当前和预期的任务。检验检测机构应保留技术人员的相关资格、能力确认、授权、教育、培训和监督的记录,并包含授权和能力确认的日期。

(3)实验室应具有固定的工作场所,工作环境满足检验检测要求:环境条件影响检验检测结果时,应监测、控制和记录环境条件。当环境条件不利于检验检测的开展时,应停止检验检测活动。

(4)必需的检验检测设备设施:应建立和保持检验检测设备和设施管理程序,以确保设备和设施的配置、维护和使用满足检验检测工作要求。设备在投入使用前,应采用检定或校准等方式,以确认其是否满足检验检测的要求,并标识其状态。当需要利用期间核查以保持设备检定或校准状态的可信度时,应建立和保持相关的程序。设备出现故障或者异常时,检验检测机构应采取相应措施,如停止使用、隔离或加贴停用标签、标记,直至修复并通过检定、校准或核查表明设备能正常工作为止。应核查这些缺陷或超出规定限度对以前检验检测结果的影响。

应建立和保持标准物质管理程序。可能时,标准物质应溯源到 SI 单位或有证标准物质。检验检测机构应根据程序对标准物质进行期间核查。

(5)管理体系认定:实验室应具有并有效运行保证其检验检测活动独立、公正、科学、诚信的管理体系。检验检测机构应阐明质量方针,应制定质量目标,并在管理评审时予以评审。应建立和保持在识别出不符合时,采取纠正措施的程序;当发现潜在不符合时,应采取预防措施。检验检测机构应通过实施质量方针、质量目标,应用审核结果、数据分析、纠正措施、预防措施、管理评审来持续改进管理体系的适宜性、充分性和有效性。应建立和保持记录管理程序,确保记录的标识、贮存、保护、检索、保留和处置符合要求。应建立和保持检验检测方法控制程序。应建立和保持质量控制程序,定期参加能力验证或机构之间比对。通过分析质量控制的数据,当发现偏离预先确定的判断依据时,应采取有计划的措施来纠正出现的问题,防止出现错误的结果。质量控制应有适当的方法和计划并加以评价。

应准确、清晰、明确、客观地出具检验检测结果,并符合检验检测方法的规定。

应当对检验检测原始记录、报告或证书归档留存,保证其具有可追溯性。检验检测原始记录、报告或证书的保存期限不少于 6 年。

(6)其他符合有关法律法规或者标准、技术规范规定的特殊要求。

3. 资质认定条件和程序　国务院有关部门以及相关行业主管部门依法成立的检验检测实验室,其资质认定由国家认监委负责组织实施;其他检验检测机构的资质认定,由其所在行政区域的省级资质认定部门负责组织实施。

(1)资质认定条件:申请资质认定的检验检测实验室应当符合以下条件:①依法成立并能够

承担相应法律责任的法人或者其他组织;②具有与其从事检验检测活动相适应的检验检测技术人员和管理人员;③具有固定的工作场所,工作环境满足检验检测要求;④具备从事检验检测活动所必需的检验检测设备设施;⑤具有并有效运行保证其检验检测活动独立、公正、科学、诚信的管理体系;⑥符合有关法律法规或者标准、技术规范规定的特殊要求。

(2)资质认定程序:检验检测机构资质认定基本程序为:①申请资质认定的检验检测机构(以下简称申请人),应当向国家认监委或者省级资质认定部门(以下统称资质认定部门)提交书面申请和相关材料,并对其真实性负责。②资质认定部门应当对申请人提交的书面申请和相关材料进行初审,自收到之日起 5 个工作日内作出受理或者不予受理的决定,并书面告知申请人。③资质认定部门应当自受理申请之日起 45 个工作日内,依据检验检测机构资质认定基本规范、评审准则的要求,完成对申请人的技术评审。技术评审包括书面审查和现场评审。技术评审时间不计算在资质认定期限内,资质认定部门应当将技术评审时间书面告知申请人。由于申请人整改或者其他自身原因导致无法在规定时间内完成的情况除外。④资质认定部门应当自收到技术评审结论之日起 20 个工作日内,作出是否准予许可的书面决定。准予许可的,自作出决定之日起 10 个工作日内,向申请人颁发资质认定证书。资质认定证书有效期为 6 年。不予许可的,应当书面通知申请人,并说明理由。

需要延续资质认定证书有效期的,应当在其有效期届满 3 个月前提出申请。资质认定证书内容包括:发证机关、获证机构名称和地址、检验检测能力范围、有效期限、证书编号、资质认定标志。

检验检测机构资质认定标志,由 China Inspection Body and Laboratory Mandatory Approval 的英文缩写 CMA 形成的图案和资质认定证书编号组成。

4. 资质认定检验检测实验室的从业规范

(1)检验检测机构及其人员从事检验检测活动,应当遵守国家相关法律法规的规定,遵循客观独立、公平公正、诚实信用原则,恪守职业道德,承担社会责任。

(2)检验检测机构及其人员应当独立于其出具的检验检测数据、结果所涉及的利益相关各方,不受任何可能干扰其技术判断因素的影响,确保检验检测数据、结果的真实、客观、准确。

(3)检验检测机构应当定期审查和完善管理体系,保证其基本条件和技术能力能够持续符合资质认定条件和要求,并确保管理体系有效运行。

(4)检验检测机构应当在资质认定证书规定的检验检测能力范围内,依据相关标准或者技术规范规定的程序和要求,出具检验检测数据、结果。

检验检测机构出具检验检测数据、结果时,应当注明检验检测依据,并使用符合资质认定基本规范、评审准则规定的用语进行表述。

检验检测机构对其出具的检验检测数据、结果负责,并承担相应法律责任。

（5）从事检验检测活动的人员，不得同时在两个以上检验检测机构从业。

检验检测机构授权签字人应当符合资质认定评审准则规定的能力要求。非授权签字人不得签发检验检测报告。

（6）检验检测机构不得转让、出租、出借资质认定证书和标志；不得伪造、变造、冒用、租借资质认定证书和标志；不得使用已失效、撤销、注销的资质认定证书和标志。

（7）检验检测机构向社会出具具有证明作用的检验检测数据、结果的，应当在其检验检测报告上加盖检验检测专用章，并标注资质认定标志。

（8）检验检测机构应当按照相关标准、技术规范以及资质认定评审准则规定的要求，对其检验检测的样品进行管理。

检验检测机构接受委托送检的，其检验检测数据、结果仅证明样品所检验检测项目的符合性情况。

（9）检验检测机构应当对检验检测原始记录和报告归档留存，保证其具有可追溯性。原始记录和报告的保存期限不少于6年。

（10）检验检测机构需要分包检验检测项目时，应当按照资质认定评审准则的规定，分包给依法取得资质认定并有能力完成分包项目的检验检测机构，并在检验检测报告中标注分包情况。具体分包的检验检测项目应当事先取得委托人书面同意。

（11）检验检测机构及其人员应当对其在检验检测活动中所知悉的国家秘密、商业秘密和技术秘密负有保密义务，并制订实施相应的保密措施。

（二）国家实验室认可

认可（accreditation）是权威机构对某一机构或人员有能力完成特定任务作出正式承认的程序。国家实验室认可是指由政府授权或法律规定的一个权威机构（中国国家合格评定委员会，CNAS），对检测/校准实验室和检查机构有能力完成特定任务作出正式承认的程序，是对检测/校准实验室进行类似于应用在生产和服务的ISO9001认证的一种评审，但要求更为严格，属于自愿性认证体系。获得认可资格证明机构的质量体系运行有效和技术能力满足要求，而且出具的测试结果可靠。

我国从1990年开始采用三种认可方式，实验室认可（依据国际最新认可标准）、计量认证（依据50条）和质检机构审查认可（依据39条）开始由国家技术监督局质量监督司、计量司、标准化司主管，2001年12月又发布了新的评审准则JJG1021-1990代替了原50条和39条；1997年中国实验室国家认可委员会（英文缩写：CNAL）经中国国家认证认可监督管理委员会批准设立并授权，统一负责实验室和检查机构认可及相关工作。2006年3月成立的中国合格评定国家认可委员会（China National Accreditation Service for Conformity Assessment，CNAS）是根据《中华人民共和国认证认可条例》的规定，由国家认证认可监督管理委员会批准设立并授权的国家认可机构，统一负责对认证机构、实验室和检查机构等相关机构的认可工作,是由原中国认证机构国家认可委员会(CNAB)和原中国实验室国家认可委员会(CNAL)整合而成的。

1. 实验室申请认可的条件　根据国家有关法律法规和国际规范,认可是自愿的,CNAS 仅对申请人申请的认可范围,依据有关认可准则等要求,实施评审并作出认可决定。申请人必须满足下列条件方可获得认可:申请认可的实验室应具有明确的法律地位,具备承担法律责任的能力;符合 CNAS 颁布的认可准则;遵守 CNAS 认可规范文件的有关规定,履行相关义务;符合有关法律法规的规定。申请认可的实验室应当建立好质量体系并有效运行 6 个月以上,且完成了内审和管理评审,申请人的质量管理体系和技术活动运作处于稳定运行状态,聘用的工作人员符合有关法律法规的要求。

2. 实验室认可的作用和意义　通过认可提高实验室的质量管理水平,减少可能出现的质量风险和实验室的责任,平衡实验室与客户之间的利益,提高社会对认可实验室的认知度和信任度,最终达到法律、政府和市场的共同承认,实现检测数据的国际双边和多边的互认,避免重复检测,促进国家、国际贸易的发展。通过认可的实验室表明了其具备了按相应认可准则开展检测、校准服务的能力;获得签署互认协议方国家和地区认可互认机构的承认;可在认可的范围内使用 CNAS 国家实验室认可标志和 ILAC 国际互认联合标志。在业务认可的范围内可使用具有 CNAS 标志的分析测试报告。

(三)实验室资质认定和认可的区别

检验检测实验室资质认定是法制计量管理的重要工作内容之一。对检测机构来说,就是检测机构进入检测服务市场的强制性核准制度,即具备资质认证资质、取得资质认定法定地位的机构,才能为社会提供检测服务。国家实验室认可能力考核和评价是依据国际标准 ISO/IEC 17025 进行的,其组织和运作也是依据相应的国际标准实施的。CNAS 代表我国参加了国际实验室认可合作组织 ILAC 以及亚太实验室认可合作组织 APLAC,并与 APLAC 成员签订了检测结果互认协议。因此实验室认可是一项国际化的活动。二者都是约束实验室检验检测行为的规范性活动。其主要区别是:

1. 性质不同　资质认定是政府行为,是行政许可事项,具有强制性,对社会出具证明作用和结果的数据的检验检测机构(实验室)都必须申请并通过资质认定。实验室认可是自愿性的。实验室认可是市场行为,属于社会公信范畴。

2. 实施主体不同　资质认定分两级实施:国家级资质认定由国家认监委组织实施、监督管理;省级资质认定由各省(自治区、直辖市)质监局实施和监督管理。实验室认可由 CNAS 组织和运作。

3. 依据标准不同　资质认定依据《检验检测机构资质认定评审准则》,参考了《检测和校准实验室能力的通用要求》(GB/T 27025—2008)有关内容。实验室认可依据《检测和校准实验室能力的通用要求》[GB/T 27025—2008(ISO/IEC 17025)]标准。CNAS 将其等同采用为 CNAS-CL01《检测和校准实验室能力认可准则》。

4. 结果和作用不同　取得资质认定证书的检验检测机构(实验室)可以在其检测报告上加盖 CMA 标志,表明其检测数据和结果是可信的。政府或其授权机构可以采信或者引用这些数据和结果进行监督、评价和许可等,然而只在中华人民共和国境内有效,不具有国际互认的效力。经实验室认可的检验检测机构可以在其检测报告上加盖 CNAS 标志,表明其检测数据和结果是可信的,实验室之间应该互认。

5. 申请条件不同　对于实验室资质认定,从事 5 类活动的(见上述资质认定对象)应当申请,申请时须符合 6 项条件(见上述资质认定条件)。对于实验室认可,第一方、第二方、第三方实验室均可自愿申请,并符合上述认可条件。

(李 磊)

第二章

验证性实验

"验证性实验"也称"基础性实验",是为验证理论课上所获得的认识或假说是否正确而进行的一种实验,与问题描述和背景无关,只注重验证的结果(例如:概念、理论和事实等)。其目的在于巩固和强化学生的已有认知、培养学生的基本实验操作和数据处理等技能。

卫生化学验证性实验主要是对卫生化学中光谱学、色谱学、电化学、质谱及联用技术等基础理论、基本知识和基本技能的实践训练,旨在进一步深刻理解和掌握卫生化学理论教材中的基本内容,并提高学生的动手操作能力。卫生化学验证性实验的本质是验证卫生化学基础知识,是按既定的实验方法、实验路线,对给定样品的分析检验。要求学生严格规范实验操作,独立撰写实验报告,并初步理解实验结果的意义。

第一节　紫外-可见分光光度法

紫外-可见分光光度法是根据物质分子或离子对紫外和可见光谱区辐射能的吸收对物质进行定性、定量和结构分析的方法。根据仪器的光学系统,紫外-可见分光光度计可以分为单波长分光光度计和双波长分光光度计。其中,单波长分光光度计有单光束和双光束之分。其基本组成有光源、单色器、吸收池、检测器、信号显示系统等五个部分。当光通过均匀非散射介质时,物质的分子选择性地吸收一定波长的光,产生紫外-可见吸收光谱。物质分子的内部结构不同,其紫外-可见吸收光谱不同,利用此性质可以对物质进行定性分析。依据朗伯-比尔定律,紫外-可见分光光度法可用于物质的定量分析。紫外-可见分光光度法具有灵敏、准确、简单、分析速度快等特点,是卫生分析中重要且应用范围广的分析方法。

实验一　紫外-可见分光光度计主要性能检定

【实验目的】

1. 掌握紫外-可见分光光度计主要性能检定和仪器使用方法。

2. 熟悉紫外-可见分光光度计的主要性能和技术指标。

3. 了解紫外-可见分光光度计的基础结构。

【实验原理】

紫外-可见分光光度计是根据物质的分子对紫外、可见光谱区电磁辐射的吸收光谱特征和吸收程度进行定性和定量分析的仪器,其测量原理是朗伯-比尔定律:

$$A = \lg \frac{I_0}{I_t} = -\lg T = kbc$$

式中:A 为物质的吸光度;I_0 为入射单色光的强度;I_t 为透射单色光的强度;T 为透光度;k 为物质的吸光系数,L/(cm·mol);b 为溶液层的厚度,cm;c 为物质的浓度,mol/L。

为了确保分析的灵敏度和准确度,要对仪器进行定期检定,检定周期一般为一年。根据紫外-可见分光光度计检定规程(JJG 178—2007)的规定,按照计量仪器性能的高低划分为 Ⅰ、Ⅱ、Ⅲ、Ⅳ 共 4 个级别,其检定的主要项目和技术指标如表 2-1 所示。

表 2-1　紫外-可见分光光度计检定项目和技术指标

检定项目			技术指标			
			Ⅰ	Ⅱ	Ⅲ	Ⅳ
绝缘电阻(MΩ)			≥20			
稳定性(%)	噪声	透射比为 0% 噪声	≤0.05	≤0.1	≤0.2	≤0.5
		透射比为 100% 噪声	≤0.1	≤0.2	≤0.5	≤1.0
	漂移(3min)		≤0.1	≤0.2	≤0.5	≤1.0
	电压变动波动(220±20)V		±0.2	±0.5	±1.0	±2.0
波长准确度(nm)	190~340		±3.0	±0.5	±1.0	±2.0
	340~900		±5.0	±1.0	±4.0	±6.0
波长重复性(nm)	190~340		≤0.1	≤0.2	≤0.5	≤1.0
	340~900		≤0.2	≤0.5	≤2.0	≤3.0
透射比准确度(%)	190~900		±0.3	±0.5	±1.0	±2.0
透射比重复性(%)	190~900		≤0.1	≤0.2	≤0.5	≤1.0
基线平直度	190~900		±0.001	±0.002	±0.005	±0.010
最小光谱带宽误差	190~900		不超过标称光谱带宽的±20%			
杂散辐射率(%)	220nm		≤0.1	≤0.2	≤0.5	≤1.0
	360nm					
	420nm		≤0.2	≤0.5	≤0.1	≤2.0
吸收池配套性	石英		波长为 220nm 时,配套误差为 0.5%			
	玻璃		波长为 440nm 时,配套误差为 0.5%			

【仪器与试剂】

1. 仪器与器皿 紫外-可见分光光度计,配套相同光径,误差不大于 0.2% 的标准石英吸收池;具有 1nm、2nm 和 5nm 三个光谱带宽下波长标准值的镨钕玻璃滤光片;调压变压器,规格为 500W,输出 0~250V 可变;500V 兆欧表;光谱中性滤光片,透射比标称值为 10%、20%、30%;截止型滤光片,使用波长分别为 220nm、360nm、420nm,半高波长分别为 260nm、400nm、470nm,截止波长分别不小于 225nm、365nm 与 430nm,截止区吸光度不小于 3,透光区平均透光度不低于 80%;分析天平;烧杯;容量瓶等。

2. 试剂 碘化钠、亚硝酸钠均为分析纯,实验用水为蒸馏水。

(1)碘化钠溶液:准确称取经干燥至恒重的碘化钠 5.0g 于烧杯中,用蒸馏水溶解后,定容于 500ml 容量瓶中,摇匀,此液碘化钠的质量浓度为 10.0g/L。

(2)亚硝酸钠溶液:准确称取经干燥至恒重的亚硝酸钠 5.0g,用蒸馏水溶解后,稀释定容于 100ml 容量瓶中,摇匀,此液亚硝酸钠的质量浓度为 50.0g/L。

【实验步骤】

1. 外观与初步检查

(1)仪器应有以下标志:名称、型号、制造厂名、编号与出厂时间、工作电源电压和频率。国产仪器应有制造生产许可标志及编号。

(2)仪器应能平稳置于工作台上,各紧固件均应紧固良好,各调节器按键和开关均能正常工作。电缆线的接插件均应紧密配合且接地良好。

(3)仪器各标志与指示应清晰无误,刻线与数字应完整清晰。

(4)样品室应密封良好,无漏光现象。样品架应推拉自如、正确定位。

(5)仪器处于正常工作状态时,光源发光应稳定无闪烁现象。当波长置于 580nm 处时,在样品室内应能看到正常的黄色光斑。

(6)仪器光谱范围的两端,光量调节系统应能使透光度超过 100%。

(7)吸收池的透光面应光洁,无划痕和斑点,任一面不得有裂纹。

2. 绝缘性的检定 在仪器非工作状态时,用 500V 兆欧表测量电源线与仪器外壳之间的电阻,即为绝缘电阻,应不低于 20MΩ。

3. 稳定度检定 仪器预热 0.5 小时后,根据仪器的工作波段范围 190~340nm,340~900nm 分别取 250nm 和 500nm 作为噪声测量波长,500nm 为漂移的测量波长。

(1)噪声:时间扫描方式(或定波长扫描),光谱带宽 2nm,时间采样间隔为 1 秒,光度测量方式为透射比,记录范围 99%~101%,在每个测量波长处,参比和样品皆为空气,调整仪器的透射比为 100%,扫描 2 分钟,测量图谱上吸光度最大值与最小值之差,即为仪器透射比 100% 噪声。在样品光路中插入挡光板调整仪器透射比为 0%,扫描 2 分钟,测量图谱上吸光度最大值与最小值之差,即为仪器透射比 0% 噪声。

(2)漂移:测定噪声后,波长置于 500nm 处,吸光度测量方式,样品和参比皆为空气,采样间隔不大于 1 秒,校零后定波长扫描 30 分钟,测量谱图包络线中心线的最大值和最小值之差即为仪器漂移。

4. 波长准确度和波长重复性　镨钕玻璃滤光片吸收峰的参考波长值见表 2-2。

表 2-2　镨钕玻璃滤光片吸收峰参考波长值

光谱带宽(nm)	参考波长值(nm)						
2	431.3	513.7	529.8	572.9	585.8	739.4	807.7
5	431.8	513.7	530.1	574.2	585.7	740.0	807.4
8	432.1	513.9	529.6	574.9	585.8	740.4	807.0

将镨钕玻璃滤光片置于样品室内的适当位置,按均匀分布原则,选择三至五个吸收峰参考波长,逐一作连续三次测量(从一个波长方向),记录吸收峰波长测量值。波长准确度和波长重复性的计算公式分别为:

$$\Delta_\lambda = \frac{1}{3}\sum_{i=1}^{3}\lambda_i - \lambda_r$$

$$\delta_\lambda = \lambda_{max} - \lambda_{min}$$

式中:Δ_λ 为波长准确度,nm;δ_λ 为波长重复性,nm;λ_i 为波长测量值,nm;λ_r 为波长标准值,nm。λ_{max} 和 λ_{min} 分别为 3 次测量波长的最大值与最小值。

5. 透光度准确度与透光度重复性　以空气为参比,调整仪器透射比 100% 及透射比 0% 后,用透射比标称值为 10%、20%、30% 的光谱中性滤光片,分别在 235nm、257nm、313nm、350nm、440nm、546nm、635nm 处测量实际透射比三次。透光度准确度和透光度重复性分别按下面公式计算:

$$\Delta_T = \frac{1}{3}\sum_{i=1}^{3}T_i - T_r$$

$$\delta_T = T_{max} - T_{min}$$

式中:Δ_T 为透光度准确度;δ_T 为透光度重复性;T_i 为每一滤光片第 i 次透光度测量值;T_r 为每一滤光片在相应波长下的透光度标准值。T_{max} 和 T_{min} 分别为 3 次测量透过率的最大值与最小值。

6. 基线平直度　开机预热 0.5 小时后调零,光谱带宽 2nm,扫描步距 1nm,吸光度测量方式,样品和参比都是空气,量程范围为 ±0.01Abs,从长波长向短波长对仪器进行全波长扫描,扫描谱图中最大偏移量与吸光度零坐标之差即为基线的平直度。

7. 最小光谱带宽　以氘灯或汞灯为光源,测量其特征谱线轮廓,具有氘灯的仪器选择氘灯的 656.1nm 特征谱线；没有氘灯的仪器选择汞灯 546.1nm 的特征谱线，测出峰高（峰最大能量值与峰两侧背景能量值之差），然后使波长单向移动，记录峰高 50% 的波长读数 λ_1、λ_2。光谱带宽按下式计算：

$$\Delta_\lambda = |\ \lambda_1 - \lambda_2\ |$$

式中：Δ_λ 为实测光谱带宽；λ_1、λ_2 为峰高一半时的波长示数。

8. 电源电压的适应性　用调压器输入 220V 电压，在选择波长 250nm、500nm、1500nm 处，调整透射比示数值为 100%，改变输入电压，分别记录仪器在 198V 和 242V 时的透射比示数，计算与 100% 差值即为电源电压的适应性。

9. 杂散光　选择规定的杂散光测量标准物质，在相应波长处测量标准物质的透射比，其透射比值即为仪器在该波长处的杂散光。

190~340nm 段用碘化钠标准溶液（或截止滤光片）于 220nm，亚硝酸钠标准溶液（或截止滤光片）于 360nm（钨灯），10nm 标准石英吸收池，蒸馏水为参比，光谱带宽 2nm 测量其透射比值。

340~900nm 段棱镜式仪器，用截止滤光片在波长 420nm 处，以空气为参比，测量其透射比值。

10. 吸收池的配套性检定　在仪器其他项目鉴定合格后，10nm 标准石英吸收池，蒸馏水为参比，将波长置于 220nm（石英吸收池），440nm（玻璃吸收池）处，将其中一个吸收池的透光度调至 95%（数显仪器 100%），测量其他吸收池的透光比值。凡透光度值之差不大于 0.5% 的吸收池可以配成一套使用。

【注意事项】

1. 放置仪器的工作台应平稳，周围无强电磁场干扰，无强气流及腐蚀性气体；仪器检定处不得有强光直射。

2. 仪器工作环境的温度为 10~35℃，相对湿度小于 85%。

3. 不同型号的仪器其技术指标要求会有一定差别。

4. 检定波长准确度时，在谱铷玻璃滤光片吸收峰参考波长附近 10nm 范围内，每隔 2nm 测定一次，远离吸收峰波长处，每隔 5nm 或 10nm 测定一次。

5. 检定波长准确度与波长重复时，还可用氧化钬玻璃滤光片或谱铷玻璃滤光片。

【思考题】

1. 检定紫外-可见分光光度计的上述功能，有何实际意义？

2. 配套使用的同一光径的吸收池，其透光度的差别对测定结果有何影响？

（齐燕飞）

实验二　邻菲啰啉分光光度法测定微量铁

【实验目的】

1. 掌握显色反应最佳实验条件的一般选择方法。

2. 熟悉分光光度法的基本原理及仪器的操作技术。

3. 了解测定微量铁的方法。

【实验原理】

邻菲啰啉是测定微量铁的高灵敏度和高选择性试剂,在 pH 3~9 的溶液中,Fe^{2+} 可与邻菲啰啉发生反应,生成橘红色配合物。该配合物十分稳定,在一定浓度范围内,吸光度与 Fe^{2+} 浓度呈直线关系,符合比尔定律。Fe^{3+} 也可与邻菲啰啉发生反应,生成淡蓝色配合物,如果样品中含有 Fe^{3+},可预先用盐酸羟胺将其还原为 Fe^{2+},然后进行测定,此时测定的是总铁含量。

由于显色反应通常会受到多种因素的影响,如显色剂加入量的合适范围、显色时间(有色溶液的稳定性)、溶液的酸度、反应温度等。因此,为了获得最佳的测定方案,必须对影响显色反应的各种因素进行实验。

【仪器与试剂】

1. 仪器与器皿　分光光度计,吸收池,酸度计,1ml、2ml、5ml 刻度吸量管,25ml 比色管,100ml 烧杯,1000ml 容量瓶。

2. 试剂

(1)铁标准贮备液[$\rho(Fe^{3+})$ = 0.40g/L]:准确称取 3.454g 硫酸铁铵[$NH_4Fe(SO_4)_2 \cdot 12H_2O$]于 100ml 烧杯中,加入 30ml 浓盐酸及 30ml 水,溶解后转移到 1L 容量瓶中,加水稀释至刻度,摇匀。

(2)铁标准应用液[$\rho(Fe^{3+})$ = 40.0μg/ml]:临用前,移取 100.0ml 贮备液至 1L 容量瓶中,加水稀释至刻度,摇匀。

(3)盐酸羟胺($NH_2OH \cdot HCl$)水溶液[ρ = 50g/L]:临用新配,两周内有效。

(4)邻菲啰啉溶液[ρ = 2g/L]:称取 0.20g 分析纯邻菲啰啉,先用少量无水乙醇溶解,再用去离子水稀释至 100ml,贮于塑料瓶中,避光保存。

(5)乙酸钠溶液(1.0mol/L):称取 82g 乙酸钠,用水定容至 1000ml。

(6)氢氧化钠溶液:0.10mol/L。

【实验步骤】

1. 吸收曲线的绘制和最佳吸收波长　移取 2.0ml 标准铁应用液于 25ml 比色管中。加入 1.0ml 盐酸羟胺溶液,混匀后放置 2 分钟。加 1.0ml 邻菲啰啉溶液和 2.0ml 乙酸钠溶液,加水稀释至刻度,摇匀,放置 10 分钟。取一支比色管,加入 2.0ml 去离子水代替铁标准溶液,其余操作同上,配成试剂空白为参比。在不同波长(λ)下测量相应的吸光度(A)(从 440nm 到 560nm,间隔 10nm 测量一次吸光度,其中在 500～520nm,间隔 5nm 测量一次),然后以波长为横坐标、吸光度为纵坐标绘 A-λ 曲线,确定适宜的工作波长。在 A-λ 曲线中最大吸收值对应的波长为该方法的最佳测定波长。

2. 显色时间的影响和显色稳定时间　移取 2.0ml 标准铁应用液到比色管中,加入 1.0ml 盐酸羟胺溶液,混匀后放置 2 分钟。加入 1.0ml 邻菲啰啉溶液和 2.0ml 醋酸钠溶液,加水稀释至刻度,摇匀。以试剂空白作为参比,在选定的测定波长下,间隔一段时间测定一次吸光度。间隔时间分别为:2 分钟、5 分钟、10 分钟、20 分钟、30 分钟、1 小时、2 小时、3 小时。以时间(t)为横坐标、吸光度值(A)为纵坐标绘制 A-t 曲线。在 A-t 曲线中,最大吸收值开始下降处对应的时间为该显色的稳定时间。

3. 显色剂用量的影响和最佳显色用量　取 6 支比色管,每支加入 2.0ml 标准铁应用液和 1.0ml 盐酸羟胺溶液,混匀后放置 2 分钟。分别加入 0.2ml、0.4ml、0.8ml、1.0ml、1.5ml、2.0ml 邻菲啰啉溶液,再各加 2.0ml 乙酸钠溶液,加水稀释至刻度,摇匀,放置 10 分钟,以相应的未加显色剂的空白试剂为参比,在选定的波长下测量各溶液的吸光度。以邻菲啰啉溶液的体积(V)为横坐标,吸光度值(A)为纵坐标绘制 A-V 曲线,确定邻菲啰啉溶液的适宜用量。在 A-V 曲线中,最大吸收值对应的邻菲啰啉溶液的加入量为最佳显色用量。

4. 溶液 pH 的影响和氢氧化钠溶液用量值的确定　取 9 支比色管,各加入 2.0ml 标准铁标准应用液和 1.0ml 盐酸羟胺溶液。混匀后放置 2 分钟。各加入 1.0ml 邻菲啰啉溶液,再分别加入 0.0ml、2.5ml、5.0ml、7.5ml、10.0ml、15.0ml、20.0ml 氢氧化钠溶液,加水稀释至刻度,混匀,放置 10 分钟,以不含铁离子的相应试剂溶液为参比,在选定的波长下测量各溶液的吸光度。以氢氧化钠溶液的用量值(V_b)为横坐标,相应的吸光度(A)为纵坐标绘制 A-V_b 曲线,确定适宜的氢氧化钠溶液用量值。在 A-V_b 曲线中,最大吸收值对应的氢氧化钠溶液的用量值为该方法的最佳加入量值。

5. 标准曲线的绘制　取 6 支比色管,分别加入 0.0ml、0.5ml、1.0ml、1.5ml、2.0ml、2.5ml 标准铁溶液,各加入 1.0ml 盐酸羟胺溶液,混匀后放置 2 分钟。各加入 1.0ml 邻菲啰啉溶液和 2.0ml 乙酸钠溶液,加水稀释至刻度,混匀后放置 10 分钟。以试剂空白为参比,在选定的测量波长下测量各溶液的吸光度。以铁的浓度(c)为横坐标,相应的吸光度值(A)为纵坐标,绘制铁标准溶液标准系列的标准曲线。

6. 水中铁含量的测定　取一定体积的水样于 25ml 比色管中,按步骤 5 条件操作,在相同条件下测定吸光度值,从标准曲线上查出相应的铁含量。

7. 结果处理　按下式计算水样中 Fe 含量:

$$\rho = \frac{C \times 25}{V_X}$$

式中:ρ 为水样中 Fe 的质量浓度,mg/L;C 为从标准曲线上查到的样品管中 Fe 浓度,μg/ml;V_X 为取水样量,ml。

【注意事项】

1. 实验过程中要注意各种试剂的加入顺序。

2. 条件实验"2"的时间较长,进行此项实验时可穿插在其他实验中进行。

【思考题】

1. 加入各种试剂的顺序对显色结果有何影响?

2. 盐酸羟胺和邻菲啰啉在实验中各起什么作用?

3. 条件实验中是否可用水作参比?

（齐燕飞）

实验三　紫外分光光度法测定蛋白质的含量

【实验目的】

1. 掌握紫外分光光度法测定蛋白质含量的实验技术。

2. 熟悉紫外分光光度法测定蛋白质含量的原理。

3. 了解紫外-可见分光光度计的使用方法和仪器的主要构造。

【实验原理】

蛋白质分子中酪氨酸和色氨酸残基的苯环含有共轭双键,因此,蛋白质具有吸收紫外光的性质,在 270~280nm 有一个吸收高峰。在一定浓度范围内,蛋白质溶液在最大吸收波长处的吸光度与其浓度成正比,服从朗伯-比耳定律,可进行定量分析。该法测定蛋白质的浓度范围为 0.1~1.0mg/ml。

由于不同蛋白质中酪氨酸和色氨酸的含量不同,所处的微环境也不同,所以不同蛋白质溶液在 280nm 处的光吸收值也不同。据初步统计,浓度为 1.0mg/ml 的 1800 种蛋白质及蛋白质亚基在 280nm 处的吸光度在 0.3~3.0,平均值为 1.25±0.51,因此该方法测量的准确度不高。

若样品中含有嘌呤、嘧啶等核酸类吸收紫外光的物质,在 280nm 处测量蛋白质含量时,会有较大的干扰。核酸在 260nm 处的光吸收比 280nm 处更强,但蛋白质却恰恰相反,因此可利用 280nm 及 260nm 的光吸收差来计算蛋白质的含量。常用下列经验公式计算:

$$蛋白质浓度(mg/ml) = 1.45A_{280} - 0.74A_{260}$$

A_{280} 和 A_{260} 分别为蛋白质溶液在 280nm 和 260nm 处测得的吸光度值,还可以通过下述经验公式直接计算出溶液中的蛋白质含量:

$$蛋白质浓度（mg/ml）= F \times A_{280} \times D \times \frac{1}{d}$$

其中 A_{280} 为蛋白质溶液在 280nm 处测得的吸光度值；d 为石英比色皿的厚度（cm）；D 为溶液的稀释倍数；F 为校正因子。

稀溶液中蛋白质浓度的测定：蛋白质的肽键在 200~250nm 有强的紫外吸收。其光吸收强度在一定范围与浓度成正比，其波长越短，光吸收越强。若选用 215nm 可减少干扰及光散射，用 215nm 和 225nm 光吸收差值与单一波长测定相比，可减少非蛋白质成分引起的误差，因此，对稀溶液中蛋白质浓度测定，可选用 215nm 和 225nm 光吸收差法，常用下列经验公式：

$$蛋白质浓度（mg/ml）= 0.144（A_{215} - A_{225}）$$

A_{215} 和 A_{225} 分别为蛋白质溶液在 215nm 和 225nm 处测得的吸光度值。

【仪器与试剂】

1. 仪器与器皿　紫外-可见分光光度计；10ml 比色管；刻度吸量管；1.0cm 石英比色皿；烧杯等。

2. 试剂

（1）标准蛋白质溶液（牛血清白蛋白溶液）：5.00mg/ml 溶液。

（2）0.9% NaCl 溶液。

（3）待测蛋白质溶液。

注：所用试剂除特殊注明外，均为分析纯化学试剂；实验用水为超纯水（0.45μm 水相微孔滤膜过滤；电阻率≥18.2MΩ·cm，25℃）。

【实验步骤】

1. 吸收光谱曲线的绘制　用吸量管吸取 2.00ml 5.00mg/ml 标准蛋白质溶液于 10ml 比色管中，用 0.9%NaCl 溶液稀释至刻度，混匀。使用 1.0cm 石英比色皿，以 0.9%NaCl 溶液为参比溶液，设置紫外-可见分光光度计扫描参数（起点：400nm，终点：250nm，间隔：1.0nm，单次扫描），测量吸收光谱曲线，确定最大吸收波长 λ_{max}。

2. 标准曲线的制作　用吸量管分别吸取 0.00ml、0.50ml、1.00ml、1.50ml、2.00ml 5.00mg/ml 标准蛋白质溶液于 5 只 10ml 比色管中，用 0.9%NaCl 溶液稀释至刻度，混匀。使用 1.0cm 石英比色皿，以 0.9%NaCl 溶液为参比溶液，在最大吸收波长处分别测定各标准溶液的吸光度值，记录所得数值。

以标准溶液浓度为横坐标，吸光度值为纵坐标，绘制标准曲线，并求出直线回归方程。

3. 样品测定　取待测样品溶液 4.00ml 于 10ml 比色管中，用 0.9%NaCl 溶液稀释至刻度，混匀。按上述方法测定最大吸收波长处的吸光度，平行测定 3 份样品。

4. 结果计算　根据测得 0.9% NaCl 稀释样品溶液的吸光度，从标准曲线查出或通过直线回归方程计算出被测稀释样品溶液蛋白质的浓度,根据稀释倍数计算出待测样品溶液的蛋白质浓度(表2-3)。

表 2-3 被测溶液吸光度和蛋白质浓度

样品平行测定份数	吸光度 A	蛋白质浓度(mg/ml)
1		
2		
3		

【注意事项】

1. 由于蛋白质的紫外吸收峰常因溶液 pH 的改变而改变,故进行样品测定时溶液的 pH 要与标准溶液的 pH 一致。

2. 吸收曲线绘制前必须进行光谱的扫描。

3. 在做标准曲线进行定量前一定要选择最大的吸收波长,确保灵敏度高。

4. 在实际操作中,比色皿应注意保持干净,不能触摸比色皿的光面,以防摩擦影响通光。

【思考题】

1. 紫外分光光度法测定蛋白质的方法有何缺点及优点? 受哪些因素的影响和限制?

2. 若样品中含有干扰测定的杂质,应如何校正实验结果?

(徐 坤)

实验四　紫外分光光度法测定水中硝酸盐氮

【实验目的】

1. 掌握紫外分光光度法测定水中硝酸盐氮的原理。

2. 熟悉紫外分光光度法测定水中硝酸盐氮的实验技术。

3. 了解紫外-可见分光光度计的主要构造。

【实验原理】

水中硝酸盐在 220nm 处具有紫外吸收,而在 275nm 波长处没有吸收。可溶性有机物在 220nm 处亦有吸收,当有机物含量较低时可溶性有机物在 275nm 处的吸收与 220nm 处的吸收相关系数为 2,通过测定水样在 275nm 波长处吸光度值可以校正可溶性有机物的干扰。因此,可测定水样分别在 220nm 和 275nm 处吸光度值,利用吸光度差值计算水中硝酸盐氮含量。

【仪器与试剂】

1. 仪器与器皿　紫外-可见分光光度计,50ml 比色管,刻度吸量管,500ml 容量瓶,1000ml 容量瓶,1.0cm 石英比色皿,烧杯等。

2. 试剂

（1）1.0mol/L 盐酸溶液：量取 37% 浓盐酸 8.2ml 到烧杯中，加少量蒸馏水稀释，将稀释后的溶液转移到 1000ml 的容量瓶中，加蒸馏水定容，摇匀备用。

（2）1.0% 氨基磺酸溶液：避光保存于冰箱中。

（3）100μg/ml 硝酸盐氮标准储备溶液：称取经 105℃ 烤箱干燥 2 小时的硝酸钾 0.7218g，溶于纯水中并定容至 1000ml，每升中加入 2.00ml 三氯甲烷做保存剂，混匀，备用。

（4）10μg/ml 硝酸盐氮标准应用溶液：量取 50.00ml 硝酸盐氮标准储备溶液，置于 500ml 容量瓶中，用蒸馏水稀释至标线。

注：所用试剂除特殊注明外，均为分析纯化学试剂；实验用水为超纯水（0.45μm 水相微孔滤膜过滤；电阻率≥18.2MΩ·cm，25℃）。

【实验步骤】

1. 水样处理　吸取 50.00ml 水样于 50ml 比色管中（浑浊水样需用滤膜过滤除去浑浊物质），加入 1.00ml 盐酸溶液和 0.10ml 1.0% 氨基磺酸。

2. 标准曲线制备　分别吸取硝酸盐氮标准使用溶液 0.00、1.00、5.00、10.00、20.00、30.00、35.00ml 于 50ml 比色管中，用纯水稀释至 50.00ml，每管中各加入 1.00ml 盐酸溶液和 1.0% 氨基磺酸 0.10ml。

采用紫外-可见光分光光度计分别在 220nm 和 275nm 波长处测定各标准溶液的吸光度值。

以标准溶液浓度为横坐标，220nm 波长处吸光度减去 2 倍 275nm 波长处的吸光度差值为纵坐标，绘制标准曲线，并计算直线回归方程。

3. 样品测定　取待测样品溶液按标准样品相同的测量方法测定其在 220nm 和 275nm 处吸光度值，计算 220nm 波长处吸光度与 2 倍 275nm 波长处吸光度的差值，从标准曲线直接查出或利用直线回归方程计算出水中硝酸盐氮含量。

【注意事项】

1. 如果水样带有颜色，或者在 275nm 波长吸光度的 2 倍大于 220nm 波长吸光度的 10% 时，需要对水样采用絮凝、离子交换等方法进行前处理。

2. 如果样品中存在较多的亚硝酸盐氮时，利用氨基磺酸掩蔽的时间可以适当延长，尽量消除亚硝酸盐氮的影响。

【思考题】

1. 利用紫外分光光度法测定硝酸盐氮的影响因素有哪些，可以采用哪些消除方法？

2. 在水样中加入氨基磺酸的目的是什么？

3. 水样测定中加入稀盐酸酸化的目的是什么？

（徐　坤）

第二节   分子荧光分析法

分子荧光是物质的分子吸收紫外或可见光后,从激发态的最低振动能级去激发回到基态时所发出的光。物质分子吸收光能后发射出波长在紫外、可见(红外)光区的荧光光谱,根据其光谱的特征及强度对物质进行定性和定量分析的方法称为分子荧光分析法。分子荧光分析法具有如下特点:①灵敏度高:最低检出浓度低至 $10^{-9} \sim 10^{-7}$ g/ml,有时可达 10^{-12} g/ml;②选择性好:荧光物质的分子结构不同,其吸收激发光的波长和发射荧光的波长均不同;③样品用量少、操作简便。目前,随着激光、微处理机和电子学新成就的引入,荧光分析法不断朝着高效、痕量、微观和自动化的方向发展,在卫生检验、环境及食品分析、药物分析、生化和临床检验等方面有着广泛的应用。

实验五   荧光分光光度计主要性能检定

【实验目的】

1. 掌握荧光分光光度计主要性能指标的检定方法和使用。

2. 熟悉荧光分光光度计的基本构造。

3. 了解荧光分光光度计的主要技术指标。

【实验原理】

某些物质吸收适当波长的激发光后可发射出荧光。

荧光强度与该物质的浓度有如下关系:

$$F = k\phi I_0 (1 - e^{-2.303abc})$$

式中:F 为荧光强度;k 为仪器常数;ϕ 为量子效率;I_0 为激发光强度;a 为荧光物质的吸收系数;b 为液层的厚度;c 为荧光物质的浓度。

对于给定物质,当激发的波长和强度固定、液层的厚度固定、溶液的浓度较低($abc < 0.05$)时,荧光强度与荧光物质的浓度有如下简单的关系:

$$F = kc$$

荧光分光光度计的单色器可分为两类:A 类是色散型单色器;B 类是滤光片型单色器。根据荧光分光光度计检定规程(JJG 537-2006),荧光分光光度计主要计量性能要求见表 2-4。

荧光分光光度计性能的好坏,直接影响到测定结果的准确性。激发光源陈旧、色散元件失效、光栅损坏等都能影响荧光光度计的性能,因此为保证测定结果的准确度和可靠性,新购仪器及使用一定时间后,需要对荧光分光光度计的主要性能进行检定。

表2-4 荧光分光光度计技术性能指标

检定项目	技术指标	
	A	B
波长示值误差限	优于±2.0nm	玻璃滤光片:标称值±10nm
		干涉滤光片:标称值±5nm
波长重复性	≤1.0nm	—
检出限(硫酸奎宁溶液)	$5\times10^{-10}g/ml$	$1\times10^{-8}g/ml$
测量线性	R≥0.995	
荧光峰值强度重复性	≤±1.5%	≤±1.0%
稳定度	零线漂移	≤±0.5%
	示值上限	≤±1.5%
荧光池成套性	误差≤±0.5%	

【仪器与试剂】

1. 仪器与器皿 荧光分光光度计,紫外可见分光光度计(波长示值误差±1.0nm),分析天平,秒表(0.1秒),交流电压表(150/500V),兆欧表(试验电压500V)。100ml、1000ml容量瓶。

2. 实验试剂 硫酸奎宁(国家二级标准物质),浓硫酸(分析纯)。

【实验步骤】

1. 溶液配制

(1)硫酸溶液的配制(0.05mol/L):在1000ml的容量瓶中加入适量的二次蒸馏水。用滴定管取浓硫酸2.70ml,注入容量瓶中。用二次蒸馏水稀释至刻度,摇匀备用。

(2)硫酸奎宁贮备液($\rho=1.00\times10^{-3}g/ml$):将硫酸奎宁固体试剂在干燥器中放置24小时以上。精确称取100.0mg的硫酸奎宁。用少量0.05mol/L硫酸溶液溶解后,倾入100ml容量瓶中,再用0.05mol/L硫酸溶液润洗3次,润洗液也倾入容量瓶。然后用0.05mol/L硫酸稀释至刻度线,配成$1.00\times10^{-3}g/ml$的硫酸奎宁贮备液,摇匀备用。

(3)硫酸奎宁应用液:量取$1.00\times10^{-3}g/ml$硫酸奎宁贮备液在25ml容量瓶中,用0.05mol/L硫酸逐级稀释,分别得到质量浓度为1.0×10^{-6}、8.0×10^{-7}、4.0×10^{-7}、1.0×10^{-7}和$1.0\times10^{-9}g/ml$硫酸奎宁应用液。

2. 外观与初步检查

(1)仪器应有下列标志:仪器名称、型号、制造厂名、出厂时间和仪器编号。

(2)仪器应平稳地置于工作台上,各种部件应紧固良好,外观不应有明显的机械损伤。电缆线的接插件应接触良好,调节各旋钮、按键和开关均能正常工作。

(3)仪器的指示仪表应工作正常,刻线应清晰、均匀。指针的宽度不大于刻线的宽度,并应与刻线平行。数显仪器的数字显示不应断线和缺线。

（4）旋动指示仪表的"调零"和"满度"旋钮时，电表指针应平稳、无跳动现象。

（5）仪器配置的滤光片附件不得有灰尘、油污或影响透光性的斑点存在。

（6）绝缘电阻：仪器在不工作的状态下，试验电压 500V 时，电源进线与壳体之间的绝缘电阻不小于 20MΩ。

3. 技术性能指标检定

（1）A 类单色器仪器波长示值误差与波长重复性：按照仪器说明书开机及点亮氙灯，预热 20 分钟。将发射单色器波长置零级位置，将漫反射板校正具放入样品室。响应时间"快"，扫描速度"慢"或手动，使用实际可行的最窄狭缝宽度。波长从 350nm 到 550nm 对激发单色器扫描，在所得到的谱图上寻找 450nm 附近的光谱峰，并确定其示值波长，连续测量 3 次。按下式计算激发单色器波长示值误差（Δ_λ）和波长重复性（δ_λ）：

$$\Delta_\lambda(nm) = \frac{1}{3}\sum_{i=1}^{3}\lambda_i - \lambda_r$$

$$\delta_\lambda = \max\left|\lambda_i - \frac{1}{3}\sum_{i=1}^{3}\lambda_i\right|$$

式中：λ_r 为氙灯亮线参考波长值 450nm；λ_i 为波长测量值。

按同样的方法将激发单色器波长置零级位置，扫描发射单色器，测定发射单色器波长示值误差（Δ_λ）和波长重复性（δ_λ）。

（2）单色器滤光片的检定：用紫外-可见分光光度计测量被检仪器的滤光片在各波长处的透射比，绘制透射比-波长特性曲线。图 2-1 为带通型滤光片和截止型滤光片透射光特性曲线。

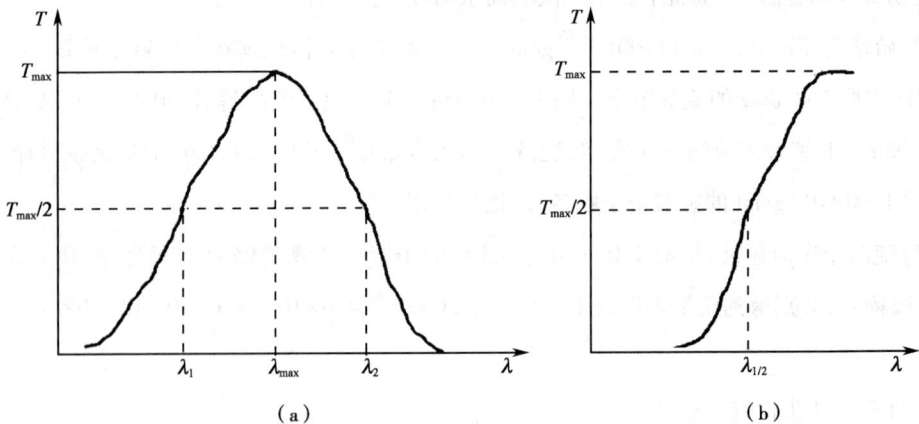

（a）　　　　　　　　　　　　　　　（b）

图 2-1　带通型滤光片（a）和截止型滤光片（b）透光特性曲线

带通型滤光片的波长误差：

$$\Delta_\lambda = \lambda - \lambda_x$$

式中：λ 为滤光片峰值波长标称值；λ_x 为波长测量值。

截止型滤光片的透射光特性用半高波长来表示。截止型滤光片的波长误差：

$$\Delta_\lambda = \lambda - \lambda_{1/2}$$

式中:λ 为滤光片半高波长标称值;$\lambda_{1/2}$ 为半高波长测量值。

(3)稳定度:调节灵敏度中等程度。关闭光闸门,记录 10 分钟内的漂移。置激发波长和发射波长为 450nm,置激发波长和发射夹缝宽度为 10nm,漫反射板放入样品室,调节灵敏度,使示值为 90%,见光 3 分钟后,观察 10 分钟内示值的变化。

(4)荧光池的成套性:用检定合格的荧光分光光度计进行荧光池成套性的检定。置激发波长 360nm,发射波长 450nm。荧光池中装入 1×10^{-7}g/ml 硫酸奎宁溶液,放入光路时带有标志的一面正对进光方向。将仪器示值调至 95%,测量其他各荧光池的示值。凡示值差不大于 1.0% 的荧光池可以配成一套。

(5)检出限:用 0.05mol/L 硫酸溶液作空白溶液,根据仪器类别选取对应质量浓度的硫酸奎宁标准溶液作样品(A 类仪器 1.0×10^{-9}g/ml;B 类仪器 1.0×10^{-7}g/ml)。灵敏度置高挡,选择适当的狭缝宽度。将激发波长置于 350nm,扫描发射波长找出测量峰值对应的 λ_{em}。将发射波长固定在 λ_{em}。分别对空白溶液和标准样品溶液连续交替 11 次测定。由下式计算检出限:

$$DL = \frac{c}{\bar{F}} \times 2S$$

式中:DL 为检出限;$\bar{F}$ 和 S 分别为 11 次测量的荧光强度测量平均值和标准偏差。

(6)测量线性:用 1×10^{-7}、4×10^{-7}、6×10^{-7}、8×10^{-7}、1×10^{-6}g/ml 的硫酸奎宁标准溶液。设置激发波长 350nm,发射波长 450nm。以 0.05mol/L 硫酸溶液作空白,调节仪器灵敏度和狭缝宽度,使浓度最大的溶液示值在 90% 左右。交替测定空白和各质量浓度标准溶液的荧光强度,每种溶液重复测量 3 次。用最小二乘法计算线性相关系数(R)。

(7)光谱峰值强度的重复性:置激发波长 350nm,激发和发射狭缝宽度为 10nm。用 1×10^{-7}g/ml 的硫酸奎宁溶液,调节灵敏度,使发射波长为 450nm 时,示值显示在 80% 左右。见光 3 分钟后,对发射波长从 365nm 至 500nm 重复扫描三次。由下式计算重复性:

$$\delta_F(nm) = \max \left| F_i - \frac{1}{3}\sum_{i=1}^{3} F_i \right|$$

式中:F_i 为每次测量荧光峰值。

(8)绝缘电阻:仪器的电源插头不接通电源,仪器的电源开关置于接通状态,用 500V 兆欧表在仪器电源输入电路与外壳之间施加 500V 直流试验电压,稳定 5 秒后测量绝缘电阻。

【注意事项】

1. 荧光吸收池为四面透光的光学玻璃,操作时,应手持不在光路的边棱。

2. 氙灯长时间使用(1000 小时以上)后可能会发生爆炸,所以保质期(500 小时)以后,应及时更换。

3. 在安装或更换氙灯时,应确认电源开关为 OFF,并切断电源。

4. 温度、溶剂、酸度对荧光强度的影响较大,实验中这些条件应保持一致。

【思考题】

1. 荧光光度计和荧光分光光度计有什么不同?

2. 为什么荧光测定用浓度最大的溶液调仪器读数?

(丁　萍)

实验六　荧光分光光度法测定维生素 B_2 含量

【实验目的】

1. 掌握荧光分析法测定维生素 B_2 的基本原理及方法。

2. 熟悉荧光分光光度计的使用方法。

3. 了解荧光分光光度计的结构和固相萃取法对样品进行分离纯化的技术。

【实验原理】

维生素 B_2 溶液在一定波长的光波照射下发荧光。在 pH 6~7 的溶液中荧光最强,在其他条件恒定时,荧光强度 F 与维生素 B_2 浓度 c 成正比,即 $F=Kc$;当 pH>11 时荧光消失。尿中共存物质干扰维生素 B_2 的测定,需要将尿液通过硅镁吸附柱,使其中维生素 B_2 被硅镁吸附柱吸附,去掉干扰物质,再用洗脱液洗脱含维生素 B_2 部分,测定洗脱液中维生素 B_2 的荧光强度。采用标准曲线法进行定量分析。

【仪器与试剂】

1. 仪器与器皿　荧光分光光度计,分析天平,脱脂棉,吸附柱,50ml、100ml 容量瓶,10ml 比色管,2ml 移液管。

2. 试剂

(1)硅镁吸附剂(60~100 目)。

(2)维生素 B_2 标准贮备液(25mg/L):精密称取 25.00mg 维生素 B_2 于 1000ml 容量瓶中,用 0.1mol/L HAc 稀释至刻度,移至棕色瓶内,冷藏备用。

(3)维生素 B_2 标准应用液(0.5μg/ml):吸取维生素 B_2 标准贮备液 2.00ml,用 0.1mol/L HAc 溶液稀释至 100ml,临用时配制。

(4)HAc 洗脱液(0.1mol/L):准确量取 5.72ml 冰醋酸转移到 1000ml 容量瓶中,用蒸馏水定容至刻度,摇匀,备用。

【实验步骤】

1. 荧光光度计校正　荧光红钠储备液(0.10mg/ml)的配制:称取 25.00mg 荧光红钠(sodium

fluorescein)于少量水中,搅拌使其溶解后转移至250ml容量瓶中,用水定容至刻度,摇匀备用。

荧光红钠应用液(0.10μg/ml)的配制:取储备液0.25ml于250ml容量瓶中,用水定容至刻度,摇匀备用。

校正步骤:先选择所需激发波长和发射波长,校正仪器零点,然后以荧光红钠工作液校正荧光计使指针在某一刻度,再测定样品的荧光强度。

2. 标准曲线的绘制

(1)装柱:用一小团脱脂棉将吸附柱管下端轻轻塞住,将1.5g左右的硅镁吸附剂与适量的蒸馏水混合装柱(约占柱长的2/3),用双蒸水测试流速,控制流速在60~80滴/分,柱内应无气泡。

(2)吸附:分别取维生素B$_2$标准应用液0.00、0.50、1.00、1.50、2.00、2.50ml,用不同的吸附柱过柱,然后用15~20ml热水(60~70℃)淋洗柱子。

(3)洗脱:将10ml比色管接在柱子下方,每个吸附柱中加入5ml洗脱液,待流尽后再用不足5ml的蒸馏水淋洗柱子,流出液一并盛入比色管中,水定容至10ml。混匀,避光保存。

(4)荧光测定:取中间浓度的标准管溶液,固定荧光波长535nm,在350~500nm的波长范围内,测定不同激发光波长下的荧光强度,以激发光的波长为横坐标,荧光强度为纵坐标,绘制激发光谱,选择激发光波长(λ_{ex})。

固定激发波长λ_{ex},在450~600nm的波长范围内,测定不同荧光波长下的荧光强度,以荧光波长为横坐标,荧光强度为纵坐标,绘制荧光光谱,选择荧光波长(λ_{em})。

在固定λ_{ex}和λ_{em}的条件下,分别测定不同浓度标准溶液洗脱液中维生素B$_2$的荧光强度F,以维生素B$_2$的浓度c为横坐标,相对荧光强度$\Delta F = F - F_0$(F_0为空白溶液的荧光强度值)为纵坐标,绘制标准曲线。

3. 样品处理与测定　取尿样5.00ml,通过吸附柱进行吸附、洗脱和荧光测定(方法与上述标准系列相同)。

4. 结果计算　根据测定的样品相对荧光强度$\Delta F_x = F_x - F_0$,从标准曲线上查出样品管对应的维生素B$_2$浓度,并计算尿样中维生素B$_2$含量。

$$c_x = \frac{c \times 10}{V_x}$$

式中c_x为尿样中维生素B$_2$含量,μg/ml;c为样品管中维生素B$_2$浓度,μg/ml;V_x为取尿量,ml。

【注意事项】

1. 操作应在避光条件下进行。

2. 装柱时要与水混装,避免柱内形成气泡和空隙。

3. 样品进入光路后,要立即测定其荧光强度。否则维生素B$_2$见光分解,测定结果将变小。

【思考题】

1. 试解释荧光光度法较吸收光度法灵敏度高的原因。

2. 为什么不能在碱性环境下检测维生素 B_2？

（丁　萍）

第三节　原子吸收分光光度法

原子吸收分光光度法广泛用于元素分析。由于其具有灵敏度高、自动化程度高、分析简便快捷的优点,已广泛应用于工业、医学、生化、食品、环保等领域,成为金属元素分析的最有力工具之一。为了更好地利用这种技术,需要在实践中掌握原子吸收分光光度计主要性能的检定方法和分析条件的选择,学习火焰原子以及石墨炉原子吸收分光光度计的使用,并熟悉样品的前处理技术。

实验七　原子吸收分光光度计主要性能检定

【实验目的】

1. 掌握原子吸收分光光度计主要性能的检定方法和仪器的使用。

2. 熟悉原子吸收分光光度计的主要性能和技术指标。

3. 了解原子吸收分光光度计的结构。

【实验原理】

原子吸收分光光度计是根据被测元素的基态原子蒸气对特征辐射的吸收程度进行定量分析的仪器。该仪器主要用于金属和类金属元素的测定,其测量原理是基于光的吸收定律:

$$A = -\lg \frac{I}{I_0} = -\lg T = Kc$$

式中:A 为吸光度;I_0 为入射光强度;I 为透射光强度;T 为透光度;K 为与实验条件有关的系数,在一定条件下为常数;c 为溶液中被测元素的浓度。

原子吸收分光光度计按光束形式可分为单光束型和双光束型仪器;按原子化器类型可分为火焰原子化器和无火焰原子化器。根据原子吸收分光光度计检定规程(JJG 694-2009)之规定,检定的主要项目和技术指标如表 2-5 所示。

【仪器与试剂】

1. 仪器与器皿　原子吸收分光光度计;空心阴极灯:Hg、Mn、As、Cs、Cu、Cd、K 等;氘灯;微量进样器:10μl、20μl、30μl;秒表:最小分度 1 秒;量筒:10ml,最小分度 0.2ml;500V 兆欧表;容量瓶;试剂瓶;比色管;刻度吸管等。

2. 试剂　铜标准溶液(0.00μg/ml、0.50μg/ml、1.00μg/ml、3.00μg/ml、5.00μg/ml);镉标准溶液(0.00ng/ml、0.50ng/ml、1.00ng/ml、3.00ng/ml、5.00ng/ml);氯化钠溶液(5.0mg/ml);金属铜、金属镉为优级纯或光谱纯(GR),其他试剂为分析纯(AR),水为去离子水或双蒸水。

【实验步骤】

1. 外观与初步检查

(1)仪器应有以下标志:仪器名称、型号、制造厂名、出厂编号与出厂日期等。

(2)仪器及附件的所有紧固件均应紧固良好,连接件应连接良好,运动部位应运动灵活、平稳,气路系统应可靠密封,不得漏气。

(3)仪器的各旋钮及功能键应能正常工作。

(4)由计算机控制和带微机的仪器,在输入指令后,仪器应正常响应。

2. 波长示值误差与重复性检定　原子吸收分光光度计的计量性能要求见表 2-5。

表 2-5　原子吸收分光光度计的计量性能要求

项目	计量性能	
	火焰原子化器	石墨炉原子化器
波长示值误差与重复性	波长示值误差不超过±0.5nm 波长重复性不大于 0.3nm	
光谱带宽偏差	不超过±0.02nm	
基线稳定性	零点漂移吸光度不超过 ±0.008/15min; 瞬时噪声吸光度≤0.006	—
边缘能量	谱线背景值/谱线峰值应不大于2%; 瞬时噪声吸光度应不大于 0.03	
检出限	≤0.02g/ml	≤4pg
测量重复性	≤1.5%	≤5%
线性误差	≤10%	≤15%
表观雾化率	≥8%	—
背景校正能力	≥30 倍	

注:1. 对于波长自动校准的仪器不进行波长示值误差项测量。

2. 手动波长仪器光谱带宽项测量用分辨率测量代替,进行 Mn 279.5nm 和 279.8nm 谱线扫描,其峰谷能量不应超过 40%

按汞空心阴极灯上规定的工作电流将灯点 546.1nm、640.2nm、724.5nm 和 871.5nm 谱线中按均匀分布原则,选取三至五条逐一做连续三次单向测量(从短波向长波方向),以给出最大能量的波长示值作为测量。波长示值误差和波长重复性的计算公式为:

$$\Delta\lambda = \frac{1}{3}\sum_{i=1}^{3}\lambda_i - \lambda_r$$

$$\delta_\lambda = \lambda_{max} - \lambda_{min}$$

式中,$\Delta\lambda$ 为波长示值误差,nm;δ_λ 为波长重复性,nm;λ_i 为汞谱线的波长测量值,nm;λ_r 为汞谱线的波长标准值,nm;λ_{max} 为谱线三次测量值中的最大值,nm;λ_{min} 为谱线三次测量值中的最小值,nm。

3. 光谱带宽偏差　点亮铜灯,待其稳定后,在光谱带宽 0.2nm 条件下,对 324.7nm 谱线进行扫描,测量扫描谱线的半高宽的波长 λ_1、λ_2。光谱带宽偏差为:

$$光谱带宽偏差 = [(\lambda_2 - \lambda_1) - 0.2] nm$$

对手动调波长的仪器,可以用锰空心阴极灯发射光谱中的 279.5nm 与 279.8nm 双线进行分辨率检定。选合适工作电流点亮锰灯,待其稳定后,在光谱带宽 0.2nm、波长 279.5nm 条件下,调节光电倍增管负高压,使谱线的能量为 100%。然后扫描测量锰 279.5nm 与 279.8nm 双线能量,此时应能明显分辨出两条谱线,且两谱线间峰谷能量不超过 40%。

4. 基线稳定性检定　仪器和铜空心阴极灯同时预热至稳定,在光谱带宽 0.2nm 点燃乙炔/空气火焰,吸喷二次蒸馏水或去离子水,用瞬时测量方式或时间常数不大于 0.5 秒,测量 324.7nm 谱线在 15 分钟内零点漂移(以起始点为基准计算)和瞬时噪声(峰-峰值)。

5. 边缘能量检定　点亮砷和铯空心阴极灯,预热至稳定,在光谱带宽 0.2nm、响应时间不大于 1.5 秒的条件下(使用中和修理后的仪器可按仪器说明书要求的条件),对 As 193.7nm 和 Cs 852.1nm 谱线进行测量。两谱线的峰值能量达到最佳条件下,测量背景能量与峰值能量之比。测量谱线 5 分钟内最大瞬时噪声的吸光度值。

6. 火焰法测定铜的检出限、线性误差与重复性检定

(1)检出限:将仪器各项参数调至铜的最佳测定条件,用空白溶液调零,分别对铜标准系列溶液进行三次重复测定,取三次测定的平均值后,建立直线回归方程:$A = a + bc$。式中,a、b 分别为直线的截距和斜率,c 为溶液中铜的浓度。

在上述相同条件下,分别对空白溶液进行 11 次吸光度测定,求出标准偏差 S_b。按下式计算检出限 L:

$$L = \frac{3S_b}{b}$$

(2)测定铜的重复性:在上述相同实验条件下,选择一个吸光度在 0.1~0.3 的铜标准溶液,进行 7 次测定,计算测定铜的相对标准偏差 RSD,即为测定铜的重复性。

(3)测定铜的线性误差:在上述相同实验条件下,测定标准系列中间点(c_{si})1.00μg/ml 或 3.00μg/ml,平行测定 3 次计算出吸光度平均值($\overline{A_i}$),根据直线回归方程计算出浓度(c_i):

$$c_i = \frac{\overline{A_i} - a}{b}$$

测定铜的线性误差(Δx_i)为：

$$\Delta x_i = \frac{c_i - c_{si}}{c_{si}}$$

7. 石墨炉法测定镉的检出限和重复性检定

（1）测定镉的检出限：将仪器各项参数调至镉的最佳测定条件，用空白溶液调零，分别对镉标准系列溶液进行三次重复测定（进样量为 20μl），取三次测定的平均值后，求出直线回归方程：$A = a + bm$。式中，a、b 分别为直线的截距和斜率，m 为镉的进样质量。

在上述相同条件下，配制 20 个空白溶液（或 3~5 倍检出限的镉标准溶液），分别进样 20μl 测定吸光度，求出标准偏差 S_b。用下式计算检出限 L：

$$L = \frac{3S_b}{b}$$

（2）测定镉的重复性：在上述相同实验条件下，选择一个吸光度在 0.1~0.3 的镉标准溶液，进行 7 次测定，计算测定镉的相对标准偏差 RSD，即为石墨炉法测定镉的重复性。

（3）测定镉的线性误差：按测定铜的线性误差方法进行测定计算。

8. 表观雾化效率检定　在被测元素的测量条件下，先用毛细管空吸，待废液管出口无废液排出后，将废液管插入装有一定体积水的量筒内水封。然后将毛细管插入 50.0ml 去离子水中，至水全部被吸喷完并空吸，待废液管再无废液排出后，移出废液管。记录量筒内水的体积变化 ΔV，按下式计算表观雾化效率 ε：

$$\varepsilon = \frac{50.0 - \Delta V}{50.0} \times 100\%$$

9. 背景校正能力检定

（1）火焰法：在镉 228.8nm 波长下，先用无背景校正方式测量，调零后将光衰减器（吸光度约为 1）插入光路，读出吸光度 A_1，再将测量方式改为有背景校正方式，调零后，再把光衰减器插入光路，读出吸光度 A_2。按下式计算背景校正能力 Bc：

$$Bc = \frac{A_1}{A_2}$$

（2）石墨炉法：在镉的最佳测定条件下，228.8nm 波长处，先选择"无背景校正方式"调零后测定能产生吸光度 $A \approx 1$ 的氯化钠溶液吸光度 A_1，再选"背景校正方式"测定相同量氯化钠溶液吸光度 A_2，按上述公式计算背景校正能力。

【注意事项】

1. 仪器应置于平稳的工作台上，周围应无强震动和强电磁场干扰。

2. 仪器工作环境的温度为 5~35℃，相对湿度不大于 80%。

3. 实验室内无腐蚀性气体，通风良好，仪器上方应有排风系统。

4. 边缘能量检定也可用硒 196.0nm 和铅 205.3nm 谱线。

5. 分辨率检定也可用汞的 365.0nm、365.5nm、366.3nm 三条谱线和镍的 231.0nm、231.6nm、232.0nm 三条谱线。

【思考题】

1. 检定原子吸收分光光度计的上述性能,有何实际意义?

2. 检出限指标对分析有何指导意义?

3. 什么是背景吸收? 背景校正有哪几种方法?

（徐向东）

实验八　原子吸收光谱法分析条件的选择

【实验目的】

1. 掌握火焰原子吸收光谱法分析条件的选择方法。

2. 熟悉原子吸收光谱法分析条件对测定的影响。

3. 了解原子吸收光谱仪的结构,学会仪器的使用方法。

【实验原理】

原子吸收光谱法是将样品中的被测元素经原子化器转变成基态原子蒸气。当光源发出的该元素的特征谱线通过待测元素的基态原子蒸气时,基态原子对谱线产生吸收。在一定实验条件下,基态原子对谱线的吸收程度与溶液中待测元素的浓度呈线性关系。分析测定中,影响测定的因素较多。为了确保分析结果准确可靠,需通过实验对分析条件进行优化选择。选择的分析条件主要包括:分析线、灯电流、灯位置、狭缝宽度和原子化条件等。火焰原子化条件有火焰类型、燃气与助燃气的流量比、燃烧器高度、试样提液量。石墨炉原子化条件有干燥、灰化、原子化、净化的温度和时间以及载气流量。本实验以火焰原子吸收光谱法测定水样中钙含量为例,进行分析条件的优化选择。

【仪器与试剂】

1. 仪器与器皿　原子吸收光谱仪;钙空心阴极灯;空气压缩机;容量瓶;试剂瓶;刻度吸管等。

2. 试剂　钙标准贮备液(1.000mg/ml),钙标准应用液(100.0μg/ml),硝酸镧溶液(10%),硝酸溶液(1%),乙炔气。碳酸钙、浓硝酸为优级纯(GR),硝酸镧为分析纯(AR),实验用水是超纯水或双蒸水。

【实验步骤】

1. 试剂配制

(1)钙标准贮备液(1.000mg/ml):称取经 105～110℃ 干燥至恒重的碳酸钙 0.2498g 于烧杯

中,加水20ml,滴加浓硝酸至完全溶解,煮沸,冷却后定量转移至100ml容量瓶中,用水稀释至刻度,混匀。

(2)钙标准应用液(100.0μg/ml):取10.00ml钙标准贮备液于100ml容量瓶中,用1%硝酸稀释至刻度,混匀。

(3)硝酸镧溶液(10%):称取10g硝酸镧,用水溶解后,定容至100ml,摇匀。

(4)硝酸溶液(1%):取1ml浓硝酸,用水稀释至100ml,混匀。

2. 仪器调试 按仪器使用说明书调试仪器,仪器预热20~30分钟。参考操作条件:波长422.7nm,光谱通带0.5nm,灯电流3.0mA,乙炔流量1.6L/min,空气流量6.0L/min。

3. 分析条件的选择

(1)灯最佳位置的选择:在参考操作条件下,依次调节灯座的上下和左右调节旋钮,至产生最大的能量信号,然后调节灯的前后位置及旋转空心阴极灯,使其能量输出最大,即为灯的最佳位置。也可以在不点火时调节。

(2)灯电流的选择:固定其他条件为参考操作条件,依次改变灯电流(在最大灯电流范围内),测定一定浓度钙标准溶液的吸光度。不引起吸光度值明显减小,而且灯发光稳定、吸光度值也稳定的最小灯电流,为最佳灯电流。

(3)分析线的选择:在最佳灯电流和光谱通带为0.5nm条件下,扫描钙元素的发射光谱,了解有几条可供选择的谱线。然后在各条谱线下分别测定恒定浓度钙标准溶液的吸光度,选用不受干扰且吸光度值适度的谱线为分析线。产生吸光度最大的吸收线(最灵敏线)是最适合测定微量元素的分析线。

(4)光谱通带的选择:在最佳灯电流、选定分析线、乙炔流量为1.6L/min、空气流量为6.0L/min条件下,依次改变光谱通带,测定恒定浓度钙标准溶液的吸光度。吸光度值较高,且测定的精密度也较好时的最大光谱通带,为最佳光谱通带。

(5)燃烧器高度的选择:固定其他操作条件,测定一定浓度钙标准溶液在不同燃烧器高度时的吸光度,绘制吸光度与燃烧器高度关系曲线。吸光度值较大,且比较稳定时的燃烧器高度,即为最佳高度。

(6)火焰状态的选择:固定其他操作条件和助燃气(空气)流量,改变燃烧气(乙炔气)流量,分别测定固定浓度钙标准溶液的吸光度,绘制吸光度与燃烧气流量关系曲线。吸光度值较高、而且比较稳定区域的流量为最佳乙炔流量,并计算最佳乙炔与空气的流量比。

(7)试样提液量的选择:在以上条件为最佳操作条件下,分别以3ml/min、4ml/min、5ml/min、6ml/min、7ml/min的提液量测定同一浓度钙标准溶液的吸光度,绘制吸光度与提液量关系曲线。吸光度值较高,而且比较稳定区域的较小提液量为最佳试样提液量。

4. 水样中钙的测定

（1）钙标准系列溶液的配制及测定：分别取钙标准应用液 0.00ml、0.25ml、0.50ml、0.75ml、1.00ml、1.25ml 于 6 只 25ml 容量瓶中，各加入 1.00ml 10% 硝酸镧溶液，用 1% 硝酸溶液稀释至刻度，摇匀。此系列钙浓度分别为 0.00μg/ml、1.00μg/ml、2.00μg/ml、3.00μg/ml、4.00μg/ml、5.00μg/ml。在最佳分析条件下，分别测定标准系列溶液的吸光度。

（2）样品测定：根据水样的钙含量，准确取一定体积的水样，加入 1.00ml 10% 硝酸镧溶液，用 1% 硝酸溶液定容至 25.00ml，混匀，作为试样溶液。在测定标准溶液的条件下，测定试样溶液的吸光度。

5. 数据处理   绘制吸光度与钙标准溶液浓度关系曲线或求出直线回归方程，由标准曲线或回归方程确定试样溶液的钙浓度，并按下式计算分析结果：

$$\rho = \frac{25.00 \times c_x}{V}$$

式中：ρ 为水样中钙含量（mg/L）；c_x 为试样溶液钙浓度（mg/L）；V 为水样体积（ml）。

【注意事项】

1. 使用空心阴极灯时，灯电流一定不能超过最大电流值。

2. 废液管出口必须插入水溶液中水封。

3. 玻璃器皿均用 1+3 硝酸浸泡 24 小时，依次用蒸馏水和去离子水冲洗干净。

4. 实验结束后，应分别用 1% 硝酸和去离子水吸喷 5 分钟，清洗原子化器，再通空气空吸吹干。

【思考题】

1. 火焰原子吸收光谱法测定钙时，为什么要在溶液中加入硝酸镧？

2. 选择最佳灯电流时，为什么要在灯稳定发光和较高测定灵敏度的前提下，选用尽量小的灯电流？

3. 共振线与分析线有何区别？

4. 简述选择最佳分析条件的意义。

（徐向东）

实验九   火焰原子吸收分光光度法测定发/血清中锌含量

【实验目的】

1. 掌握火焰原子吸收分光光度法测定发样和血清锌的基本原理和操作技术。

2. 熟悉原子吸收分光光度计的工作原理及火焰原子化法的操作。

3. 了解湿消解法和微波消解法用于发样和血样的预处理。

【实验原理】

经洗涤干燥处理的头发样品,用硝酸-高氯酸消化后制备成溶液;血清样品经微波消解处理后制备成溶液。上述样品溶液用空气-乙炔火焰原子吸收法在波长 213.9nm 处测定吸光度,与标准溶液比较,即可求出样品中锌的含量。

【仪器与试剂】

1. 仪器与器皿　原子吸收分光光度计;锌空心阴极灯;电加热板;微波消解仪;20ml 高脚小烧杯;10ml 具塞比色管;1ml、5ml 刻度吸量管。

2. 试剂　锌标准溶液(国家标准物质);硝酸(优级纯);高氯酸(优级纯);混合消化液: HNO_3-$HClO_4$(4:1)。实验中所用均为超纯水。

【实验步骤】

1. 样品处理

(1)发样处理:取枕部靠近皮肤的头发0.2g 左右,经中性洗发液进行洗涤后,用自来水冲洗数次、超纯水洗 3~4 次。于烘箱内 105℃烘干,取出冷却。用干净不锈钢剪刀将头发剪成 3~4mm 长度。称取 0.05g 头发,记录其准确质量,置于 20ml 高脚小烧杯中,加 2 颗玻璃珠及混合消化液 5ml,放置约 30 分钟后,于电热板上逐步升温消化至溶液澄清透明(如消化不完全,取下冷却后补加适量消化液),取下放冷,加 5ml 纯水,加热除去多余的酸,当三角锥瓶中液体剩下约为 1ml 左右时取下放冷,转移至 10ml 具塞试管中,用 0.1mol/L 的稀 HNO_3 溶液多次洗涤高脚小烧杯,与消化液合并,定容后待测定。

(2)血样处理:抽取血样置于真空采血管中,待其凝集后,3000r/min 离心 10 分钟分离血清。吸取上层血清 0.5ml,置于装有 5ml 浓硝酸的微波消解罐内。在微波消解仪上设置消解程序,于 1.0MPa 压力下消解 2 分钟。待消解程序结束后,将消解罐置于电热板赶酸后冷却,转移至 10ml 具塞试管中,用 0.1mol/L 的稀 HNO_3 溶液多次洗涤消解罐,与消化液合并,定容后待测定。

2. 设定仪器工作条件　测定波长 213.9nm;灯电流 5mA;狭缝 0.4nm;空气流量 6L/min;乙炔流量 1.2L/min。

3. 标准曲线的绘制　将锌元素国家标准物质,用 0.1mol/L HNO_3 溶液经多次稀释定容后,配成锌浓度分别为:0.00μg/ml、0.20μg/ml、0.40μg/ml、0.60μg/ml、0.80μg/ml、1.00μg/ml 的标准系列。将标准系列依次喷入火焰,按仪器条件测定吸光度并绘制标准曲线。

4. 样品的测定　按上述条件将样品溶液喷入火焰,测定其吸光度。

按下式计算发样中锌含量:

$$\rho(\mu g/mg) = \frac{c_x \times V_x}{m}$$

式中:ρ 为头发样品中锌的含量,μg/mg;c_x 为由标准曲线求得被测溶液锌浓度,μg/ml;V_x 为消解样品后定容总体积,ml;m 为称取头发样品质量,mg。

按下式计算血清中锌含量:

$$\rho(\mu g/ml) = \frac{c_x \times V_x}{V}$$

式中:ρ 为血样中锌的含量,$\mu g/ml$;c_x 为由标准曲线求得被测溶液锌浓度,$\mu g/ml$;V_x 为消解样品后定容总体积,ml;V 为血样体积,ml。

【注意事项】

1. 锌在环境中大量存在,极容易造成污染,影响实验的准确性,必须同时做试剂空白试验,给予扣除。

2. 头发清洗时间不能太长,以免将发内的锌洗出,造成测定结果偏低。

3. 使用微波消解仪前一定要仔细阅读仪器的使用说明书和注意事项。

【思考题】

1. 试讨论湿消解法的优缺点。

2. 如果样品吸光度值超过标准曲线范围,如何解决?

3. 除了湿消解法,头发样品还可以用什么消解方法进行处理?

(徐向东)

实验十　石墨炉原子吸收法测定血/酒中铅含量

【实验目的】

1. 掌握石墨炉原子吸收分光光度法测定血样和酒样中铅的实验原理。

2. 熟悉石墨炉原子吸收分光光度计的工作原理及操作。

3. 了解血样或酒样的预处理方法及基体改进剂的作用。

【实验原理】

血液样品或酒样用基体改进剂稀释后直接注入石墨管中,通过程序升温将样品干燥、灰化及原子化。在 283.3nm 波长下测定铅基态原子蒸气的吸光度,在一定实验条件下,其吸光度与溶液中铅的浓度成正比,即 $A = Kc$,据此进行定量分析。

【仪器与试剂】

1. 仪器与器皿　原子吸收分光光度计(带石墨炉);铅空心阴极灯;全热解石墨管;1.5ml 具盖聚乙烯塑料离心管;微量移液器。

2. 试剂　硝酸(优级纯);氯化钯(分析纯);硝酸溶液(3+97);去离子水;基体改进剂由 $PdCl_2$(0.05%)、TritonX-100(0.5%)和 HNO_3 溶液(0.1+99.9)等体积混合组成;铅标准溶液(1000$\mu g/ml$,国家标准物质):临用时用硝酸溶液(1+99)逐级稀释成 10$\mu g/ml$ 铅标准溶液,最后用基体改进剂稀释成 0.4μg/ml 铅标准应用溶液。

【实验步骤】

1. 样品处理 用微量移液器抽取经肝素抗凝的血样 40μl 或酒样 40μl，置于盛有 0.36ml 基体改进剂的 1.5ml 具盖聚乙烯塑料离心管中，充分振摇混匀。

2. 仪器工作条件 波长 283.3nm，灯电流 13mA，狭缝宽 0.4nm，氘灯背景校正，氩气流量 0.6L/min，进样体积 10μl，读数方式为峰高。石墨炉工作条件：干燥 1:90℃，20 秒；干燥 2:120℃，20 秒；干燥 3:250℃，15 秒；灰化:800℃，25 秒；原子化(停气):2300℃，3 秒；清洗:2400℃，2 秒。

3. 工作曲线的绘制 取 6 支塑料离心管，分别加入铅标准应用溶液 0.00μl、10.0μl、20.0μl、30.0μl、40.0μl、50.0μl；基体改进剂 0.36ml、0.35ml、0.34ml、0.33ml、0.32ml、0.31ml，正常人血或混合酒样各加 40.0μl，混匀得标准系列：铅浓度分别为 0.00μg/L、10.0μg/L、20.0μg/L、30.0μg/L、40.0μg/L、50.0μg/L，然后按仪器测定条件依次测定吸光度，从 2~5 管的吸光度减 1 管的吸光度为纵坐标，以铅浓度(μg/L)为横坐标绘制工作曲线。

4. 样品测定 按测定工作曲线的仪器条件测定样品溶液和试剂空白溶液(40.0μl 去离子水加入 0.36ml 基体改进剂中)，样品吸光度减试剂空白吸光度后，由工作曲线得铅浓度。

5. 结果处理 按下式计算血样或酒样中铅的浓度：

$$c_x = c \times F$$

式中：c_x 为样品中铅的浓度，μg/L；c 为由标准工作曲线求得稀释样品中铅的浓度，μg/L；F 为样品稀释倍数。

【注意事项】

1. 铅容易进入玻璃中，加酸可以防止吸附损失。

2. 石墨炉法测铅时读数的重复性较差，可适当增加重复测定次数(3~5 次)，取其平均值。

3. 防止环境中铅的污染。实验所用玻璃和塑料器皿需用硝酸溶液(1:1)浸泡过夜，冲洗干净，晾干备用。

【思考题】

1. 为什么本实验一定要加入基体改进剂？如果没有 $PdCl_2$ 及 TritonX-100，能用其他基体改进剂吗？

2. 实验中，在原子化步骤采取停气操作的目的是什么？

（徐向东）

第四节 原子荧光光谱法

原子荧光光谱法(AFS)是基于待测物质的基态原子蒸气吸收激发光源发出的特征波长的辐

射而被激发,从激发态回到基态或较低能态时所发射的荧光强度进行分析的方法。由于待测元素原子的能级结构不同,激发后发射的荧光波长各不相同,因而每种元素都有特征的原子荧光光谱,据此定性分析;一定条件下,待测元素原子的浓度与发射强度呈线性关系,实现定量测定。现广泛应用于形成气态氢化物的元素(如 As、Pb、Se、Sn、Sb、Bi、Te、Ge)、生成气态原子的 Hg,可生成气态组分的 Cd、Zn 等元素的定量分析。

实验十一　流动注射-氢化物发生-原子荧光光谱法测定硒

【实验目的】

1. 掌握流动注射-氢化物发生-原子荧光光谱法测定硒的原理和方法。

2. 熟悉氢化物原子荧光分析仪和流动注射氢化物发生器的使用方法。

3. 了解原子荧光分析仪和流动注射氢化物发生器的基本结构和使用方法。

【实验原理】

样品经混合酸(硝酸+高氯酸)消化,将四价以下的无机硒和有机硒氧化成六价硒,再用盐酸将六价硒还原为四价硒。测定时,在盐酸介质中用硼氢化钾将四价硒还原为硒化氢,氩气做载气将硒化氢导入石英原子化器中原子化。以硒特种空心阴极灯做激发光源,激发硒原子产生荧光,在一定浓度范围内,原子荧光强度与硒的含量成正比,进行定量分析。

【仪器与试剂】

1. 仪器　原子荧光分析仪,流动注射氢化物发生器,硒特种空心阴极灯,控温电加热板,100ml 三角锥形瓶,玻璃珠,25ml 具塞比色管,刻度移液管和吸量管,纯水仪。

2. 试剂

(1)盐酸溶液(0.1mol/L);

(2)混合酸:硝酸+高氯酸(4∶1);

(3)硼氢化钾溶液(7g/L):称取 2g 氢氧化钾溶于 200ml 水中,加入 7g 硼氢化钾并使之溶解,用纯水稀释到 1000ml。

(4)硒标准储备液(100μg/ml):称取 0.1g 硒(光谱纯)溶于少量浓硝酸,加入 2ml 高氯酸,在沸水浴上加热蒸去硝酸(3~4 小时),稍冷后加入 8.4ml 浓盐酸,继续加热 2 分钟,然后用纯水定容至 1000ml,储于冰箱备用。临用时用 0.1mol/L 盐酸稀释至 0.500μg/ml 的硒标准使用液。

【实验步骤】

1. 样品采集　向一定体积的水中加入未知量的硒溶液,模拟待测样本。收集水样,立即测定。也可在水样中加少许苯甲酸钠后,于 4℃冰箱保存。

2. 样品消化　吸取 5.00ml 待测水样于 100ml 锥形瓶中,并加数粒玻璃珠。沿瓶壁加入

2.00ml 硝酸-高氯酸混合酸,放在电热板上缓缓加热至出现浓白烟,稍冷后加 5ml 纯水、5ml 浓盐酸,微沸保持 3~5 分钟。冷却后移入 25ml 比色管中,以少许纯水洗涤锥形瓶,洗液合并于比色管中,加水定容,同时做空白试验。

3. 标准系列配制　分别吸取硒标准使用溶液 0.00ml、0.10ml、0.50ml、1.00ml、2.00ml、3.00ml 分别于 25ml 比色管中,加纯水至与水样相同体积,加 5ml 浓盐酸,微沸保持 3~5 分钟,冷却后加水定容至 25ml。得到浓度 0μg/L、2μg/L、10μg/L、20μg/L、40μg/L、60μg/L 的标准溶液。

4. 仪器参考条件　氩气压强 0.02MPa;氩气流量:800ml/min;负高压:250~300V;灯电流:60~100mA;原子化器温度:800℃;KBH_4 流速为:0.6~0.7ml/s,KBH_4 加液时间 5~6 秒;积分时间 10 秒。仪器设定好参数后,预热稳定约 20 分钟后开始检测。

5. 测量　流动注射仪依次吸取 5.0ml 浓度由低到高的硒标准溶液注入氢化物发生器中,同时加硼氢化钾溶液,测量并记录荧光强度值。然后吸取 5.0ml 待测溶液注入氢化物发生器中,加硼氢化钾检测荧光信号。以标准溶液中硒的含量为横坐标,荧光强度值为纵坐标绘制标准曲线,计算出待测样本中硒的含量。

6. 计算结果

$$c = \frac{m - m_0}{V}$$

式中,c 为样品中硒的含量,μg/ml,V 为水样消化液总体积,ml。m 为通过标准曲线查得或回归方程计算得出的样品中硒含量,μg;m_0 为通过标准曲线查得或回归方程计算得出的空白样中硒含量,μg。

【注意事项】

1. 硼氢化钾必须有足够的纯度。所配制的硼氢化钾溶液必须含有一定量的氢氧化钾以保证溶液的稳定性,但氢氧化钾的量不能太多,否则会降低反应时的酸度。硼氢化钾溶液直接光照将引起还原剂分解并产生气泡,最好是现配现用,避光保存。

2. 硒化氢的发生和原子化受外界条件影响大,如溶液的温度、酸度,硼氢化钾溶度,载气流量等。为保证操作条件一致,尽可能按照统一规范和方法配制和测定标准品和试样。

【思考题】

1. 氢化物发生-原子荧光光谱法与氢化物发生-原子吸收光谱法测定硒,二者在原理上有何不同?

2. 试述整个测量过程中硒的价态发生了如何的变化? 为什么?

（王茂清）

实验十二　原子荧光光谱法同时测定样品中砷和汞

【实验目的】

1. 掌握样品中砷和汞的测定原理。

2. 熟悉测定砷和汞的实验流程和技术。

3. 了解氢化物发生双通道原子荧光光谱议的结构和使用方法。

【实验原理】

样品经混合酸消化处理后,在酸性介质(硫脲和抗坏血酸)中还原成低价态的离子,试样中的砷、汞被硼氢化钾(KBH_4)还原成砷、汞的挥发性组分,由载气(氩气)载入石英原子化器中分解为原子态的砷和汞,特制空心阴极灯照射使激发基态原子至高能态,在去活化回到基态时,发射出特征波长的原子荧光,其荧光强度与元素含量成正比,与标准系列比较定量。

【仪器与试剂】

1. 仪器　原子荧光光谱仪,电加热板,砷、汞元素空心阴极灯,电子天平,纯水仪。原子荧光分光光度计的性能、使用与维护见附 2-1。

2. 试剂　除特别注明外,所用试剂均为优级纯,所用水均为超纯水(电阻率不低于 18.2MΩ·cm),所有实验用玻璃器皿使用前都经过 5% HNO_3(v/v)浸泡 24 小时,然后用超纯水冲洗干净、备用。硝酸、高氯酸、过氧化氢(30%),高纯氩气,纯度≥99.99%。

(1)硫脲与抗坏血酸混合液(100g/L):称取 10.0g 硫脲与 10.0g 抗坏血酸于 100ml 水中,并不断搅拌至完全溶解。

(2)氢氧化钾(5g/L):称取 5.0g 氢氧化钾于 1000ml 水中,并不断搅拌至完全溶解。

(3)硼氢化钾(1.5g/L):称取 15.0g 硼氢化钾于 1000ml 5g/L 的氢氧化钾溶液中,并不断搅拌至完全溶解。

(4)标准溶液:砷、汞持证标准溶液。用浓度为 1000μg/ml 的砷、汞标准储备液逐级稀释成 10.00μg/ml 的砷、汞标准中间液;1.00μg/ml 的砷标准使用液;0.10μg/ml 的汞标准使用液。

【实验步骤】

1. 样品预处理　固体样品称取 1~2.5g,液体样品称取 5~10g(或 ml),置于 100~250ml 锥形瓶中,同时做两份试剂空白。加硝酸 20~40ml,硫酸 1.25ml,摇匀后放置过夜,置于电热板上加热消解。若消解液剩余至 10ml 左右时仍有未分解物质或色泽变深,稍冷,补充加硝酸 5~10ml,再消解至 10ml 左右观察,如此重复两三次。如仍不能消解完全,则加入高氯酸 1~2ml,继续加热至消解完全后,再继续蒸发至高氯酸的白烟散尽,冷却,加水 25ml,再蒸发至冒硫酸白烟。冷却,用水将内容物定量转入 25ml 容量瓶或比色管中,加入硫脲溶液(50g/l)2.5ml,纯水定容至刻度并混匀,待测。

2. 砷、汞混合标准溶液的配制　取 25ml 比色管 6 支,依次准确加入 1.00μg/ml 砷标准应用液 0.00ml、0.05ml、0.20ml、0.50ml、2.00ml、5.00ml(砷浓度分别为 0,2,8,20,80,200μg/L),再分别加入 0.10μg/ml 的汞标准使用溶液 0.00ml、0.10ml、0.30ml、0.50ml、1.00ml、2.00ml(汞浓度为 0.00μg/L、0.40μg/L、1.20μg/L、2.00μg/L、4.00μg/L、8.00μg/L),各加硫酸(1∶9)12.5ml,加入硫脲溶液(50g/l)2.5ml,纯水定容至刻度并混匀,备测。

3. 试样测定

(1)仪器参考条件:光电倍增管电压:400V;灯电流:35mA;原子化气温度:820~850℃;高度 7mm;氩气流量:载气 600ml/min;屏蔽气 800ml/min;测量方式:荧光强度或浓度直读;读数方式:锋面积;读数延迟时间:1 秒;读数时间:15 秒;硼氢化钠加液时间:5 秒。开机设置好各项参数,待仪器稳定后方可进行测定。

(2)测定:将标准系列溶液、试剂空白液、待测液导入仪器中进行测定,标准曲线计算待测液中待测元素含量。

直接测定荧光强度,连续用标准系列的 0 管进样,待读数稳定后按空挡键积存下空白值(即让仪器自动空白扣底)即可开始测量。依次测定标准系列溶液的荧光强度,测完后仔细清洗进样器(或更换),再用 0 管标准液测试使读数基本回零后,才能测试试剂空白和样品,测定不同的样品前都应清洗进样器。记录或打印测量数据。

4. 数据处理　可根据标准系列溶液的测定结果绘制标准曲线,用标准曲线法定量。按下式计算样品的砷和汞含量:

$$w = \frac{c - c_0}{m} \times \frac{25}{100}$$

式中,w 为样品砷或汞的含量(μg/g 或 mg/L),c 为样品被测液的浓度(mg/L),c_0 为试剂空白液的浓度(mg/L),m 为样品的量(g 或 ml)。

【注意事项】

1. 硼氢化钠溶液的用量对测定灵敏度有明显影响。当用少量时,由于还原能力弱,灵敏度低;当用量过多时,由于发生大量氢气产生稀释作用,灵敏度也降低。最优的用量与具体的反应条件(硼氢化钠的浓度和碱度、样液的加入体积和酸度)密切相关。

2. 单用硼氢化钠不能将五价的砷定量还原为砷化氢,加入硫脲预还原后反应能达到完全,且还原时间至少 15 分钟以上。

3. 样品消解　对于加酸后反应剧烈的样品,应冷处理较长时间(或过夜)以防止产生大量泡沫造成损失;必须避免消解液炭化,因炭可能把砷还原为元素态而造成大量损失。

【思考题】

1. 实验中为什么首先将五价砷还原为三价砷,然后原子化? 发生哪些化学反应?

2. 氢化物发生-原子荧光光谱法还可用于测定哪些元素?

(王茂清)

附 2-1　原子荧光分光光度计的性能、使用与维护

1. 原子荧光分光光度计的性能参数(以 AFS-原子荧光光度计为例)

(1)检出限:砷、铋、锑等元素小于 0.02ng;汞 Hg(冷原子)小于 0.002ng。

(2)相对标准偏差:小于 1.0%。

(3)线性范围:10^3。

(4)稳定性:仪器在 30 分钟内,仪器的漂移(最大漂移量除以初始值)和噪声(最大的峰值除以初始值)均不大于 2%。

2. 使用与维护

(1)严格遵循开、关机程序。在仪器测量前,一定要开启载气,结束时要关闭载气。

(2)观察管路的密闭性能,如果管路漏液应及时停止转泵,查清漏源再次连接好管路,应及时清除漏液,避免液体腐蚀仪器表面。

(3)实验室温度应保持在 15~30℃,湿度保持在 45%~70%;所用试剂为优级纯,现配现用。

(4)更换元素灯时,一定要在主机电源关闭的情况下,不得带电插拔元素灯;元素灯测量时点灯后,一定要预热一段时间,才能起到灯预热的效果。仪器长期不用时,需每隔 1 个月预热仪器半小时左右(在测量状态下预热才有用),有助于延长灯及仪器的寿命。

(5)Hg、Sb 灯,特别是双阴极灯和新灯,预热时间应更长些;当气温低及湿度大时,Hg 不易起辉,可在开机状态下,用绸布反复摩擦灯外壳,使其起辉。

(6)测试完成以后,用去离子水清洗泵管和注射针管,并及时取下蠕动泵泵管卡,避免泵管长时间压制变形而影响其寿命。变形后可用 10%盐酸浸泡 48 小时,用去离子水清洗干净备用。

(7)气液分离器和加热石英管为石英玻璃件,应避免碰撞以免破碎,使用过程中可用 10%盐酸浸泡 24 小时来清除杂质,用去离子水清洗干净晾干备用。实验时,气液分离室不能积液,以防影响原子化。

(王茂清)

第五节　电感耦合等离子体原子发射光谱法

电感耦合等离子体原子发射光谱法(ICP-AES)是利用电感耦合等离子体(ICP)作为光源的原子发射光谱法(AES)。电感耦合等离子体原子发射光谱仪由进样系统(雾化器和去溶剂装

置）、ICP 源、分光系统、检测系统和数据处理系统组成。样品由高纯氩气带入雾化系统,以气溶胶形式进入等离子体炬焰中,在高温和惰性气体中被充分蒸发、电离和激发,发射出所含元素的特征谱线,可进行定性分析;根据发射特征谱线强度进行定量分析。该方法具有检出限低、精密度高、线性范围宽、基体效应小等优点,可同时或连续测定试样中不同浓度的多种元素。

实验十三 电感耦合等离子体原子发射光谱法同时测定水/发中多种元素

【实验目的】

1. 掌握电感耦合等离子体原子发射光谱法的原理。

2. 熟悉电感耦合等离子体原子发射光谱法同时测定水/发中多种元素实验方法。

3. 了解电感耦合等离子体原子发射光谱仪的基本结构和使用方法。

【实验原理】

在实验条件一定时,原子谱线强度与试样中被测元素浓度呈线性关系,即,$I_E = Kc$,这是原子发射光谱定量分析的基础。

水体中的金属元素含量是水质的重要指标。某些金属元素能与毛发中的角蛋白的巯基牢固结合,并蓄积在毛发中,检测头发样本中某些元素含量可间接反映机体元素代谢和营养状况。本实验用硝酸将水样调整成弱酸性,用湿式消化法处理头发样品,用标准曲线法进行定量分析。

【仪器与试剂】

1. 仪器与器皿 电感耦合等离子体原子发射光谱仪,电热板,电子天平,烘箱,50ml 和 100ml 烧杯,100ml 容量瓶,移液管,吸管,玻璃棒,剪刀,镊子。电感耦合等离子体原子发射光谱仪的性能、使用与维护见附 2-2。

2. 试剂 除特别注明外,试剂均为优级纯。实验用水为超纯水(18.2MΩ·cm,25℃)。

(1)混合酸:硝酸+高氯酸(3∶1)。

(2)1%硝酸:取浓硝酸 1ml 加水稀释至 100ml。

(3)钙、铁、锌、铜、锰、铅、铝、铬单元素标准溶液(浓度均为 1.00mg/ml)。

(4)混合标准应用液(各元素的质量浓度均为 100μg/ml):分别用移液管吸取 10ml 钙、铁、锌、铜、锰、铅、铝、铬单元素标准溶液至 100ml 容量瓶中,用 1%硝酸定容,摇匀。

【实验步骤】

1.样品前处理

(1)水样:取适量水样至 100ml 容量瓶中,准确加入浓硝酸 2.00ml,再用水样定容,摇匀,待测。

(2)头发样品的处理:用不锈钢剪刀采集受试者后枕部的头发样品(距头皮 1~3cm 处,样品量约为 0.5g)。将头发样品剪成长约 1cm 发段,放入 50ml 烧杯中,加入适量中性洗涤剂,用玻璃棒搅拌,浸泡 10 分钟,弃去洗涤液。用离子水洗涤至无泡沫,淋干。放在丙酮中浸泡 2 分钟,捞出后再置无水乙醇中浸泡 1 分钟,滤干,置于烘箱中 110℃烘干,0.5 小时后取出,置于干燥器中冷却。

准确称取烘干后的头发样品 0.25g(精确到 0.001g),置于 100ml 烧杯中,加入混合酸 10ml,放置几分钟,待发样开始溶解后,置于电热板上加热,温度控制在 120℃左右,当杯中溶液由棕褐色变至淡黄色时,将温度升高并控制在 200℃左右,加热至近干。若此时为较深的黄色则继续加数滴混合酸(注意将样品从电热板取下冷却后再加酸,)继续加热,当烧杯中的残渣为白色时则消化完成。用少量水溶解残渣并转移至 100ml 容量瓶中,然后用水少量多次地将样品转移至容量瓶中,定容,摇匀,待用。用同样的处理方法做空白对照液。操作过程均在通风橱中进行。

2. 标准系列的配制　取 6 个 100ml 容量瓶,分别吸取混合标准应用液 0.00ml、2.00ml、4.00ml、6.00ml、8.00ml 和 10.00ml,用 1%硝酸稀释定容,摇匀。得到标准系列溶液。溶液中钙、铁、锌、铜、锰、铅、铝、铬 的 质 量 浓 度 均 为 0.00μg/ml、2.00μg/ml、4.00μg/ml、6.00μg/ml、8.00μg/ml 和 10.00μg/ml。

3. 仪器参考条件　打开主机电源,打开循环水装置,接通 Ar 气,打开通风罩。进入操作系统,选择元素的分析谱线(通常选用仪器推荐使用的分析线)。测量条件:高频频率:40.68MHz;冷却气流量:8.0L/min;辅助气流量:0.60L/min;载气流量:0.60L/min。

4. 测定

(1)标准曲线的绘制:在选定的仪器条件下,依次由低到高测定混合标准系列溶液。

(2)样品的测定:用与标准系列同样方法测定处理后的样品和空白对照,记录分析线的谱线强度。

5. 数据处理

(1)以浓度为横坐标,以分析线的谱线强度为纵坐标,分别绘出各元素的标准曲线计算回归方程。

(2)根据样品分析线的谱线强度,从标准曲线中查得各种元素浓度,计算水和发样中钙、铁、锌、铜、锰等元素含:

$$水中某元素含量(\mu g/ml) = \frac{\rho}{0.98}$$

$$发中某元素含量(\mu g/g) = \frac{(\rho - \rho_0) \times V}{m}$$

式中:ρ 为样品溶液中某元素的质量浓度,$\mu g/ml$;ρ_0 为空白溶液中某元素的质量浓度,$\mu g/ml$;V 为样品溶液体积,ml;m 为发样质量,g。

【注意事项】

1. 实验中所用玻璃器皿应用 10%硝酸浸泡 24 小时,再用水冲洗后晾干。

2. 消化发样时用到了高氯酸,在加热过程中应注意温度控制,避免样品迸溅。

3. 发样前处理时应注意避免操作不当引入污染物。

4. 测量过程中,两次进样之间,要用水冲洗,避免相互干扰,影响测定结果。

【思考题】

1. 通过本次实验,总结 ICP-AES 分析法的特点。

2. 在发样前处理过程中,如何防止污染物的引入?

(王 晖)

附 2-2 电感耦合等离子体原子发射光谱仪的性能、使用与维护

一、电感耦合等离子体原子发射光谱仪的性能

ICP 光谱仪分为多道直读光谱仪、顺序扫描光谱仪和全谱直读光谱仪三种类型。前两种仪器以光电倍增管作为检测器,后一种采用电感耦合器件检测器。国家计量检定规程中发射光谱仪的检定规程(JJG 768-2005)明确指出了 ICP-AES 检定的主要检定项目和计量性能,见表 2-6。

表 2-6 ICP-AES 主要检定项目和计量性能要求

级别	A 级	B 级
波长 示值误差	±0.03nm	±0.05nm
重复性	≤0.005nm	≤0.01nm
最小光谱带宽	Mn 257.610nm 半高宽≤0.030nm	Mn 257.610nm 半高宽≤0.015nm
检出限/(mg/L)	Zn 213.856nm≤0.003	Zn 213.856nm≤0.01
	Ni 231.604nm≤0.01	Ni 231.604nm≤0.03
	Mn 257.610nm≤0.002	Mn 257.610nm≤0.005
	Cr 267.716nm≤0.007	Cr 267.716nm≤0.02
	Cu 324.754nm≤0.007	Cu 324.754nm≤0.02
	Ba 455.403nm≤0.001	Ba 455.403nm≤0.005
重复性/(%)	Zn,Ni,Mn,Cr,Cu,Ba (浓度为 0.50~2.00mg/L)≤1.5	Zn,Ni,Mn,Cr,Cu,Ba (浓度为 0.50~2.00mg/L)≤3.0
稳定性/(%)	Zn,Ni,Mn,Cr,Cu,Ba (浓度为 0.50~2.00mg/L)≤2.0	Zn,Ni,Mn,Cr,Cu,Ba (浓度为 0.50~2.00mg/L)≤4.0

二、电感耦合等离子体原子发射光谱仪的使用与维护

1. ICP-AES 光谱仪使用注意事项

(1)开机前应先检查电源有无漏电现象,防止触电事故的发生。

(2)应使用高纯度氩气(纯度≥99.99%),并定期检查氩气管路是否密闭,防止进入空气,对检测器造成损坏。

(3)雾化器要定期清洗,特别是在测定高盐溶液之后。

（4）每次安装炬管一定要调试好位置，防止炬管烧坏。

（5）在测量过程中，必须打开通风设施，防止有毒、有害化学药品中毒事故的发生；另外，在使用耐氢氟酸系统进行含氢氟酸样品的分析时，注意保持室内通风良好，防止氢氟酸对人体的伤害。

（6）在分析时毛细管不得插入容器底部，防止颗粒堵塞毛细管。如有堵塞情况发生时，拆卸相应部件浸泡稀盐酸时，注意金属部位不得浸入酸中，以免腐蚀。

（7）应及时处理分析后残留的废液，防止长期存放在分析室，对人身造成损害。

2. ICP-AES 光谱仪关键部位的维护

（1）雾化器：雾化器是进样系统中最精密、最关键的部位。长期不使用时，应安装喷嘴防护帽以防止喷嘴意外损坏或微粒进入毛细管细孔导致堵塞。另外，任何浓度的氢氟酸均会对雾化器造成不可修复的损坏，也绝对不能采用超声波对雾化器进行清洗，否则会造成雾化器损坏。通常雾化器用去离子水冲洗烘干即可使用。

（2）炬管：炬管长时间使用后会被污染，应定期拆卸并用超声波清洁 10 分钟左右。如果太脏，可以放入加热后的王水中清洁，之后用去离子水冲洗干净。如遇到炬管积碳，可将炬管放到马弗炉中加热，炉温控制在 700℃ 左右，反复烧几次就可以消除炬管积碳。

（3）毛细喷嘴管：当毛细喷嘴管有堵塞时，可用压缩空气、载气可以清除颗粒堵塞；也可用热水浸泡可使聚合物颗粒软化后疏通堵塞；或在喷嘴处反向通入异丙醇能使颗粒流出。对于硅类颗粒的堵塞，可用 3%~5% 氢氟酸清洗几秒后立即用清水冲洗，以防氢氟酸腐蚀毛细喷嘴管。当有沉积物时，可选择适当的溶剂，用滴管或洗瓶清洗毛细管几次以清除沉积物；还可以将堵塞区域浸入溶液中加热，溶液沸腾后可以溶解沉积物。对于顽固毛细管的堵塞，只有用细金属丝疏通，但疏通用力要适中，以免造成损坏。

（4）冷却循环水：冷却循环水应采用去离子水，并加入 5%~10% 的乙二醇，定期检查水质。在仪器使用时间过长或停放时间较长时，应及时清洗水道，缩短更换冷却循环水的周期。

（5）石英窗：石英窗表面被污染后，可用纯净的氮气吹扫或用浸有无水乙醇的脱脂棉清洁，或用柔软的镜头纸清洁。

（王　晖）

第六节　电化学分析法

电化学分析法又称为电分析化学法，它是应用电化学原理和实验技术建立起来的一类分析方法的总称。用电化学分析法测量试样时，通常将被测组分和两支电极构成电化学电池，利用试液的电化学性质，即其化学组成和浓度随电学参数变化的性质，通过测定电池的电学参数（如电阻、电导、电位、电流、电量或电流-电压曲线等），根据电学参数与被测组分化学量之间的关系来确定试样的化学成分或浓度。

电化学分析法具有分析速度快、灵敏度高、选择性好、所需试样量少、易于自动控制、仪器简单价廉等优点，因而广泛应用于环境监测、卫生检验、医学检验、生命科学、工农业产品质量检验等领域。

实验十四　pH 玻璃电极性能检查及溶液 pH 测定

【实验目的】

1. 掌握酸度计测定溶液 pH 的原理和方法。

2. 熟悉玻璃电极性能检查的方法和实验操作过程。

3. 了解标准 pH 缓冲溶液的作用和常见的缓冲溶液的配制方法。

【实验原理】

pH 是衡量溶液酸碱性的尺度，即为氢离子活度的负对数值，表示为：

$$pH = -\lg \alpha_{H^+}$$

$$\alpha_{H^+} \text{—溶液中氢离子活度}$$

酸度计测定溶液 pH 采用的是直接电位法，一般是将 pH 玻璃电极作为指示电极（图 2-2），饱和甘汞电极作为参比电极，浸入被测溶液中形成原电池（图 2-3），该电池可用下式表示：

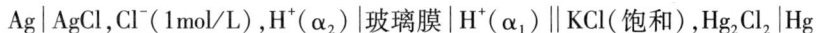

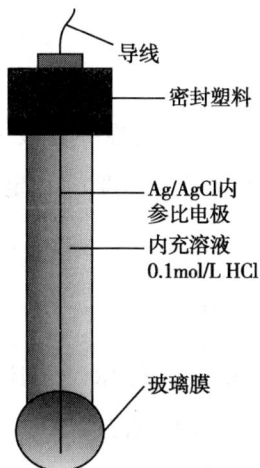

$$Ag \mid AgCl, Cl^- (1mol/L), H^+(\alpha_2) \mid 玻璃膜 \mid H^+(\alpha_1) \parallel KCl(饱和), Hg_2Cl_2 \mid Hg$$

图 2-2　pH 玻璃电极结构　　　　图 2-3　直接电位分析法原理

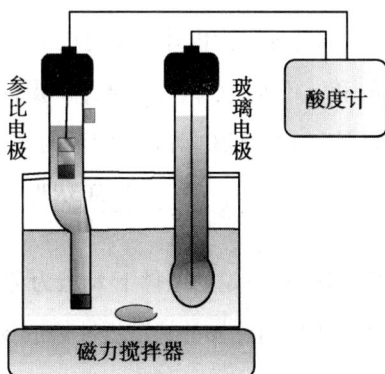

由于使用两支电极不方便，于是将外参比电极（银/氯化银电极）和指示电极（玻璃电极）合

二为一,即复合式玻璃电极(图 2-4),该电池的表示式为:

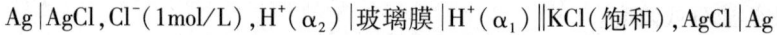

$$Ag \mid AgCl, Cl^- (1mol/L), H^+(\alpha_2) \mid 玻璃膜 \mid H^+(\alpha_1) \parallel KCl(饱和), AgCl \mid Ag$$

图 2-4　复合式 pH 玻璃电极结构

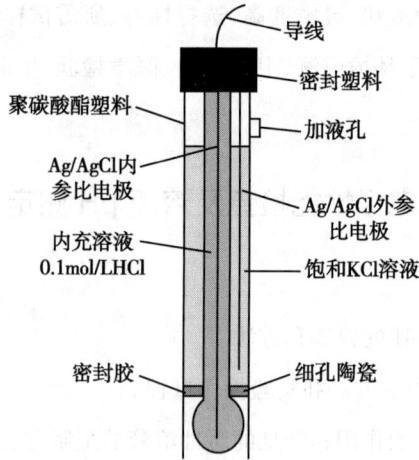

上述电池的电动势为:

$$E_{电池} = \varphi_{SCE} - \varphi_{pH} + \varphi_j$$

指示电极的电动势 φ_{pH} 与氢离子的活度 α_1 和 α_2 有关,即:

$$\varphi_{pH} = \varphi_{Ag/AgCl} + \varphi_{膜} - \varphi_{\alpha} = \varphi_{Ag/AgCl} + \frac{2.303RT}{F} \lg \frac{\alpha_1}{\alpha_2} - \varphi_a$$

合并两式可得:

$$E_{电池} = \varphi_{SCE} - \varphi_{Ag/AgCl} - \frac{2.303RT}{F} \lg \frac{\alpha_1}{\alpha_2} + \varphi_{\alpha} + \varphi_j$$

式中 $\varphi_{Ag/AgCl}$ 和 φ_{SCE} 分别为内外参比电极的电极电势;φ_{α} 为不对称电势;φ_j 是液接电位。假定在测定过程中 φ_{α} 和 φ_j 不变,而 $\varphi_{Ag/AgCl}$、φ_{SCE} 和玻璃电极内充液的氢离子活度 α_2 固定不变,都可以合并为常数项。那么,电池的电动势与溶液的 pH 存在以下关系:

$$E_{电池} = K - \frac{2.303RT}{F} \lg \alpha_1 = K + \frac{2.303RT}{F} pH_{试液}$$

其中 K 为常数项,在一定的条件下 K 虽为常数,但其值却难以准确地测定或计算得到,因此在实际测定 pH 时,需要用已知的标准缓冲溶液校正酸度计,称为定位,此过程中必须保持溶液温度恒定,以减少由于液接电位、不对称电位及温度等变化而引起的误差。

一支良好的玻璃电极的电位应与溶液的 pH 呈线性关系。25℃时,溶液的 pH 变化 1 个单位时,电池的电动势改变 59.1mV。但由于电极膜的制作及长期使用引起的老化或损伤,往往会影响上述线性关系,故在测试前应予以校验。

校正好的电极,便可以用于 pH 的测定。假定有两种溶液,一种是 pH 已知的标准缓冲溶液 s,另一

种为 pH 待测的试液 x,它们各自的电动势可表示为:

$$E_S = K'_S + \frac{2.303RT}{F}pH_S$$

$$E_X = K'_X + \frac{2.303RT}{F}pH_X$$

若测定条件完全一致,则 $K'_S = K'_X$,两式相减得:

$$pH_X = pH_S + \frac{E_X - E_S}{2.303RT/F}$$

由上式可见,待测溶液的 pH 测量值都是与定位时所使用的、与待测溶液 pH 接近的缓冲溶液相比较的结果,其测量结果的准确度取决于标准缓冲溶液 pH 的准确度,因此要求使用的标准缓冲溶液具有较强的缓冲能力,容易制备、易于储存且稳定性好。

【仪器与试剂】

1. 仪器与器皿　酸度计;复合式玻璃电极;1000ml 容量瓶;100ml 小烧杯若干。

2. 试剂

(1)0.05mol/L 邻苯二甲酸氢钾溶液(25℃时 pH 为 4.00):精密称取在 115℃±5℃ 干燥 2~3 小时的邻苯二甲酸氢钾(AR)10.12g,加水使溶解并稀释至 1000ml,混匀,保存于聚乙烯瓶中。

(2)0.025mol/L 磷酸二氢钾和 0.025mol/L 磷酸氢二钠缓冲溶液(25℃时 pH 为 6.86):精密称取在 115℃±5℃ 干燥 2~3 小时的无水磷酸氢二钠(AR)3.533g、磷酸二氢钾(AR)3.387g,加水使其溶解并稀释至 1000ml,混匀,保存于聚乙烯瓶中。

(3)0.01mol/L 硼砂溶液(25℃时 pH 为 9.18):精密称取硼砂(AR)3.80g(注意避免风化),加水使其溶解并稀释至 1000ml,混匀,置于聚乙烯塑料瓶中,密塞,避免与空气中二氧化碳接触。

(4)待测未知 pH 的溶液若干(可以选取自来水、工业废水、池塘湖泊中的水、碳酸饮料、果汁饮料等)。

【实验步骤】

1. 开机前准备

(1)电极的准备:使用新 pH 玻璃电极要进行活化,将其放在蒸馏水中浸泡一段时间,以便形成良好的水合层;浸泡时间与玻璃组成、薄膜厚度有关,一般新制电极及玻璃电导率低、薄膜较厚的电极浸泡时间以 24 小时为宜;反之浸泡时间可短些。最近生产的玻璃电极,因玻璃质量与制作工艺的提高,其说明书上都注明初用或久置不用的电极,使用时只需在 3mol/L 的 KCl 溶液或去离子水中浸泡 2~10 小时后即可使用。

(2)按照酸度计的说明书接通电源,使仪器预热 30 分钟。

(3)安装电极:把电极夹在复合电极杆上,然后将电极的插头插在主机相应插口内紧圈,电极插头应保持清洁干燥。

2. 电极性能检查

(1)将功能开关置于"mV"挡,按前法接好复合式电极。

(2)将电极插入溶液中,拔去测量电极的插头,仪器显示值应为000,插上电极插头,稳定后,所显示的数值即为溶液的电极电位。

(3)按照 pH 高到低的顺序,分别测量配制好的各标准溶液的 mV 值。

(4)以标准溶液的 pH 为横坐标,以测得的电动势为纵坐标,绘制 E-pH 曲线,计算曲线的斜率,即为 pH 复合电极的电极系数,以判断该电极的性能。校验数据如果都在一条直线上说明电极性能良好,否则就不能使用。

3. 待测溶液 pH 的测定　如电极经过性能检查证明其稳定可靠,才可以用于 pH 的测定。

(1)定位:先把电极冲洗干净,用滤纸轻轻将电极表面水分吸干,然后将电极插入已知标准缓冲溶液中,待数字显示稳定后,调节定位旋钮,使所显示的数值和标准缓冲溶液的 pH 相同即可。

(2)测量:升起电极架,用蒸馏水冲洗电极后,用滤纸吸干电极表面的水分,再插入待测未知溶液中,稳定后,所显示的数值即为待测溶液的 pH。

【注意事项】

1. 玻璃电极在使用前应检查有无裂缝及污物。有裂缝应调换新电极,有污物可用 0.1mol/L HCl 或 0.1mol/L EDTA 溶液清洗。

2. 玻璃电极在使用前应使球内无气泡,测定时玻璃电极的球泡应全部浸在溶液中,使它稍高于甘汞电极的陶瓷芯端。

3. 仪器的输入端(测量电极口)必须保持清洁,防止灰尘和潮气进入插孔。

4. 测定时应用磁力搅拌器以适宜的速度搅拌,搅拌的速度不宜过快,否则易产生气泡附在电极上,造成读数不稳,也可以在测定时捏住电极快速搅拌数次或晃动电极,以使敏感膜快速达到平衡。

5. 复合式电极有些测量情况下存在着误差,根据误差大小确定是否需要重新校验,下列情况必须对 pH 电极进行校验:

(1)长期使用的电极及第一次使用的新电极;

(2)测量强酸(pH<2),或测量强碱(pH>12);

(3)测量含氟化物的溶液或有机溶剂之后;

(4)待测溶液的温度和标准溶液的温度(室温)相差过大时。

6. 每次测量后,都需用蒸馏水清洗电极,用滤纸吸干电极表面的水分,再进行下一个溶液的测量。测定完毕后,需将电极浸泡在 3mol/L KCl 溶液中保存,不能干放,也不能放在蒸馏水或其他溶液中,以防影响电极寿命。

【思考题】

1. 在测定未知溶液 pH 时,为什么要选 pH 与待测液相接近的缓冲溶液来定位?

2. 电极校验时,导致线性关系不佳的影响因素有哪些?

3. 为什么电极插头不可受潮?

4. 有哪些因素会给 pH 测定带来误差?

（危丽俊）

实验十五　电导法测定水的纯度

【实验目的】

1. 掌握电导法测定水纯度的基本原理和方法。

2. 熟悉电导池常数的测定方法和电导率仪的使用方法。

3. 了解电导率仪的结构。

【实验原理】

电导率是物体传导电流的能力。在电解质溶液中,正负离子在外加电场的作用下定向移动,并在电极上发生电化学反应而传递电子,所以具有导电的能力(图 2-5,图 2-6)。导电能力的强弱可用电导 G(单位:西门子 S)或电导率 κ(S/cm)表示。电导、电导率与电导池常数的关系式:

$$\kappa = G\theta = G\frac{l}{A}$$

式中,A 为电极面积(cm^2);l 为电极间的距离(cm);θ 为电导池常数(cm^{-1})。对于一个给定的电极而言,A 和 l 都是固定不变的,故 θ 是个常数。

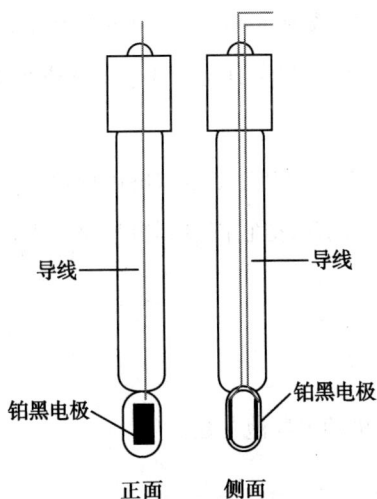

图 2-5　电导电极结构

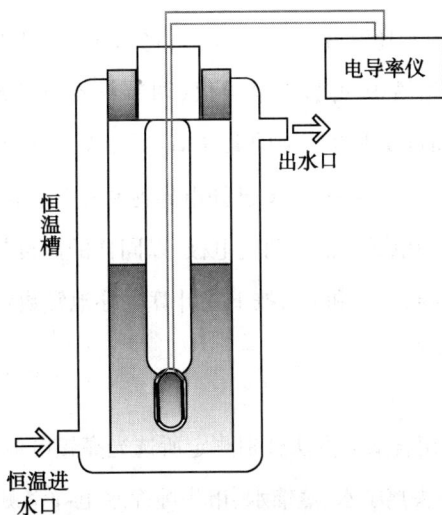

图 2-6　电导检测

纯水的电导率很小,当水中含有无机酸、碱、盐或有机带电胶体时,电导率就会增加。电导率常用于间接推测水中带电荷物质的总浓度。水溶液的电导率取决于带电荷物质的性质和浓度、溶液的温度和黏度等。

25℃时,纯水的理论电导率为 $5.48 \times 10^{-2} \mu S/cm$,新蒸馏水电导率为 $0.05 \sim 0.2 \mu S/cm$,存放一段时间后,由于空气中的二氧化碳或氨的溶入,电导率可上升至 $0.2 \sim 0.4 \mu S/cm$;饮用水电导率在 $5 \sim 150 \mu S/cm$;海水电导率大约为 $3000 \mu S/cm$;清洁河水电导率为 $10 \mu S/cm$。电导率随温度变化而变化,温度每升高 1℃,电导率增加约 2%,通常规定 25℃为测定电导率的标准温度。

用电导率仪测定溶液的电导率时,一般使用已知电导池常数的电导电极,读出电导值后再乘以电极的电导池常数,即得被测溶液电导率。

【仪器与试剂】

1. 仪器　电导率仪,误差不超过 1%;温度计:能读至 0.1℃;恒温水浴锅:25℃±0.2℃;电导电极(铂光亮电极和铂黑电极);恒温槽;1000ml 容量瓶;50ml 烧杯。

2. 试剂

(1)纯水(电导率小于 $0.1 \mu S/cm$)。

(2)氯化钾标准溶液 0.0100mg/L:准确称取 120℃干燥 4 小时的 KCl(GR)0.7456g,加纯水溶解后转入 1000ml 容量瓶,用纯水稀释至刻度线,摇匀,储存于塑料瓶备用。此溶液在 25℃时的电导率为 $141.3 \mu S/cm$。

【实验步骤】

打开电导率仪电源开关,预热 30 分钟,用蒸馏水洗涤电极。

1. 电导池常数 θ 的测定

(1)参比溶液法:清洗电极,将 0.0100mol/L KCl 标准溶液约 30ml 倒入 50ml 烧杯中,将电极插入该溶液中,并接上电导仪,调节仪器及溶液温度为 25℃,测定其电导 G_{KCl}。根据该温度下 0.0100mol/L KCl 溶液的电导率,可计算出电导池常数 θ。

(2)比较法:用 1 支已知电导池常数(θ_S)的电极和 1 支未知电导池常数的电极(θ_x),测量同一溶液的电导。清洗两支电极,以同样的温度插入溶液中,依次把它们接到电导率仪上,分别测出其电导为 G_S 和 G_X,按下式计算电导池常数:

$$\theta_x = \theta_S \times \frac{G_S}{G_X}$$

选用合适的方法分别测定所选光亮铂电极和铂黑电极的电导池常数。

2. 去离子水、蒸馏水、市售纯净水电导率测定

(1)调节常数补偿旋钮:调节"电导池常数"补偿旋钮,使仪器显示值与所用电极电导池常数一致;调节"温度"补偿旋钮,使其指向待测溶液的温度值。

（2）测量：分别用去离子水、蒸馏水、市售纯净水润洗 3 个烧杯 2~3 次，然后分别倒入待测液约 30ml，选用光亮铂电极插入试液中，量程开关置于合适的量程挡，待显示稳定后，将读数乘以量程，乘积即为被测溶液的电导率。各重复测定 3 次，取平均值。

3. 自来水、河水的电导率测定　用待测水样润洗烧杯 2~3 次，然后倒入约 30ml 水样，选用铂黑电极插入试液中。其他按照步骤 2 测定水样电导率。

【注意事项】

1. 测定电导率采用交流电源，交流电源有高频（1000Hz）和低频（50Hz）两种：测定电导率小的溶液使用低频，测定电导率大的溶液使用高频。

2. 为确保测量精度，电极使用前应用小于 0.1μS/cm 的蒸馏水（或去离子水）冲洗 2 次，然后用被测试样冲洗 2~3 次方可测量。

3. 电导低（<5 微秒）的溶液，用铂光亮电极；电导高（5 微秒~150 毫秒）的溶液，用铂黑电极。电导池常数出厂时都有标记，一般不需测定。但电极在长期使用过程中，其面积及两极间距离可能发生变化而引起电导池常数改变，因此应定期标定。

4. 电导随温度升高而增大。通常情况下温度每升高 1℃，电导约增加 2%~2.5%，因此在测量过程中，温度必须保持不变。

【思考题】

1. 什么叫溶液的电导、电导率和电导池常数？

2. 影响电导率的因素有哪些？

3. 电导法测量高纯水时，在空气中放置时间长，电导率会增大，为什么？

4. 为什么要定期测定电极的电导池常数？如何测定？

（危丽俊）

实验十六　离子选择电极法测定水中的微量氟离子

【实验目的】

1. 掌握直接电位法测定水中氟离子浓度的原理及实验操作。

2. 熟悉用标准曲线法和标准加入法测定水中微量氟的方法以及两种方法的适用范围。

3. 了解总离子强度调节缓冲溶液（TISAB）的组成和各部分的作用。

【实验原理】

氟离子选择性电极（简称氟电极）（图 2-7）是一种由掺有氟化铕（EuF_2）的氟化镧（LaF_3）单晶切片制成的晶体膜电极，电极内充有稳定内参比电极的 0.1mol/L NaCl 和稳定电极内部膜电位的 0.1mol/L NaF。测定水中微量氟时，氟电极、饱和甘汞电极（外参比电极）与待测的溶液组成的电池(图 2-8)的表示式为：

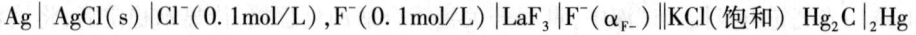

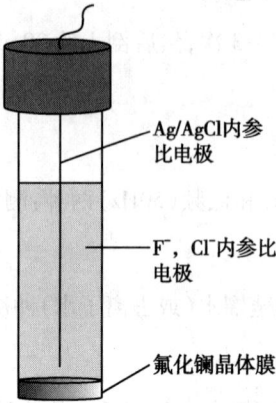

$$\text{Ag} \mid \text{AgCl(s)} \mid \text{Cl}^-(0.1\text{mol/L}), \text{F}^-(0.1\text{mol/L}) \mid \text{LaF}_3 \mid \text{F}^-(\alpha_{\text{F}^-}) \parallel \text{KCl(饱和)} \ \text{Hg}_2\text{C} \mid_2\text{Hg}$$

图 2-7 氟电极的结构

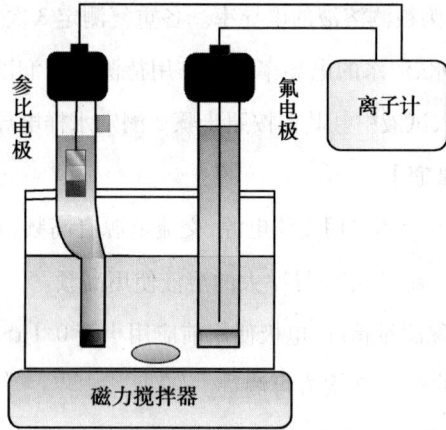

图 2-8 测定氟离子的实验装置

此电池的电动势为：

$$E_{电池} = \varphi_{参比} - \varphi_{氟电极} + \varphi_{液接}$$

$\varphi_{参比}$ 为外参比电极的电动势，$\varphi_{液接}$ 是液接电位，二者均为常数，氟电极的电动势 $\varphi_{氟电极}$ 遵守 Nernst 方程：

$$\varphi_{氟电极} = k - \frac{2.303RT}{F}\lg\alpha_{\text{F}^-}$$

合并常数项可得：

$$E_{电池} = K - \frac{2.303RT}{F}\lg\alpha_{\text{F}^-}$$

用离子选择性电极测量的是离子活度，而通常定量分析需要的是离子浓度。为保证活度系数不变，必须要加入适量惰性电解质作为总离子强度调节缓冲剂(TISAB)，使离子强度保持不变。电池电动势与离子浓度关系为：

$$E_{电池} = K - \frac{2.303RT}{F}\lg\alpha_{\text{F}^-} = K - \frac{2.303RT}{F}\lg\gamma \cdot c_{\text{F}^-} = K' + \frac{2.303RT}{F}\log c_{\text{F}^-}$$

另用氟电极测量 F$^-$ 时，最适宜 pH 范围为 5.0~5.5。pH 过低，易形成 HF、HF$_2^-$ 等，降低了 F$^-$ 的浓度；pH 过高，OH$^-$ 浓度增大，OH$^-$ 在氟电极上与 F$^-$ 产生竞争响应。也由于 OH$^-$ 能与单晶膜中 LaF$_3$ 产生如下反应：

$$\text{LaF}_3 + 3\text{OH}^- = \text{La(OH)}_3 + 3\text{F}^-$$

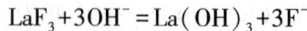

此外，常见的阳离子除易与氟离子形成稳定配位离子的 Fe^{3+}、Al^{3+}、Sn^{4+} 干扰外，其他离子不干扰。这几种离子的干扰均可以加入柠檬酸钠进行掩蔽。

【仪器与试剂】

1. **仪器**　酸度计；氟离子选择电极和饱和甘汞电极（或复合氟离子电极）；电磁搅拌器和磁力搅拌子；烧杯；移液管；容量瓶；量筒。

2. **试剂**

（1）0.100mol/L 氟化物标准储备液：准确称取基准纯氟化钠（105~110℃干燥2小时或500~650℃干燥40分钟,干燥器内冷却至室温）4.1990g,用少量水溶解,将溶液定量转移至1000ml 容量瓶中,用去离子水稀释至刻线,摇匀,贮于聚乙烯瓶中待用。

（2）总离子强度调节缓冲溶液（TISAB）：称取氯化钠（AR）58g,二水合柠檬酸钠（AR）12g 溶于600ml 去离子水中,再加入冰醋酸（AR）57ml,用 6mol/L NaOH（AR）溶液调至 pH 5.0~5.5,然后稀释至1000ml,摇匀,备用。

（3）0.0100mol/L 氟化物标准溶液：准确移取氟化物标准储备液 5.00ml 和 TISAB 溶液 5.00ml,注入 50ml 容量瓶中,用去离子水稀释至标线,摇匀,待用。

【实验步骤】

1. **仪器的连接**　将氟离子选择电极与饱和甘汞电极分别与酸度计的接口相连接,开启仪器开关,预热仪器30分钟。

2. **清洗电极**　取去离子水 50~60ml 置于 100ml 烧杯中,放入搅拌磁子,插入氟离子选择性电极与饱和甘汞电极,开动电磁搅拌器,在电磁搅拌下不断清洗电极,需多次更换去离子水,直至洗至电动势几乎不变,且空白值符合电极出厂空白指标。并用滤纸将电极外面的水吸干。

3. **用标准曲线法对试样进行测定**

（1）氟化物标准溶液系列的配制：用逐级稀释法配制浓度分别为 1.00×10^{-3}mol/L、1.00×10^{-4}mol/L、1.00×10^{-5}mol/L、1.00×10^{-6}mol/L 和 1.00×10^{-7}mol/L 的一系列标准溶液各 50ml。逐级稀释时需准确移取前一级浓度高的标准溶液 5.00ml,加入 TISAB 液 4.50ml,用去离子水稀释至标线,摇匀。

（2）标准曲线的绘制：将 F^- 标准溶液按照由低浓度至高浓度的顺序逐个转入干燥的烧杯中,将两支电极浸入溶液中,开动磁力搅拌器,搅拌3分钟,记录电动势。并以氟离子的对数值 lgC_{F^-} 为横坐标,对应的电动势为纵坐标,绘制 E(mV)-lgC_{F^-} 标准曲线图,并计算出 E(mV)-lgC_{F^-} 曲线的回归方程。

（3）水样中氟含量的测定：准确移取待测水样 25.00ml 于 50ml 容量瓶中,加入 TISAB 溶液 5.00ml,用去离子水稀释至标线,摇匀。将处理好的试样溶液倒入干燥烧杯中,放入搅拌磁子,插入洗净的两支电极,待电位值稳定后,记录电动势 E_x。清洗电极,并用滤纸将电极外面的水吸干,套好电极保护帽。依据 E(mV)-lgC_{F^-} 曲线的回归方程和测定的电动势 E_x 可求出水样中氟的含量。

4. **用一次标准溶液加入法进行测定**　当样品组成复杂且成分不明时,宜采用一次标准加入法,以便减小基体的影响。

(1)准确移取含氟水样 25.00ml 于 50ml 容量瓶中,加入 TISAB 溶液 5.00ml,用去离子水稀释至刻度,摇匀。将稀释后的样品溶液倒入干燥烧杯中,放入搅拌磁子,插入洗净的两支电极,在搅拌下,待电位值稳定后,记录电动势的值为 E_1。

(2)再向此烧杯中准确加入 $1×10^{-2}$mol/L 氟化物标准溶液 0.10ml,搅拌均匀,再次记录电动势的值为 E_2。两次测定的差值用 ΔE 表示,ΔE 的值以相差 $30 \sim 40$mV 为宜,Δc 为浓度的变量,s 为 $\dfrac{2.303RT}{nF}$,则未知样品中 F^- 的浓度为 c_x,可用下式计算:

$$c_x = \Delta c (10^{\Delta E/s} - 1)^{-1}$$

【注意事项】

1. 测量时,应由氟离子浓度低至高依次测定。每次测定前要用被测试液清洗电极、烧杯及搅拌子。

2. 绘制标准曲线时,测定一系列标准溶液后,应将电极清洗至原空白电位值,然后再测定未知溶液的电位值。

3. 测定过程中更换溶液时“测量”键必须处于断开位置,以免损坏离子计。

4. 测定过程中搅拌溶液的速度应恒定。

5. 氟电极晶片上如有油污,用脱脂棉依次以酒精、丙酮轻拭,再用蒸馏水洗净。为了防止晶片内侧附着气泡,测量前,让晶片朝下,轻击电极杆,以排除晶片上可能附着的气泡。读数时需关闭磁力搅拌器,再测定。

【思考题】

1. 为什么测定时需要加入总离子强度调节剂?

2. 为什么要用去离子水清洗氟电极,使其响应电位值负于 -370mV?

3. 试比较标准曲线法和标准加入法的测定结果。

(危丽俊)

实验十七　阳极溶出伏安法测定水中痕量铅和镉

【实验目的】

1. 掌握阳极溶出伏安法的基本原理。

2. 熟悉阳极溶出伏安法测定水中痕量 Pb 和 Cd 的方法。

3. 了解电化学分析仪的使用方法。

【实验原理】

阳极溶出伏安法的测定包含两个基本过程(图 2-9,图 2-10)。即首先将工作电极电位控制在某一条件下,使被测定金属离子在电极上富集,然后将工作电极电位从负向正的方向扫描,使还原富集的金属从电极上氧化溶出,同时记录电流与电极电位的关系曲线,根据溶出峰电流的大小来确定被测定物质的含量。

阳极溶出伏安法的全过程可表示为:

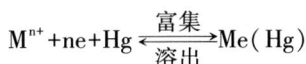

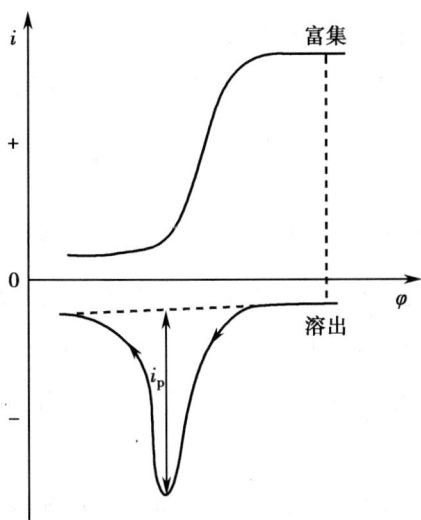

$$M^{n+} + ne + Hg \underset{溶出}{\overset{富集}{\rightleftharpoons}} Me(Hg)$$

图 2-9　阳极溶出伏安法的富集和
溶出过程示意图

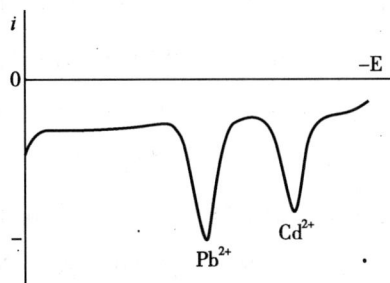

图 2-10　阳极溶出伏安法铅和镉离子的
溶出伏安曲线

在一定条件下,溶出峰电流(i_p)与金属离子浓度(c)成正比,即:

$$i_p = Kc$$

此式为定量分析依据,式中 K 为常数。影响峰电流大小的因素主要有预电解的时间、搅拌的速度、电极面积、溶出时电位扫描速度等,所以必须使测定的各种条件保持一致。

本实验以 $NH_4Cl\text{-}NH_3 \cdot H_2O$(pH 7)为支持电解质,汞膜电极为工作电极,铂电极为辅助电极,饱和甘汞电极为参比电极。当被测物质在所加电压下富集时,汞与被测物质在工作电极的表面上形成汞齐,然后在反向电位扫描时,被测物质从汞中"溶出",而产生"溶出"电流峰。

【仪器与试剂】

1. 仪器与器皿　多功能电化学分析仪;玻碳电极或汞膜电极;铂电极;饱和甘汞电极;磁力搅拌器;50ml 容量瓶;100ml 容量瓶;250ml 容量瓶;1000ml 容量瓶。

2. 试剂

(1)铅、镉标准溶液:分别准确称取高纯金属铅和镉 0.1000g,分别用 1∶2 HNO_3 10ml 加热溶解后,定容于 100ml 容量瓶中,摇匀,可得 1.00mg/ml 铅和镉标准溶液。

（2）纯化氨水：取浓氨水 100ml 于烧杯中，另取一个聚乙烯烧杯盛放重蒸馏水，将两个烧杯并排放置于密闭容器中，24 小时后，装重蒸馏水的烧杯中溶液即为纯化氨水。

（3）支持电解质（pH 7.0 的 NH_4Cl-$NH_3 \cdot H_2O$ 缓冲液）：称取 107g 氯化铵溶于约 800ml 水中，搅拌下滴加纯化氨水，调 pH 至 7.0，加水定容至 1L。

（4）亚硫酸钠饱和溶液。

（5）氯化钾饱和溶液。

（6）氯化汞溶液：用少量盐酸溶解 0.0541g 氯化汞，加水稀释至 1L。

注：所用试剂除特殊注明外，均为分析纯化学试剂；实验用水为超纯水（0.45μm 水相微孔滤膜过滤；电阻率≥18.2MΩ·cm，25℃）。

【实验步骤】

1. 水样的处理 取水样，用滤纸过滤后加稀 HNO_3 调 pH 2 以下保存。准确移取 20.00ml 水样，滴加 1.00ml 浓 HNO_3，煮沸 10 分钟，冷却后移至 250ml 容量瓶中，用纯化氨水调 pH 5～6，然后加重蒸馏水稀释至刻度，移入干燥聚乙烯烧杯中，加 5.00ml NH_4Cl-$NH_3 \cdot H_2O$ 缓冲液，待测。

2. 电极预处理 用 Al_2O_3 粉乳浊液将玻碳电极表面抛光（或用抛光机处理），然后依次分别用 HNO_3、乙醇和蒸馏水超声清洗 1 分钟，晾干待用。

3. 镀汞实验 在 50ml 小烧杯中加入 0.02mol/L 氯化汞溶液 20.00ml，加入饱和亚硫酸钠 0.10ml，以玻碳电极为工作电极，铂电极为辅助电极，饱和甘汞电极为参比电极，选择"线性扫描溶出伏安法"，进行镀汞。仪器参考设置如下：灵敏度，10μA/V；起始电位，0.000V；滤波参数，10Hz；电沉积电位，-1.000V；放大倍率，1；扫描速度，100mV/s；平衡时间，10 秒；电沉积时间，30 秒；电位增量，1mV。

4. 水样的测定 取待测水样 30.00ml 于烧杯中，插入已经镀好汞的三电极系统。选择"方波溶出伏安法"，设定样品测定的仪器参数，测定待测样品的峰电流值。仪器参考设置为：灵敏度，10μA/V；起始电位，-0.100V；方波周期，40 秒；滤波参数，10Hz；电沉积电位，-1.000V；方波幅度，20mV；放大倍率，1；电位增量，1mV；平衡时间，10 秒；电沉积时间，30 秒。

在待测样品中准确加入 5.00ml 铅、镉标准应用液，并按上述步骤进行测定峰电流值。

分别记录待测水样和加标后溶液的溶出曲线、峰电流值并保存，以标准加入法进行定量求出待测水样中 Pb 和 Cd 的浓度。

本实验的谱图有两个溶出峰：Cd 约 0.7V，Pb 约 0.5V，如果要确认某一金属峰，可加入该种金属溶液，重复测定，观察谱图中第几个峰高有增高，该峰即为该种金属的溶出峰。根据该峰原来的峰高 h 及加标后的峰高 H 即可进行定量测定。

$$h = Kc_x$$

$$H = K \cdot \frac{c_x \cdot V_x + c_s \cdot V_s}{V_x \cdot V_s}$$

$$C_x = \frac{h \cdot c_s \cdot V_s}{(V_x + V_s)H - V_x h}$$

式中，h 为未加标时的溶出峰高，H 为加标后的溶出峰高，c_s 为所加标准液的浓度，V_s 为所加标准液的体积，V_x 为待测水样的体积。

【注意事项】

1. 玻碳电极操作条件要求严格，电极表面的处理与沾污对波谱影响很大，故经常用无水酒精、氨水或酒精-乙酸乙酯(1∶1)混合液擦拭，必要时应抛光表面。

2. 玻碳电极表面抛光在抛光布轮上进行，抛光材料最好用 MgO 或 $CaCO_3$。条件不允许时亦可用牙膏在绒布上抛光。抛光后一定要在 2mol/L HCl 中浸泡，然后在 1mol/L $NH_3 \cdot H_2O$ + 1mol/L NH_4Cl 中处理。

3. Ag-AgCl 电极的处理 氯化前用去污粉擦净银电极表面，用蒸馏水冲洗干净。以银电极为阳极，铂电极为阴极，外加 0.5V 电压，在 0.1mol/L 盐酸溶液中氯化，使银电极表面逐渐呈暗灰色，即得 Ag-AgCl 电极。

【思考题】

1. 为什么阳极溶出伏安法测定时要搅拌，而经典极谱法测定时不能搅拌？

2. 实验中为什么要对实验条件严格保持一致？

3. 为什么阳极溶出伏安法可同时进行定性及定量测量？

4. 本实验铅、镉溶出峰顺序如何？如何选择富集电位？

（徐 坤）

第七节 气相色谱法

气相色谱法(gas chromatography, GC)是以气体作为流动相的色谱分析方法。气相色谱法不仅可以实现高效分离，还能高灵敏度定量测定。该法广泛应用于医药卫生、环境监测、食品、石油化工、农业、体育、公安等许多领域。预防医学所涉及的样品主要为空气、水、食品和生物材料等，试样成分复杂，基质干扰多。应用样品预处理技术与气相色谱法相结合，可实现待测成分的高效分离和定量测定。

实验十八 二硫化碳萃取-气相色谱法测定水中苯系物

【实验目的】

1. 掌握气相色谱法测定水中苯系物的原理及实验方法。

2. 熟悉内标标准曲线法对物质进行定量的方法。

3. 了解气相色谱仪基本结构和使用方法。

【实验原理】

苯、甲苯等苯系物在固定相中的分配系数不同,随着流动相的推移,各组分在两相中经过反复多次的分配发生差速迁移,最后以沸点不同由低到高先后流出色谱柱而实现分离。以保留时间对样品中的苯系物进行定性,峰面积进行定量。

水样中的苯系物由二硫化碳(CS_2)萃取后,经气相色谱柱分离,火焰离子化检测器检测。以氯苯为内标物,采用内标标准曲线法进行定量。

【仪器与试剂】

1. 仪器   气相色谱仪(配火焰离子化检测器);色谱柱:玻璃或不锈钢柱,内径 3~4mm,长 2m;固定相:3.0% 有机皂土和 2.5% 邻苯二甲酸二壬酯,60~80 目 101 酸洗白色单体(或 102 白色单体);或石英毛细管柱 30m×0.25mm×0.25μm,FFAP 或其他等效固定液。气相色谱仪的性能、使用与维护见附 2-3。

2. 试剂

(1)苯、甲苯、氯苯均为色谱纯。

(2)二硫化碳:若在苯系物出峰位置有干扰峰,按下法提纯。①配制甲醛-硫酸溶液:在 100ml 浓硫酸中慢慢加入 1ml 40% 甲醛溶液,不断摇匀。②取 250ml CS_2 放入分液漏斗,加 10ml 甲醛-硫酸溶液,充分振摇 5 分钟,静置分层后弃去水相,再依次用 10ml 和 5ml 甲醛-硫酸溶液洗涤萃取,静置分层后弃去水相,加热蒸馏洗过的 CS_2,收集 46~47℃ 馏分,经色谱检查无干扰峰时即可使用。

(3)标准贮备液配制:于 3 支 10ml 容量瓶,分别加入 1.15ml 苯(比重为 0.8777),1.15ml 甲苯(比重为 0.8650),2.5ml 氯苯(比重为 1.107),用 CS_2 定容至刻度。贮备液质量浓度分别为:苯 100.9mg/ml、甲苯 99.5mg/ml、氯苯 276.8mg/ml。

【实验步骤】

1. 样品处理   准确移取 25ml(含苯、甲苯 20~25;μg)水样于 125ml 分液漏斗中,加 5.0ml CS_2,振摇 1 分钟(注意多次放气),静置分层。分出下层 CS_2 通过无水硫酸钠脱水后,置于具塞试管中。取萃取液 1.0ml 于 10ml 容量瓶中,加入氯苯 20μl,用 CS_2 定容至刻度,混匀备用。

2. 测定

(1)色谱条件:柱温:80℃;检测器温度:180℃;气化室温度:140℃;气体流量:氮气 25ml/min,氢气 60ml/min,空气 550ml/min(氢气和空气最佳流速比约为 1:10)。

(2)标准系列的配制:取 5 支 10ml 的容量瓶,分别加入苯、甲苯标准贮备液 10μl、20μl、30μl、40μl、50μl,各管均加入氯苯 20μl,用 CS_2 定容至刻度,混匀。苯、甲苯标准系列的质量浓度均为 0.1μg/ml、0.2μg/ml、0.3μg/ml、0.4μg/ml、0.5μg/ml。

（3）标准系列及样品的测定：标准系列浓度由低到高依次进样 1.0μl，样品液进样量同标准液，得到各标准及样品色谱图，记录各组分保留时间和峰面积。

3. 结果处理

（1）定性：样品色谱图中各组分的保留时间与标样中各组分的保留时间进行比较，对样品各组分进行定性。

（2）内标标准曲线法定量：分别计算标准系列中苯、甲苯与内标物氯苯的峰面积之比，以峰面积之比对质量浓度做线性回归，分别得到苯、甲苯的两条内标标准曲线。计算样品色谱图中苯、甲苯与内标物氯苯的峰面积之比，分别由苯、甲苯内标标准曲线查出样品液中苯、甲苯的浓度。

样品中各组分的质量浓度计算如下：

$$\rho(mg/ml) = W \times \frac{10}{V_2} \times \frac{5}{V_1}$$

式中，ρ 为苯系物质量浓度，mg/ml；W 为内标标准曲线上查到的样品管中各组分浓度，mg/ml；V_1 为水样体积，ml；V_2 为取样品萃取液体积，ml。

【注意事项】

1. CS_2 萃取水样时一开始就要多次放气，从分液漏斗分出下层萃取液时，应先打开分液漏斗上部的盖子。

2. CS_2 极易挥发，取样后应立即盖好试样管塞和容量瓶塞。

3. 内标标准曲线法定量，各标准管和试样管中加入内标物氯苯的量必须相同，每次测定所取试样量也必须相同。

【思考题】

1. 内标标准曲线法定量的依据是什么？为什么各标准管和试样管中加入内标物氯苯的量必须相同？每次测定取的试样量也必须相同？

2. 试述内标标准曲线法和外标法定量的优缺点，内标标准曲线法比内标法又有何优越性。

3. 试解释苯、甲苯、氯苯流出的先后顺序。

（陈红红）

实验十九 顶空气相色谱法测定血中乙醇含量

【实验目的】

1. 掌握气相色谱法测定乙醇的基本原理。

2. 熟悉血液中乙醇的定性及定量分析方法。

3. 了解顶空气相色谱法的使用条件和操作技术。

【实验原理】

乙醇具有挥发性,在密闭的顶空瓶内,乙醇分子从液相中逸出进入气相。在一定温度下,乙醇分子在气液两相之间达到动态平衡,此时乙醇在气相中的浓度和它在液相中的浓度成正比。以叔丁醇为内标物,用顶空气相色谱分析,火焰离子化检测器检测,经与平行操作的乙醇对照品比较,以保留时间定性,内标法峰面积比定量。

【仪器与试剂】

1. 仪器 气相色谱仪(配火焰离子化检测器),顶空进样器(配1ml定量进样环)或恒温加热器,10ml样品瓶,硅橡胶垫,聚四氟乙烯薄膜,铝帽,密封钳。气相色谱仪的性能、使用与维护见附2-3。

2. 试剂

(1)乙醇标准溶液:吸取10.04ml或称取8.008g无水乙醇标准品(含量不小于99.9%)置于100ml容量瓶中,用重蒸馏水稀释至刻度,配成8000mg/100ml乙醇标准储备液,将储备液稀释分别得到浓度为4000mg/100ml、2000mg/100ml、1000mg/100ml、100mg/100ml的乙醇标准使用液。密封,冷藏保存,使用期60天。

(2)内标物叔丁醇标准溶液:吸取1.28ml或称取1.050g叔丁醇标准品(含量不小于99.5%)置于500ml容量瓶中,用重蒸馏水稀释至刻度,配成200mg/100ml叔丁醇标准使用液,密封,冷藏保存,使用期60天。

【实验步骤】

1. 样品采集与预处理

(1)样品采集:抽取血样时不应采用醇类药品进行皮肤消毒,抽取的血样中应添加抗凝剂或采用真空采血管,防止血液凝固。采样后低温运输和保存,及时检测。

(2)样品制备:取0.5ml待测血样和0.1ml叔丁醇标准溶液,加入样品管中,瓶口覆盖聚四氟乙烯薄膜,加上硅橡胶垫,用密封钳加封铝帽,混匀。置于顶空进样器或恒温加热器中,70℃加热15分钟,待测。

(3)空白样品和空白加标样品:取0.5ml空白全血两份,其中一份无添加(此为空白样品);另一份添加5μl浓度为100mg/100ml的乙醇标准使用液和0.10ml叔丁醇标准使用液(此为空白加标样品)按(2)样品制备方法平行操作以进行空白对照分析和已知对照分析。

2. 色谱参考条件 气相色谱检测参考条件见表2-7。

表2-7 气相色谱检测参考条件

参考条件	色谱柱	柱温(℃)	载气	载气流速(ml/min)	检测温度(℃)	进样口温度(℃)
1	DB-ALC2 毛细管柱(30m×0.32mm×1.2μm)	50	氮气	3	250	200

续表

参考条件	色谱柱	柱温(℃)	载气	载气流速(ml/min)	检测温度(℃)	进样口温度(℃)
2	PLOT Q 毛细管柱(30m×0.53mm×20μm)	130		4		
3	GDX-102(60~80目)(2m×3m)填充柱	120		20~40		
4	5% Carbowax-20M/Carbopack(80~100目)(2m×3m)填充柱	60		20~40		

顶空自动进样器参考条件:加热箱温度:70℃;样品瓶加热平衡时间:15分钟;样品瓶加压时间:0.10分钟;定量环温度:105℃;定量环充满时间:0.1分钟;定量环平衡时间:0.05分钟;传输线温度:110℃;进样时间:1分钟。

恒温加热器条件:加热箱温度:70℃;样品瓶加热平衡时间:15分钟;进样量:1.0ml。

3. 定性分析 空白对照分析中未出现乙醇和叔丁醇的色谱峰为正常,出现乙醇或(和)正丁醇的色谱峰,说明空白有干扰,结果无效,应重新检验。空白对照分析正常,样品中色谱峰的相对保留时间(或保留时间)与加标样品中乙醇的相对保留时间(或保留时间)比较,误差小于2%,经选择不同的色谱条件检测,结果一致时,则认定样品中含有乙醇(阳性结果)。已知对照分析中出现乙醇和叔丁醇的色谱峰为正常,未出现乙醇或(和)叔丁醇的色谱峰,说明操作有误,结果无效,应重新检验。已知对照分析正常,样品的叔丁醇色谱峰正常,而无乙醇峰时,则检验结果为阴性。

4. 校准曲线的绘制及样品测定 取0.49ml空白血液3份,分别添加10μl浓度为1000mg/100ml、2000mg/100ml、4000mg/100ml的乙醇标准使用液得到乙醇浓度为20mg/100ml、40mg/100ml、80mg/100ml的标准样品,再添加0.10ml叔丁醇标准使用液,按样品预处理操作步骤进行密封,按照顶空气相色谱条件进样分析。以各管乙醇与叔丁醇峰面积比值对乙醇浓度进行线性回归,绘制较准曲线。样品在相同条件下进行分析,以样品中乙醇与叔丁醇的峰面积比值代入标准曲线的回归方程,求得样品中乙醇的含量。

本实验较准系列溶液的基质是空白血液,亦可用水代替空白血液作为标准系列的基质,绘制标准曲线。

【注意事项】

1. 采集样品时,不可使用酒精消毒,以免造成污染。

2. 血液样品应采用抗凝剂处理,避免出现凝血现象。

3. 采集样品后,须尽快分析,乙醇的挥发和血样的变质均会影响测定结果。

4. 若采用手动顶空分析,影响气液平衡的因素均应严格控制。

【思考题】

1. 本实验采用内标标准曲线法进行定量分析,该法的优点及内标物的选择原则是什么?

2. 若采用手动顶空分析,有哪些操作因素会影响测定?

3. 采用空白血液和水作为校准曲线中标准系列溶液的基质,两者有什么不同?

(陈红红)

实验二十　化妆品中甲醇含量的测定

【实验目的】

1. 掌握气相色谱法测定化妆品中甲醇含量的原理。

2. 熟悉气相色谱的定性定量方法。

3. 了解化妆品中甲醇样品的预处理方法。

【实验原理】

样品在经过直接提取或蒸馏后,采用气相色谱分离,氢火焰离子化检测器检测,根据保留时间定性,外标法峰面积定量。

【仪器与试剂】

1. 仪器　气相色谱仪(配火焰离子化检测器),全玻璃磨口水蒸馏装置,微量进样器 $0.5\mu l$ 或 $1\mu l$。气相色谱仪的性能、使用与维护见附 2-3。

2. 试剂　甲醇(99.5%,分析纯),乙醇(无甲醇,取 $1.0\mu l$ 注入色谱仪,应无杂峰出现),氯化钠(分析纯),消泡剂:乳化硅油(如284PS,上海树脂厂出品)。

甲醇标准溶液:取甲醇 2.5ml,置于预先注入约 90ml 水的 100ml 容量瓶中,然后加水至刻度,混匀备用。此溶液为 2.5% 甲醇溶液。

【实验步骤】

1. 样品预处理

(1)直接法:液体或低黏度样品,且甲醇含量较高时,可取 10ml 试样,加乙醇至总体积为 50ml,振摇数分钟,必要时可离心,取上清液通过 $0.45\mu m$ 滤膜过滤作为样液备用。甲醇含量低的花露水等,也可不经稀释直接测定。

(2)蒸馏法:样品黏度较大,无法直接测定时,可以取 10g 试样,置于蒸馏瓶中,加 50ml 水、2g 氯化钠,必要时加 1 滴消泡剂,再加 30ml 无甲醇乙醇,在沸水浴中蒸馏,收集约 40ml 蒸馏液于 50ml 容量瓶中,冷却至室温后,加无甲醇乙醇至刻度,作为样液。

2. 气相色谱条件　色谱柱:玻璃柱或不锈钢柱,规格 2mm×4mm,内填充 GDX-102(60～80目)担体;气化温度:190℃;检测器温度:180℃;柱温:170℃;氮气流速:40ml/min;氢气流速:40ml/min;空气流速:500ml/min;进样量:1μl。

3. 标准曲线绘制及样品测定 取 50ml 容量瓶四只,分别加入 1.00、2.00、3.00、4.00ml 甲醇标准溶液,然后分别加入无甲醇乙醇 30ml,并分别加水至刻度,此标准序列含甲醇为:0.05%,0.10%,0.15%,0.20%。依次从各容量瓶取 1μl 标准溶液注入气相色谱仪,记录色谱峰面积,并绘制峰面积-甲醇浓度(V/V)曲线。

取制备好的样液 1μl,注入气相色谱仪,记录色谱峰面积,并从标准曲线查出对应的甲醇浓度,再换算为化妆品中甲醇含量。

按下式计算甲醇浓度:

$$甲醇(\%,V/V) = P/K$$

式中:P 为从标准曲线上查得样液甲醇浓度%;K 为样品稀释系数,如按本法稀释系数为 0.2。

【注意事项】

1. 采用标准曲线法(外标法)进行定量分析,结果的准确度主要由进样量的重现性和操作条件的稳定程度所决定,所以对进样技术和色谱条件的稳定性要求较高。

2. 根据化妆品性质,选择合适的样品预处理方法。

【思考题】

1. 采用标准曲线法(外标法)进行气相色谱定量分析有什么优缺点?

2. 化妆品中甲醇样品预处理方法除了直接法和蒸馏法,可否采用气液平衡的顶空分析法?

(陈红红)

实验二十一 气相色谱外标法测定车间空气中的苯系物

【实验目的】

1. 掌握空气中苯、甲苯、二甲苯的测定方法。

2. 熟悉单点外标法(直接比较法)的定量方法。

3. 了解气相色谱仪基本结构和使用方法。

【实验原理】

车间空气中含有的苯、甲苯、二甲苯混合气体,可用 100ml 注射器采集后直接进样,以气相色谱柱分离,氢火焰离子化检测器检测,以保留时间定性、外标法峰面积定量。出峰次序为苯、甲苯、二甲苯。

【仪器与试剂】

1. 仪器 100ml 注射器,1μl、50μl、100μl 微量注射器,其他同"实验十八 二硫化碳萃取-气相色谱法测定水中苯系物"。

2. 试剂 苯、甲苯、二甲苯标准混合气体的配制:取洁净干燥的 100ml 注射器一个,用带玻璃珠的细胶管套住注射器口。内放一铜片备用。根据苯、甲苯、二甲苯的不同比重进行计算,用 1μl 微量注射器分别吸取苯 0.57μl、甲苯 0.58μl、二甲苯 1.14μl,置于同一 100ml 注射器内,用洁净新鲜空气稀释至 100ml,混合摇匀。此混合气体 1ml 含苯 5.01μg、甲苯 5.03μg、二甲苯 10.03μg。

【实验步骤】

1. 标准样测定　用微量注射器吸取标准混合气体 40μl 进样,连续进三次样,记录各组分的保留时间,测量峰面积,求平均值。

2. 样品测定　通常用 100ml 注射器,到现场进行采样,带回实验室后,从采样的注射器中抽取 100μl 直接进样,连续进三次样,测量峰面积,求平均值。与标准样品的保留时间对照定性,峰面积定量。

根据峰面积与含量成正比,计算空气样品中各组分浓度,结果以 mg/m³ 表示。

$$m_i(\mu g) = \frac{A_i}{A_s} \times m_s$$

$$c_i(mg/m^3) = \frac{m_i}{V_i} \times 1000$$

式中,c_i 为某待测组分的浓度,mg/m^3;m_s 为标准样中组分的质量,μg;m_i 为某待测组分的质量,μg;A_s 为标准样中组分的峰面积;A_i 为某待测组分的峰面积;V_i 为待测样品的进样体积,ml。

【注意事项】

1. 因为气体样品容易损失,标准混合气体临用前配制,空气样品采集后也应尽快测定。

2. 由于气路不稳,温度变化,或进样量的微小差异,导致结果不完全一致,因此,一般同一浓度需进样三次,求其平均值。

【思考题】

1. 影响外标法结果准确性的实验因素有哪些?

2. 在实验过程中,为使几种组分能很好分离应注意哪些问题?

(陈红红)

附 2-3　气相色谱仪的性能、使用与维护

一、气相色谱仪的性能

气相色谱仪由气路系统、进样系统、分离系统、检测系统和数据采集及处理系统五个部分组成。气相色谱仪具有以下性能特点:①分离效率高:能分离性质极相似的物质;②灵敏度高:使用高灵敏度的检测器,检出下限可达 $10^{-14} \sim 10^{-12}g$;③分析速度快:测定一个样品只需几分钟到几十分钟;④应用范围广:在仪器允许的气化条件下,凡是能够气化且稳定、不具腐蚀性的液体或气

体,都可用气相色谱法分析。

二、气相色谱仪(配氢火焰离子化检测器)的使用

1. 打开载气(氮气),使仪器通载气 5~10 分钟。

2. 打开计算机及气相色谱仪电源开关,待仪器自检后,双击计算机上的色谱工作站软件。

3. 在色谱工作站上设定样品分析的仪器参数后,发送至仪器,色谱工作站自动与仪器连接。

4. 待仪器上各参数达到设定的值后(如进样口温度、柱温、检测器温度等),查看基线,打开空气、氢气,调至设定值,点火,再等待基线平稳。

5. 基线平稳后,在色谱工作站上设定样品名称,保存路径、分析时间等分析参数后,开始样品分析。

6. 实验结束后,关闭氢气、空气,同时设定仪器降温程序(如进样口温度、柱温、检测器温度)。

7. 待各部件降温到 50℃ 以下后,退出色谱工作站,关闭计算机,关闭仪器电源。

8. 关机后继续通入载气(氮气)5~10 分钟,再关闭载气。

三、仪器的维护保养

1. 气相色谱仪应放置在通风良好,室温 20~25℃ 的实验室内,以保证仪器和数据处理系统正常工作。

2. 仪器应该有良好的接地,使用稳压电源,避免外部电器的干扰。

3. 使用高纯载气,纯净的氢气和压缩空气,尽量不用氧气代替空气。

4. 经常进行试漏检查(包括进样垫),确保整个流路系统不漏气。

5. 气源压力过低(如不足 10~15 个大气压),气体流量不稳,应及时更换新钢瓶,保持气源压力充足、稳定。

6. 对新填充的色谱柱,一定要老化充分,避免固定液流失,产生噪音。柱老化时切勿将柱的一端接到检测器上,防止污染检测器。柱老化时先通载气 10 分钟,再老化,以防空气中的氧气损坏柱子。

7. 避免超负荷进样(否则会造成多方面的不良后果)。对不经稀释直接进样的液态样品进样体积可先试 $0.1\mu l$,然后再做适当调整。

8. 保持检测器的清洁、畅通。为此,检测器温度可设得高一些,并用乙醇、丙酮和专用金属丝经常清洗和疏通。

9. 保持气化室的惰性和清洁,防止样品的吸附、分解。每周应检查一次玻璃衬管,如污染,清洗烘干后再使用。并及时更换橡胶隔垫,保证密封不漏气。

10. 注射器要经常用溶剂(如丙酮)清洗。实验结束后,立即清洗干净,以免被样品中的高沸

点物质污染。

11. 每次使用都要做好仪器的使用记录。

（陈红红）

第八节　高效液相色谱法

高效液相色谱法（high performance liquid chromatography，HPLC）是在经典的液相色谱法基础上，利用颗粒更为均匀细小的固定相，使用高压输出液体为流动相，并配以紫外、荧光、蒸发光散射、电化学以及质谱等高灵敏度检测器的分离分析方法。高效液相色谱法不仅可以分析一般的有机化合物，而且可以分析高沸点、热稳定性差的样品，具有分离能力强、分析速度快、检测灵敏度高等优势，在生物医药、食品卫生、环境监测等领域得到广泛应用。

实验二十二　高效液相色谱法测定尿中马尿酸和甲基马尿酸

【实验目的】

1. 掌握高效液相色谱法测定尿中马尿酸和甲基马尿酸的基本原理。

2. 熟悉尿中马尿酸和甲基马尿酸的样品处理方法。

3. 了解高效液相色谱仪的结构、使用操作及尿样标准浓度校正方法。

【实验原理】

尿液加盐酸酸化后，用乙酸乙酯萃取（液-液萃取）其中的马尿酸和甲基马尿酸，以含少量乙酸（0.5%）的磷酸氢二钾溶液与甲醇（7+3）的混合溶剂作为流动相，反相 C_{18} 色谱柱分离，紫外检测器检测。依据马尿酸和甲基马尿酸的保留时间定性；在马尿酸和甲基马尿酸各自的标准曲线的线性范围内，依据其各自所测得的峰面积与其含量间的线性关系进行定量分析。

【仪器与试剂】

1. 仪器与器皿　高效液相色谱仪（配紫外检测器），旋涡混合器，离心机，移液器，50ml、1000ml 容量瓶，0.5ml、lml、5ml 刻度吸管，5ml 离心管，10ml 具塞试管，0.45μm 滤膜，100ml 聚乙烯塑料瓶。高效液相色谱仪的性能、使用与维护见附 2-4。

2. 实验试剂　甲醇为色谱纯试剂。盐酸、冰乙酸、乙酸乙酯、磷酸氢二钾（$K_2HPO_4 \cdot 3H_2O$）和氯化钠均为分析纯。盐酸溶液（6mol/L）。实验用水为超纯水。

马尿酸和甲基马尿酸标准溶液（1.0mg/ml）：分别称取马尿酸和甲基马尿酸各 50.0mg，分别用纯水溶解，并转移至 2 个 50ml 容量瓶中，用纯水稀释至刻度。4℃保存备用。

【实验步骤】

1. 流动相的配制　称取 2.28 克磷酸氢二钾（$K_2HPO_4 \cdot 3H_2O$），加入少量纯水溶解，并转移至 1000ml 容量瓶中,加入 5ml 冰乙酸,用纯水稀释至刻度。将此溶液与甲醇按照 7+3 的比例混匀,经 0.45μm 滤膜过滤,脱气后备用。

2. 样品的采集 用聚乙烯塑料瓶收集甲苯、二甲苯接触者的尿液,尽快测定其比重和体积,按 100∶1 的比例在尿样中加入盐酸,4℃冰箱中可保存两周。

3. 样品的预处理 移取 1.0ml 尿样于 10ml 离心管中,加入 0.1ml 6mol/L 盐酸溶液、0.3g 氯化钠和 4.0ml 乙酸乙酯,于旋涡混合器上混合 30 秒,然后以 1000r/min 的速度离心 5 分钟。移取 0.4ml 上层溶液(乙酸乙酯层)于 10ml 具塞试管中,用氮气将溶剂吹干,加入 1.0ml 纯水,充分溶解残留物,经 0.45μm 滤膜过滤后进高效液相色谱仪分析。

4. 标准系列的配制 取 8 支 5ml 离心管分别按下表移取马尿酸、甲基马尿酸标准溶液,加入纯水至 1ml,摇匀。待测(表 2-8)。

表 2-8 马尿酸和甲基马尿酸标准系列溶液

编号	1	2	3	4	5	6	7	8
马尿酸(ml)	0.00	0.10	0.20	0.30	0.40	0.50	0.30	0.00
甲基马尿酸(ml)	0.00	0.10	0.20	0.30	0.40	0.50	0.00	0.30
水(ml)	1.00	0.80	0.60	0.40	0.20	0.00	0.70	0.70

5. 测定

(1)色谱参考条件:色谱柱:C$_{18}$柱(150mm×4.6mm,5μm)或相当者;流动相:含 0.5% 冰乙酸的磷酸氢二钾溶液+甲醇(7+3);流速:1ml/min;柱温:室温;紫外检测器:检测波长为 254nm。

(2)工作曲线的绘制:将上述已制备好的不同浓度的马尿酸和甲基马尿酸标准系列按照样品的预处理方法进行处理。依据已选定的色谱条件,将高效液相色谱仪调节至最佳状态,分别取 20μl 已处理好的不同浓度的马尿酸和甲基马尿酸标准系列,依次进样分析。依据马尿酸和甲基马尿酸的保留时间定性,峰面积定量。每个浓度重复测定 3 次,计算峰面积的均值。以标准系列中马尿酸或甲基马尿酸的含量为横坐标,其相应的峰面积的均值为纵坐标,绘制工作曲线,并计算回归方程。

(3)样品的测定:取已处理好的样品溶液 20μl 注入高效液相色谱仪进行分析,重复测定 3 次,计算峰面积的均值。依据色谱峰的保留时间定性,根据峰面积从工作曲线上查出样品溶液中马尿酸或甲基马尿酸的含量,或代入回归方程中进行计算。

6. 结果处理 按下式可计算出尿中马尿酸或甲基马尿酸的浓度。

$$c(mg/L)=\frac{m\times1000}{V}\times k\times10$$

式中:c 为尿中马尿酸或甲基马尿酸的浓度,m 为由工作曲线查得的马尿酸或甲基马尿酸的含量(mg),V 为分析时所取尿样体积(ml),k 为尿样换算成标准比重(1.020)下的浓度校正系数。

$$k=\frac{1.020-1.000}{实测比重-1.000}$$

【注意事项】

1. 采集的尿样按 100∶1 的比例加入盐酸,也可以按此比例加入百里酚,4℃冰箱中可保存两周。因此,采样后样品应尽快分析。另外,尿样在分析前应充分摇匀。

2. 尿样酸化,用乙酸乙酯提取,将样品提取液蒸干,室温下保存,至少可以稳定半年。

3. 在样品预处理过程中,通入氮气使溶剂挥发时,应注意控制氮气气流的大小,以免样品溅射,造成待测物质的损失。

4. 流动相的配比,应根据分析对象的性质、色谱柱的性能等条件决定,预先可通过预实验针对不同的样品、不同型号的仪器确定色谱分离条件,以各组分的分析效果最佳为宜。

【思考题】

1. 液相色谱的流动相为什么要脱气处理?

2. 色谱分离过程中,如果马尿酸和甲基马尿酸的分离度良好,但分析时间过长,可采取何种方法进行调整?

3. 测定马尿酸和甲基马尿酸的尿样为什么要酸化处理?

(王曼曼)

实验二十三   高效液相色谱法测定饮料中山梨酸、苯甲酸和糖精钠

【实验目的】

1. 掌握高效液相色谱法测定饮料中山梨酸、苯甲酸和糖精钠的原理、方法。

2. 熟悉饮料中糖精钠、苯甲酸和山梨酸的样品处理方法。

3. 了解高效液相色谱仪的基本结构与使用方法。

【实验原理】

样品除去二氧化碳和乙醇后,调节 pH 至近中性,过滤后进高效液相色谱仪,经反相 C_{18} 色谱柱分离后,紫外(230nm)检测。以保留时间定性,峰面积定量。

【仪器与试剂】

1. 仪器与器皿   高效液相色谱仪(配有紫外检测器),旋涡混合器,离心机,恒温水浴箱,50ml 容量瓶,移液器,烧杯,容量瓶,0.45μm 滤膜。高效液相色谱仪的性能、使用与维护见附 2-4。

2. 实验试剂

甲醇为色谱纯试剂。乙酸铵为分析纯。

稀氨水(1∶1)。碳酸氢钠溶液(20g/L)。实验用水为超纯水。

糖精钠标准储备溶液（10.0mg/ml）：准确称取于 120℃ 烘干 4 小时后的糖精钠（$C_6H_4CONNaSO_2 \cdot 2H_2O$）0.5000g，加水溶解后定容至 50ml。

苯甲酸标准储备溶液（5.0mg/ml）：准确称取 0.2500g 苯甲酸，加碳酸氢钠溶液 25ml，加热溶解，定容至 50ml。

山梨酸标准储备溶液（5.0mg/ml）：准确称取 0.2500g 山梨酸，加碳酸氢钠溶液 25ml，加热溶解，定容至 50ml。

标准混合溶液（含糖精钠 1.0mg/ml，苯甲酸 0.5mg/ml，山梨酸 0.5mg/ml）：准确吸取各标准储备溶液 5.0ml，加超纯水定容至 50ml。

亚铁氰化钾溶液（106g/L）：称取 106g 亚铁氰化钾[$K_4Fe(CN)_6 \cdot 3H_2O$]加水至 1000ml。

乙酸锌溶液（220g/L）：称取 220g 乙酸锌[$Zn(CH_3COO)_2 \cdot 2H_2O$]溶于少量水中，加入 30ml 冰乙酸，加超纯水稀释至 1000ml。

【实验步骤】

1. 样品处理

（1）碳酸饮料、果酒、葡萄酒等：称取 10g 样品（准确至 0.001g），放入小烧杯中，微微加热搅拌除去二氧化碳和乙醇，用稀氨水调节 pH 至近中性，倒入 50ml 容量瓶中，加蒸馏水定容至刻度，混匀，用微孔滤膜（0.45μm）过滤，滤液备用。

（2）乳饮料、植物蛋白饮料等：称取 10g 样品（准确至 0.001g）于 50ml 容量瓶中，加入 2ml 亚铁氰化钾溶液，混匀，再加入 2ml 乙酸锌溶液，混匀，沉淀蛋白质，加蒸馏水定容至刻度。4000r/min 离心 10 分钟，取上清液，用微孔滤膜（0.45μm）过滤，滤液备用。

2. 配制标准系列　取 6 支 10ml 比色管（或容量瓶）分别编上号码，按表 2-9 配制标准系列。

表 2-9　标准系列配制

编号	0	1	2	3	4	5
标准混合使用液（ml）	0.00	0.25	0.50	1.00	2.00	4.00
蒸馏水（ml）	10.0	9.75	9.50	9.00	8.00	6.00

3. 测定　色谱条件：色谱柱：C_{18}，4.6mm×250mm；流动相：甲醇-0.02mol/L 乙酸胺溶液（5+95）；流速：1ml/min；检测波长：230nm。

取样品处理液和标准系列溶液各 10μl（或相同体积）注入高效液相色谱仪进行分离，以其标准溶液峰的保留时间为依据进行定性。以标准溶液的浓度为横坐标，相应的峰面积为纵坐标，分别绘制标准曲线（或计算回归方程），从标准曲线上查出（或根据回归方程求出）样品液中被测物质的含量，按下式计算：

$$c_x = \frac{c \times V_0}{m \times 1000}$$

式中:c_x 为样品中被测物的含量,mg/g;c 为在标准曲线上查得的相应的糖精钠、苯甲酸、山梨酸的含量,μg/ml;V_0 为样品定容体积,ml;m 为样品的质量,g。

【注意事项】

1. 样品溶液 pH 对分离测定和色谱柱使用寿命均有影响,pH>8 或 pH<2 时不仅影响待测组分的保留时间,而且会对仪器产生腐蚀作用,因此测定时需调节被测溶液 pH 至近中性,方可进样。

2. 如果待测溶液含有气泡,对测定的结果和仪器的使用均有影响,因此需要将被测溶液加热、搅拌除去二氧化碳。

3. 苯甲酸、糖精钠的灵敏波长为 230nm,山梨酸的灵敏波长为 254nm,在 254nm 测定时苯甲酸和糖精钠的灵敏度较低,因此采用 230nm 为测定波长。出峰顺序为苯甲酸、山梨酸、糖精钠。波长的选择要兼顾待测物的分析测定要求和整体分析结果。

【思考题】

1. 为什么被测溶液需要除去二氧化碳?

2. 色谱柱的使用需要注意什么?

3. 依据本次实验简述色谱分离原理。

（王曼曼）

附 2-4　高效液相色谱仪的性能、使用与维护

高效液相色谱仪由高压输液系统、进样系统、分离系统、检测系统和数据记录与处理系统五部分组成,另外还有辅助装置,如脱气装置、梯度洗脱装置等。

高效液相色谱仪的工作流程:高压泵将储液器中经过过滤和脱气的流动相经由进样器送入色谱柱,然后从检测器流出;样品从进样阀进入,被流经进样器的流动相带入色谱柱进行分离;分离后的各组分依次进入检测器,检测器将各组分浓度的变化转变为相应的电信号,经色谱工作站处理得到色谱图。

了解仪器的性能,对仪器进行科学规范的使用并进行合理的日常维护对实验室工作至关重要,不仅能够为顺利开展科学实验保驾护航,还能够提高仪器的使用效率和寿命。下面介绍一下高效液相色谱的使用和维护要点。

（一）基本要求

1. 工作环境　仪器应放在清洁无尘、通风良好、温度和湿度适宜、无酸、无碱、无腐蚀性气体的房间内,置于坚固平稳的工作台上。温度保持在 15~30℃,室内相对湿度保持在 20%~80%。

2. 用电要求　电源电压为 220V±22V,电源频率为 50Hz±0.5Hz,接地良好,有条件的最好使用稳压电源,避免与较大功率的电器设备共用电源,仪器周围无强烈机械振动和电磁干扰源。

3. 试剂要求 高效液相色谱最好选用色谱纯试剂,特别是流动相。配制好的试剂应贮存于合适的试剂瓶中,一般 4℃以下冷藏、避光和密封保存,并注意保存时间,切勿过期使用,使用前需用 0.45μm 微孔滤膜过滤。

（二）高压输液系统

高压输液系统是高效液相色谱仪的核心部件,它为整个系统提供连续、稳定的流动相。要求其在足够的输出压力下,输出压力平稳且脉动小,流量恒定,其精度控制在 1%~2%。

1. 流动相 ①在仪器使用之前,首先检查流动相、流路连接是否正常、通畅,检查溶剂瓶中的流动相是否充足。②流动相尽量使用 HPLC 纯度级别的溶剂和试剂,对于缓冲盐体系或者非 HPLC 级别的溶剂,使用之前要进行过滤和充分脱气。③在流动相的选择方面,需要选择和分离模式如色谱柱类型、检测器相匹配的溶剂。④注意流动相存放时间,防止微生物的生长和组分变化。⑤在更换流动相时,防止交叉污染。

2. 溶剂入口过滤器 定期更换或清洗,否则可能导致流量不准或者气泡进入高压泵。

3. 高压泵 ①严格按照要求处理流动相,尤其在使用缓冲盐体系时,实验结束务必冲洗系统,防止盐沉积在高压泵中造成损坏,一般在工作流速下冲洗 60 分钟以上（具体依从使用流动相情况而定）。②高压泵工作前要设置工作压力范围,切忌让泵的工作压力超过最高限值,防止由于管路堵塞损坏高压泵,视仪器性能和色谱柱以及流动相条件要求而定。③为防止泵密封环变形而产生漏液现象,开机后采用逐步提高流速的办法,避免直接使用大流速,否则可能会导致色谱柱和泵体损坏。④实验过程中注意观察淋洗液不被吸干,否则,泵就会空转进而磨损柱塞、密封环及缸体,导致漏液。

（三）进样系统

手动进样时,注意进样器的清洁,减小误差并避免样品间的交叉污染。

在使用自动进样时,注意检查样品瓶位置、洗针瓶中的溶剂和位置。分析光敏物质时,选用棕色样品瓶。

（四）分离系统

分离系统是整个色谱分离的主要场所,包括色谱柱和柱温箱,色谱柱是高效液相色谱仪的心脏。

1. 色谱柱 ①色谱柱的选择需要和分析物性质、流动相、检测器相匹配,注意色谱柱使用的 pH、有机相的比例、压力、温度等限制要求。②使用新柱前需要对色谱进行润湿和平衡;每次使用色谱柱首先使用至少 10 倍柱体积的流动相平衡色谱柱,当柱压、基线平稳时,色谱柱平衡过程结束。③在不使用色谱柱时,需要将色谱柱冲洗干净,两端用塞子拧紧,保持柱内湿润,防止柱床干涸。④色谱柱保存时注意不要强烈振动碰撞。⑤一般分析柱之前需要使用与色谱填料组成和颗粒大小匹配的保护柱。⑥在进行分离分析时,尤其是对复杂样品要特别注意,要选择正确的样品净化方法,防止样品污染色谱柱,可以使用洗脱能力较强的流动相定期冲洗色谱柱以提高其使用寿命。

2. 柱温箱　温度会影响待测组分的保留值,为了获得分析的重现性,需要设置柱温箱温度。

（五）检测系统

检测器是高效液相色谱仪的眼睛,检测器的类型各有不同,使用时要注意以下问题。①保持检测器的清洁,使用之后连同检测器一起冲洗。②使用充分脱气的流动相,防止气泡残存在检测器内造成分析结果的不准确(特别是荧光检测器,气泡会造成荧光猝灭)。③如紫外检测器是有一定寿命的,在不使用时要关闭检测器。

（六）其他

开机首先进行充分排气,务必保证系统没有气泡。另外,在仪器使用过程中要进行完整而详细的实验记录,包括仪器的流动相组成、分析物、色谱柱、柱压、保留值等参数,为仪器的正常运行和维修提供参考。

（王曼曼）

第九节　离子色谱法

离子色谱法(ion chromatography,IC)是用离子交换剂作为固定相,洗脱液为流动相,根据不同离子与固定相竞争交换能力的差异进行分离的一种液相色谱分离分析技术。IC 广泛应用于环境监测、卫生检验、医学检验、生命科学、工农业产品质量检验等领域。IC 最适宜测定无机阴离子,也可分析无机阳离子、有机酸碱和生物类分子(如糖类、水溶性维生素、核酸、氨基酸、蛋白质等)。

水是生命之源,是人类赖以生存且无可替代的营养物质。水中 F^-、Cl^-、Br^-、NO_2^-、NO_3^-、PO_4^{3-} 和 SO_4^{2-} 等阴离子以及 NH_4^+、Li^+、Na^+、K^+、Ca^{2+}、和 Mg^{2+} 等阳离子的检测对环境保护和人体健康保障具有重要意义。

实验二十四　离子色谱法测定水中常见的阴/阳离子

【实验目的】

1. 掌握离子色谱分析法测定水中常见的阴/阳离子的基本原理。

2. 熟悉测定阴/阳离子的淋洗液系统的种类及一般选择方法。

3. 了解离子色谱仪的基本结构与色谱工作站的操作技能。

【实验原理】

以阴离子交换树脂/阳离子交换树脂为固定相,以一定浓度的碳酸钠溶液/甲烷磺酸溶液为流动相(淋洗液),水样中待测阴离子(F^-、Cl^-、Br^-、NO_2^-、NO_3^-、PO_4^{3-} 和 SO_4^{2-} 等)/阳离子(NH_4^+、

Li⁺、Na⁺、K⁺、Ca²⁺和 Mg²⁺等)随淋洗液进入离子交换柱系统,由于不同阴离子/阳离子对阴离子交换树脂/阳离子交换树脂的亲和力不同,交换和洗脱过程有所不同,导致它们在分离柱内具有不同的保留时间,即亲和力小的离子先流出色谱柱,亲和力大的离子后离开色谱柱,从而实现分离,用电导检测器测量各阴/阳离子的电导率。以保留时间定性,峰高或峰面积标准曲线法定量。

【仪器与试剂】

1. 仪器与器皿 离子色谱仪(带自动进样装置、电导检测器),超声波发生器,真空泵,砂芯抽滤器,0.45μm 水相微孔滤膜,分析天平(感量为 0.1mg 和 1mg),预处理柱(聚苯乙烯-二乙烯基苯为基质的 RP 柱或硅胶为基质的键合 C₁₈柱)。10ml、25ml、50ml、100ml、500ml 容量瓶,50ml、100ml、250ml、500ml 烧杯,1ml、2ml、5ml、10ml 刻度吸管。离子色谱仪的性能、使用与维护见附 2-5。

2. 实验试剂

(1)碳酸钠淋洗贮备液(0.24mol/L):称取 12.72g 无水碳酸钠固体(于 105℃下烘干 2 小时,干燥器内保存),用水溶解并稀释至 500ml,聚乙烯瓶保存。

(2)碳酸钠淋洗使用液(3.6mmol/L):取碳酸钠洗脱贮备液 7.50ml,用水稀释至 500ml,混匀,用 0.45μm 水相微孔滤膜过滤,聚乙烯瓶保存。

(3)甲烷磺酸淋洗贮备液(1.00mol/L):移取 32.79ml 甲烷磺酸溶于适量水中,转入 500ml 容量瓶中,用水定容至刻度,混匀,贮于玻璃试剂瓶中,常温下可保存 3 个月。

(4)甲烷磺酸淋洗使用液(20.0mmol/L):移取 10.0ml 甲烷磺酸洗脱贮备液于 500ml 容量瓶中,用水定容至刻度,混匀,用 0.45μm 水相微孔滤膜过滤,备用。

(5)7 种单一阴离子标准贮备液(1000mg/L):分别准确称取 0.2210g 氟化钠、0.1651g 氯化钠、0.1288g 溴化钠、0.1371g 硝酸钠、0.1480g 硫酸钠(于 105℃±5℃下烘干 2 小时,干燥器内保存)和 0.1500g 亚硝酸钠、0.1264g 磷酸二氢钠(于干燥器内干燥 24 小时以上),用水溶解,分别转移到 7 支 100ml 容量瓶中,加入 1.00ml 碳酸钠淋洗贮备液,用水定容至刻度,混匀,转移至聚乙烯瓶中,于 4℃以下冷藏、避光和密封保存,可保存 1 个月。

(6)7 种单一阴离子标准使用液(10.00mg/L):吸取上述 7 种阴离子标准贮备液各 1.00ml,分别置于 7 支 100ml 容量瓶中,各加入 1.00ml 碳酸钠淋洗贮备液,用水定容至刻度,混匀。

(7)7 种混合阴离子标准使用液:按表 2-10 分别吸取一定量上述 7 种单一阴离子标准贮备液于 100ml 容量瓶中,加入 1.00ml 碳酸钠淋洗贮备液,用水定容至刻度。

表 2-10 7 种混合阴离子标准使用液

单一阴离子标准贮备液	F⁻	Cl⁻	Br⁻	NO₂⁻	NO₃⁻	PO₄³⁻	SO₄²⁻
取样体积(ml)	1.00	5.00	5.00	1.00	5.00	10.0	20.0
终浓度(mg/L)	10.00	50.00	50.00	10.00	50.00	100.0	200.0

(8)6 种单一阳离子标准贮备液(1000mg/L):分别准确称取 0.2972g 氯化铵、0.9934g 硝酸锂、0.3696g 硝酸钠、0.2590g 硝酸钾(于 105℃±5℃下烘干 2 小时,干燥器内保存)和 0.5900g 硝酸钙[Ca(NO₃)₂·4H₂O]、1.0544g 硝酸镁[Mg(NO₃)₂·6H₂O](于干燥器中平衡 24 小时以上),用适量水溶解,分别转移到 6 支 100ml 容量瓶中,用水定容至刻度,混匀。转移至聚乙烯瓶中,于 4℃以下冷藏、避光和密封保存,可保存 6 个月。

(9)6 种单一阳离子标准使用液(10.00mg/L):吸取上述 6 种阳离子标准贮备液各 1.00ml,分别置于 6 支 100ml 容量瓶中,用水定容至刻度,混匀。

(10)6 种混合阳离子标准使用液:按表 2-11 分别吸取一定量上述 6 种单一阳离子标准贮备液于 100ml 容量瓶中,用水定容至刻度。

表 2-11　6 种混合阳离子标准使用液

单一阳离子标准贮备液	NH_4^+	Li^+	Na^+	K^+	Ca^{2+}	Mg^{2+}
取样体积(ml)	1.00	1.00	25.0	5.00	25.0	5.00
终浓度(mg/L)	10.00	10.00	250.0	50.00	250.0	50.00

实验用氟化钠、氯化钠、溴化钠、亚硝酸钠、硝酸钠、磷酸二氢钠、硫酸钠、碳酸钠、氯化铵、硝酸锂、硝酸钾、硝酸钙[Ca(NO₃)₂·4H₂O]和硝酸镁[Mg(NO₃)₂·6H₂O]均为色谱纯或优级纯,甲烷磺酸为优级纯($\omega \geqslant 99\%$),除水样外,实验用水为超纯水(0.45μm 水相微孔滤膜过滤;电阻率 $\geqslant 18.2M\Omega \cdot cm$,25℃)。

【实验步骤】

1. 样品处理　进行阴离子分析时,取 99.0ml 水样,加入 1.00ml 碳酸钠淋洗贮备液,混匀;阳离子分析时,取 100.0ml 水样。用 0.45μm 水相微孔滤膜过滤,备用。对于含疏水性物质的复杂水样(如工业废水、生活废水等),须先用预处理柱(聚苯乙烯-二乙烯基苯为基质的 RP 柱或硅胶为基质的键合 C_{18} 柱)处理,再用 0.45μm 水相微孔滤膜过滤。用去离子水作为样品空白。

2. 7 种混合阴离子标准系列溶液配制　分别吸取上述 7 种阴离子混合标准使用液 0.00ml、0.10ml、0.20ml、0.50ml、1.00ml 和 2.00ml 于 6 支 10ml 容量瓶中,各加 0.10ml 碳酸钠淋洗贮备液,用水定容至刻度。混合标准系列溶液浓度见表 2-12。

表 2-12　7 种混合阴离子标准系列溶液

标准系列编号	标准系列浓度(mg/L)						
	F^-	Cl^-	Br^-	NO_2^-	NO_3^-	PO_4^{3-}	SO_4^{2-}
1	0.00	0.00	0.00	0.00	0.00	0.00	0.00
2	0.10	0.50	0.50	0.10	0.50	1.00	2.00
3	0.20	1.00	1.00	0.20	1.00	2.00	4.00

标准系列编号	标准系列浓度（mg/L）						
	F⁻	Cl⁻	Br⁻	NO₂⁻	NO₃⁻	PO₄³⁻	SO₄²⁻
4	0.50	2.50	2.50	0.50	2.50	5.00	10.00
5	1.00	5.00	5.00	1.00	5.00	10.00	20.00
6	2.00	10.0	10.0	2.00	10.00	20.00	40.00

3. 6 种混合阳离子标准系列溶液配制　分别吸取上述 6 种混合阳离子混合标准使用液 0.00ml、0.10ml、0.20ml、0.50ml、1.00ml 和 2.00ml 于 6 支 10ml 容量瓶中，用水定容至刻度。混合标准系列溶液浓度见表 2-13。

表 2-13　6 种混合阳离子标准系列溶液

标准系列编号	标准系列浓度（mg/L）					
	NH₄⁺	Li⁺	Na⁺	K⁺	Ca²⁺	Mg²⁺
1	0.00	0.00	0.00	0.00	0.00	0.00
2	0.10	0.10	2.50	0.50	2.50	0.50
3	0.20	0.20	5.00	1.00	5.00	1.00
4	0.50	0.50	12.50	2.50	12.50	2.50
5	1.00	1.00	25.00	5.00	25.00	5.00
6	2.00	2.00	50.00	10.00	50.00	10.00

4. 仪器工作条件

阴离子分析：阴离子分离柱（250mm×4.0mm，5μm，阴离子交换树脂基质为聚二乙烯基苯/乙基乙烯苯/聚乙烯醇，功能团为烷基季铵或烷醇季铵）和阴离子保护柱；电渗析离子交换膜抑制器或阴离子抑制柱；淋洗液为碳酸钠淋洗使用液（3.6mmol/L）。

阳离子分析：阳离子分离柱（250mm×4.0mm，5μm，阳离子交换树脂基质为聚二乙烯基苯/乙基乙烯苯，功能团为羧酸或磷酸）和阳离子保护柱；电渗析离子交换膜抑制器或阳离子抑制柱；淋洗液为甲烷磺酸淋洗使用液（20.0mmol/L）。抑制电流：60mA±10mA；淋洗液流量：1.0ml/min；进样量：50μl（可根据实际情况进行调整）。

5. 样品测定

（1）定性分析：开启离子色谱仪，设定好仪器工作条件，待基线稳定后，分别进单一阴离子标准使用液/单一的阳离子标准使用液，测量各阴离子/阳离子的保留时间。

（2）定量分析：在相同仪器工作条件，依次进混合阴离子标准系列溶液/阳离子标准系列溶液、样品空白和样品溶液，绘制色谱图，经图谱处理和定性分析后，仪器自动以混合标准系列各阴离子/阳离子浓度为横坐标，以相应的峰高或峰面积为纵坐标，分别绘制标准曲线，然后分别从各自的标准曲线上直接对应出样品空白和样品溶液中各种阴离子/阳离子的浓度。

6. 结果计算　按下式计算水样中各种阴离子/阳离子的含量。

$$c = \frac{c_1 - c_0}{k}$$

式中:c 为水样中阴离子/阳离子含量,mg/L;c_1 为由仪器直接给出的测定水样中阴离子/阳离子浓度,mg/L;c_0 为由仪器直接给出的样品空白中阴离子/阳离子浓度,mg/L;k 为水样体积换算系数(阴离子为 0.99,阳离子为 1)。

【注意事项】

1. 亚硝酸盐不稳定,临用现配。

2. 所用淋洗液和样品应经 0.45μm 水相微孔滤膜过滤,没有在线脱气的离子色谱仪还须用超声波发生器进行脱气处理。

3. 如测定结果超出标准曲线范围,应根据测定结果用去离子水对样品进行适当稀释,再进行测定,同时记录稀释倍数以便对结果进行校正。

4. 水样预处理时,分析阴离子时,对于硬度高的水样,必要时用强酸性阳离子交换柱去除重金属和过渡金属离子。

5. 高浓度重金属和过渡金属离子,会影响分离柱的使用寿命和分离效果,应按照色谱柱说明书的要求,使用高浓度淋洗液及络合剂定期对分离柱进行再生处理。

【思考题】

1. 简述离子色谱法的分离机制。

2. 分析水样中阴离子时,为什么在每一试液中都要加入 1% 的碳酸钠淋洗贮备液成分?

3. 一般情况下,离子色谱柱不需要再生,而抑制柱需要再生,为什么?

4. 简述电渗析离子交换膜抑制器的工作原理及其优点。

（孟佩俊）

附 2-5　离子色谱仪的性能、使用与维护

离子色谱仪是应用广泛的一类大型精密仪器,其组成结构和工作原理与高效液相色谱仪基本相同,一般均由高压输液系统、进样系统、分离系统、检测系统和数据处理系统五大部分构成。随着离子色谱仪的发展以及科学研究需求的提高,目前大多数离子色谱仪均配有流动相在线脱气系统、梯度洗脱装置、自动进样器、流动相抑制系统和全自动控制系统,特殊需求还配有柱后反应系统等组件。

离子色谱仪与高效液相色谱仪的不同之处主要有以下几点:离子色谱仪的分离柱固定相为离子交换树脂,代替了液相色谱的吸附剂或固定液;离子色谱的淋洗剂(流动相)是酸性或碱性

溶液,甚至是强酸或强碱溶液,因此,流动相通过的管道、阀门、泵、分离柱、保护柱、抑制柱及接头等组件均要求用耐高压和耐酸碱腐蚀的材质;离子色谱仪常用的检测器是电导检测器,等等。在实际应用中,为保证分析数据的准确性,延长仪器的使用寿命,不仅要了解仪器的性能指标,更要严格按照仪器操作规程使用并注意日常维护。

一、离子色谱仪性能指标

1. 高压输液系统　高压输液管路及接口紧密牢固,在规定的允许压力范围内无泄漏。流量设定值误差(S_S)和流量稳定性(S_R)应符合表 2-14 的要求。

表 2-14　流量设定值误差 S_s 和稳定性 S_R 要求

流量设定值(ml/min)	测量次数	收集时间(min)	允许误差(%)	
			流量设定值误差(S_S)	流量稳定性误差(S_R)
0.2~0.5	3	20~10	±5	±3
0.5~1.0	3	10~5	±3	±2
>1.0	3	5	±2	±2

在具体应用与检定过程中,流量的设定可根据实际情况选大、中、小三个流量,流动相的收集时间应适当缩短或延长。

2. 柱温箱　在工作温度范围内(一般为 30~40℃),要求柱温箱温度设定值允许误差 ΔT_S($\Delta T_S = \bar{T} - T_S$)为±2℃,柱温箱温度稳定性误差 T_c($T_c = T_{max} - T_{min}$)不大于 1℃/h。

3. 检测器　离子色谱仪的检测器除了常用的电导检测器,还有安培检测器、紫外-可见检测器等,其主要性能指标应符合表 2-15 的要求。

表 2-15　检测器主要性能指标

指标名称	电导检测器	紫外-可见检测器	安培检测器
基线噪声	≤0.005μS 或 ≤2%FS	≤0.5mAU	≤0.2nA
基线漂移	≤0.10μS/30min 或 ≤20%FS/30min	≤5mAU/30min	≤2nA/30min
最小检测浓度	≤0.02μg/ml(0.5μg/ml Cl⁻ 或 0.2μg/ml Li⁺)	≤0.02μg/ml(1.0μg/ml NO₂⁻)	≤0.02μg/ml(0.5μg/ml I⁻)
仪器线性(r)	≥0.995	≥0.995	≥0.995
波长示值最大允许误差	—	±2nm	—
波长重复性	—	<2nm	—

注:基线噪声为 30 分钟基线中噪声最大峰—峰高对应的信号值;基线漂移为 30 分钟内基线偏离起始点的最大响应值;最小检出浓度按 25μl 进样量计算

4. 整机性能　仪器的整机性能用定性重复性(保留时间重复性)和定量重复性(峰高或峰面积重复性)来表示,详见表 2-16。

表 2-16   定性重复性和定量重复性指标

检测器	电导检测器	紫外-可见检测器	安培检测器
检测用溶液	0.5μg/ml Cl⁻或 0.2μg/ml Li⁺离子溶液	1.0μg/ml NO₂⁻ 离子溶液	0.5μg/ml I⁻ 离子溶液
定性重复性(RSD)		≤1.5%	
定量重复性(RSD)		≤3.0%	

二、离子色谱仪使用与维护

(一)基本要求

1. 工作环境   仪器应放在清洁无尘、通风良好、温度和湿度适宜(温度保持在 15～30℃,检定过程中室内温度变化不超过 2℃,室内相对湿度保持在 5%～85%)、无酸、无碱、无腐蚀性气体的房间内,置于坚固平稳的工作台上。必要时应配置恒温、恒湿设备。

2. 用电要求   电源电压为 220V±22V,电源频率为 50Hz±0.5Hz,接地良好,有条件的最好使用稳压电源,避免与较大功率的电器设备共用电,仪器周围无强烈机械振动和电磁干扰源。

3. 检定周期   离子色谱仪的检定周期一般不超过 2 年,若经过搬动、更换重要部件或对仪器性能有影响时,应重新检定。

(二)使用与维护

1. 试剂   离子色谱实验用水务必为超纯水(电阻≥18.2MΩ,25℃),使用前用 0.45μm 微孔滤膜过滤。试剂最好选用色谱纯或优级纯,配制好的试剂应贮存于合适的试剂瓶中,一般情况下,酸性溶液贮于玻璃试剂瓶中,碱性溶液贮于聚乙烯瓶中,于 4℃ 以下冷藏、避光和密封保存,并注意保存时间,切勿过期使用,使用前需用 0.45μm 微孔滤膜过滤。

2. 淋洗液   淋洗液使用前应过滤、脱气,以去除其中的颗粒物及气泡;藻类和菌类滋生会堵塞系统或破坏分离柱,因此,淋洗液应保持新鲜,定期更换;实验过程中,保证有足够的淋洗液使滤头完全浸没在溶液中,否则会使流路中产生气泡,影响分析结果。

3. 抑制器   抑制器是离子色谱的关键部件,具有增加待测离子电导值、降低淋洗液背景电导、消除反离子峰对弱保留离子的影响等作用,在使用中应注意:①避免在未通液体时,抑制器空转,以减少柱芯陶瓷片磨损。②长时间走基线时要定时切换抑制柱,否则背景值明显增高。③电源关闭时不要连续向抑制器内泵淋洗液,停泵时抑制器电源应关闭。④清洗抑制器时,应先关闭抑制器电源;清洗后要向抑制器内泵 10 分钟高纯水,以便于平衡系统。⑤新买的或长时间(30天以上)未用的抑制器,使用前必须先活化,即取下抑制器后从四个小孔中注入 10～30ml 高纯水,放置 30 分钟,重新连接后再使用,否则,容易损坏抑制器。⑥抑制器出口不要拧紧,以防造成堵塞。⑦长时间不用时,每周通水一次,每次 30 分钟以上,防止干燥将膜破坏。⑧抑制器保存时,要注入一定量的酸或碱(阴离子抑制器注入酸,阳离子抑制器注入碱),以防渗透膜干燥,延长使用寿命。⑨对于自动再生抑制器,其结构比较特殊,工作时是靠两边的电极电解水产生 H^+ 来保证电荷的平衡,从而产生抑制作用,所以不能用有机溶剂。

4. 色谱柱 色谱柱是离子色谱仪的核心部件之一,使用过程中要注意:①要防止色谱柱干燥、藻类和菌类滋生和有机物污染等,对于阴离子色谱柱还要避免重金属离子污染,因此要定期清洗色谱柱。清洗色谱柱时,最好分别清洗保护柱与分离柱,如要同时清洗,应将保护柱置于分离柱之后。②气泡会影响样品离子和树脂之间的交换,进而影响分离效果和基线的稳定性,导致基线漂移、假峰等现象发生。因此为防止气泡对分析的干扰,在色谱柱接入前应检查流路中是否有气泡,如有应将其排出后再接色谱柱。③为确保色谱柱的交换能力,延长柱的使用寿命,实验过程中应避免浓度过高的样品直接注入色谱柱。因此对未知样品的测定,应先行稀释 100 倍后再进样,根据所得结果选择适当的稀释倍数,重新测定。④更换色谱柱时,配套的保护柱和抑制器也必须同时更换。首先取下阴(阳)离子柱及配套的保护柱和抑制器,连接好管路,用水冲洗后,再连接阳(阴)离子柱及配套的保护柱和抑制器,方可用水或酸性(碱性)淋洗剂冲洗管路。安装色谱柱时,应在小流量通水或淋洗液的情况下进行。⑤短时间内不用的色谱柱,每周维护一次,以防流路中残留的淋洗液时间过长结晶而堵塞色谱柱和泵体。对于阴离子柱,应分别先后用水和淋洗液冲洗 30 分钟以上;对于阳离子柱,用淋洗液冲洗 30 分钟以上即可。⑥色谱柱长时间不用时(30 天以上),对阴离子柱要用纯净的水冲洗干净,并通入一定量的 3% 硼酸或碱性淋洗液;对阳离子色谱柱要通入一定量的酸性淋洗液,然后将色谱柱取下,两端用柱塞密封好后放在通风干燥处保存。

5. 高压泵 高压泵的性能好坏直接影响分离效果和分析的重复性,在实际使用中,应注意:①启动泵前,观察流动相试剂瓶与泵之间的管路中是否有气泡,如有应将其排除。②仪器使用前后,均需通纯水 20 分钟以上,前者作用是清洗泵和整个流路,后者作用是将泵中残留的流动相清洗干净。③为防止泵密封环变形而产生漏液现象,开机后采用逐步提高流速的办法,避免直接用大流速,运行过程中切忌让泵的工作压力超过最高限值,否则,均可能会导致色谱柱和泵体损坏。④实验过程中注意观察淋洗液不被吸干,否则,泵就会空转进而磨损柱塞、密封环及缸体,导致漏液。

6. 其他 ①开机预热至少 20~30 分钟,待基线稳定后方可进行测量。②样品进样前,需要进行净化、脱气和过滤等处理,以防影响分析结果,污染色谱柱,损坏仪器。③仪器工作时应随时观察各流路接头处是否有漏液,如出现泄漏,应立即停泵,将接头拧紧后再运行。④对于手动进样,进样时扳动阀的动作要迅速,以免造成超压使流路泄漏或停泵;也不可用力过猛,以免损坏六通阀。⑤样品分析完毕,长时间不用仪器时,除了保存色谱柱和抑制器外,还需用 5% 的乙醇或乙腈清洗并保存进样管路,防止管路长菌。⑥禁止将试剂或液体物质放在仪器的表面上,不要在仪器上方倾倒测试样品,以免污染、损坏仪器。

(孟佩俊)

第十节 质谱法及联用技术

质谱(mass spectrometry,MS)是以某种方式使分子(原子)电离、碎裂,带电原子、分子或者分子碎片通过质谱仪,按照荷质比(m/z)大小顺序分离,检测其强度并依次排列成谱图用于结构分析的方法。质谱能提供物质的分子量和结构信息,具有强的定性能力。根据分析范围,质谱可分为无机质谱和有机质谱。质谱常与其他仪器联用以达到优势互补的目的。无机质谱常与电感耦合等离子体(inductive coupled plasma,ICP)联用,ICP 矩焰能提供样品蒸发、解离、原子化、电离的能量,ICP-MS 在多元素同时分析中表现出强大的优势;有机质谱常与色谱技术联用,如气相色谱、液相色谱、毛细管电泳等,结合了色谱的高分离性能和质谱的高定性能力,解决了复杂有机混合物的快速分离和定性鉴定。

实验二十五 电感耦合等离子体质谱法同时测定水中痕量金属元素

【实验目的】

1. 掌握电感耦合等离子体质谱法测定水中金属元素的原理;

2. 熟悉电感耦合等离子体质谱仪器的结构和使用方法;

3. 了解电感耦合等离子体质谱仪器的常见故障和排除方法。

【实验原理】

样品溶液经过雾化由载气送入电感耦合等离子体(ICP)焰炬中,经过蒸发、解离、原子化、电离等过程,金属元素的蒸气态原子转化为带电荷的离子,经离子采集系统进入质谱仪(mass spectrometer,MS),并根据质荷比进行分离。对于一定的质荷比离子,质谱积分面积与进入质谱仪中的离子数成正比,即样品中待测金属元素的浓度与质谱的积分面积成正比。

【仪器与试剂】

1. 仪器与器皿 电感耦合等离子体质谱仪(ICP-MS);超纯水制备仪;容量瓶;移液管。

2. 实验试剂

(1)硝酸(ρ_{20} = 1.42g/ml):优级纯。

(2)硝酸溶液(1+99):量取硝酸 10ml,小心倒入 990ml 水中,混匀。

(3)元素标准储备液:选用相应浓度的有证混合标准溶液或单标溶液。

(4)混合标准应用液:取适量的混合标准储备溶液或各单标标准储备溶液,用硝酸溶液(1+99)逐级稀释,配制成下列浓度的混合标准应用液:钾、钠、钙、镁(ρ = 100.0μg/ml);锂、锶(ρ = 10.0μg/ml);银、铝、砷、硼、钡、铍、镉、钴、铬、铜、铁、锰、钼、镍、铅、锑、硒、锡、钍、铊、钛、铀、钒、锌

（ρ=1.0μg/ml）；汞（ρ=0.1μg/ml）。

（5）质谱调谐液：推荐选用锂、钇、铈、铊、钴为质谱调谐液，混合溶液 Li、Y、Ce、Tl、Co 的浓度为 10ng/ml。

（6）内标溶液（必要时）：可直接向样液中加入内标元素，亦可仪器自动添加。推荐选用锂、钪、锗、钇、铟、铋为内标溶液，混合溶液^{6}Li、Sc、Ge、Y、In、Bi 的浓度为 10μg/ml，使用前用硝酸溶液（1∶99）稀释至 1μg/ml。推荐的内标溶液见表 2-17。

表 2-17　分析物质量数和推荐的内标物

元素	分析物质量	内标物
银	107	In
银	109	In
铝	27	Sc
砷	75	Ge
硼	11	Sc
钡	135	In
铍	9	^{6}Li
钙	40	Sc
镉	111	In
镉	114	In
钴	59	Sc
铬	52	Sc
铬	53	Sc
铜	63	Sc
铜	65	Sc
铁	56	Sc
铁	57	Sc
钾	39	Sc
锂	7	Sc
镁	24	Sc
锰	55	Sc
钼	98	In
钠	23	Sc
镍	60	Sc
镍	62	Sc
铅	208	Bi
锑	121	In

续表

元素	分析物质量	内标物
锑	123	In
硒	77	Ge
锶	88	Y
锡	118	In
锡	120	In
钍	232	Bi
铊	203	Bi
铊	205	Bi
钛	48	Sc
铀	235	Bi
铀	238	Bi
钒	51	Sc
锌	66	Ge
锌	68	Ge
汞	202	Bi

（7）实验用水：GB/T 6682—2008 规定的一级水或超纯水（18.2MΩ）。

【实验步骤】

1. 参考仪器条件　见表 2-18，雾化器为 Barbinton 型，采样锥类型为镍锥。电感耦合等离子体质谱仪性能参数和技术要求参见附 2-6。

表 2-18　参考 ICP-MS 仪器条件

ICP-MS	工作指标	工作条件
等离子体	射频功率	1280W
	等离子气流量	15L/min
	载气流速	1.10L/min
	冷却气	15.0L/min
	采样深度	8.0mm
	雾化室温度	2℃
	雾化器泵速	0.10rps
离子透镜	采样锥	1.00mm
	截取锥	0.4mm
	提取透镜	−200.0V

续表

ICP-MS	工作指标	工作条件
四级杆(标准模式)	扫描模式	跳峰扫描
	重复次数	3
	透镜电压	-3.0V

2. 标准曲线绘制和样品测定 吸取混合标准使用溶液,用硝酸溶液(1:99)配制成铝、锰、铜、锌、钡、钴、硼、铁、钛浓度为 0ng/ml,5.0ng/ml,10.0ng/ml,50.0ng/ml,100.0ng/ml,500.0ng/ml;银、砷、铍、铬、镉、钼、镍、铅、硒、锑、锡、铊、铀、钍、钒浓度为 0ng/ml,0.5ng/ml,1.0ng/ml,10.0ng/ml,50.0ng/ml,100.0ng/ml;钾、钠、钙、镁浓度为 0μg/ml,0.5μg/ml,5.0μg/ml,10.0μg/ml,50.0μg/ml,100.0μg/ml;锂、锶浓度为 0μg/ml,0.05μg/ml,0.1μg/ml,0.50μg/ml,1.0μg/ml,5.0μg/ml;汞浓度为 0ng/ml,0.10ng/ml,0.50ng/ml,1.0ng/ml,1.5ng/ml,2.0ng/ml 的标准系列。

开机后,当仪器真空度达到要求时,用调谐液调整仪器各项指标,仪器灵敏度、氧化物、双电荷、分辨率等各项指标达到测定要求后,编辑测定方法、干扰方程及选择各测定元素引入在线内标溶液,观测内标灵敏度、调 P/A 指标,符合要求后,将试剂空白、标准系列、样品溶液分别测定。以质谱积分面积对各元素标准溶液浓度进行线性回归,求回归方程。以样品溶液中各元素的质谱积分面积,根据回归方程计算出样品中各元素的浓度。同时进行空白样品的测定。

【注意事项】

1. 汞的标准系列最好单独配制,且临用新配。由于汞元素易沉积在镍的采样锥或截取锥上,因而引入仪器的汞标准溶液浓度范围应尽量低,满足测定需要即可。若仪器被污染,应引入含金的溶液清洗。

2. 干扰的减免

(1)相邻元素间的异序素有相同的质荷比,不能被四极杆质谱分辨,可能引起严重干扰。通常仪器会自动校正。

(2)丰度较大的同位素会产生拖尾峰,影响相邻质量峰的测定。可调整质谱仪的分辨率以减少这种干扰。

(3)多原子(分子)离子会产生干扰。由两个或三个原子组成的多原子(分子)离子,如果具有和某待测元素相同的质荷比就会引起干扰。多原子(分子)离子干扰很大程度上受仪器操作条件的影响,通过调整可以减少这种干扰。必要时可采用碰撞模式减少干扰,但碰撞模式的条件对测定影响较大,需进行优化。由于氯化物离子对检测干扰严重,所以不用盐酸制备或稀释样品。

(4)检测样品与标准溶液的黏度、表面张力和溶解性总固体的差异会产生物理干扰。用内标物可校正。

（5）易电离的元素增加将大大增加电子数量而引起等离子体平衡转变，通常会减少分析信号，称基体抑制。用内标法可以校正基体干扰。

（6）经常清洗样品导入系统以减少记忆干扰。

（7）选择内标时要注意样品中天然存在某些元素将不能作为内标，内标元素不应受同量异位素重叠或多原子离子干扰或对被测元素的同位素产生干扰。

3. 方法指标

（1）各元素最低检出质量浓度（μg/L）分别为：银 0.03；铝 0.6；砷 0.09；硼 0.9；钡 0.3；铍 0.03；钙 6.0；镉 0.06；钴 0.03；铬 0.09；铜 0.09；铁 0.9；钾 3.0；锂 0.3；镁 0.4；锰 0.06；钼 0.06；钠 7.0；镍 0.07；铅 0.07；锑 0.07；硒 0.09；锶 0.09；锡 0.09；钍 0.06；铊 0.01；钛 0.4；铀 0.04；钒 0.07；锌 0.8；汞 0.07。

（2）三个浓度模拟水样重复 8 次测定，31 种元素的相对标准偏差均小于 5.0%。

（3）在饮用水中加入标准溶液并进行测定，各元素加标回收率在 80.0% ~ 120%。

（4）测定含铜、铅、锌、镉、镍、铬的标准参考物（GSBZ5 009—1988）、含钙的标准参考物［GSBZ 50020—1993(3)］，含铝的标准参考物（GSB 07—1375—2001），含铁、锰的标准参考物（GSBZ 50019—1990），含镁、钙的标准参考物（GSBZ 50020—1990）及美国的标准参考物（CRM-I sdA）等，测定值均在标准值范围内。

【思考题】

1. 电感耦合等离子体质谱（ICP-MS）中，ICP 部分的主要作用是什么？请绘制出 ICP-MS 的结构示意图。

2. 查阅资料，了解碰撞模式如何减少多原子（分子）离子的干扰。

3. 为何含金溶液可以清洗汞对仪器的污染？

4. 标准参考物的测定在标准值范围内说明了什么？

（邹晓莉）

实验二十六   气相色谱-质谱法测定水中的有机磷农药

【实验目的】

1. 掌握气相色谱质谱法测定水中有机磷农药的原理；

2. 熟悉气相色谱质谱仪器的结构和使用方法；

3. 了解气相色谱质谱仪器的常见故障和排除方法。

【实验原理】

水中有机磷农药经二氯甲烷萃取、浓缩后，注入气相色谱质谱仪测定，选择离子模式（SIM）定量检测，采用标准曲线法进行定量分析。

【仪器与试剂】

1. 仪器与器皿 气相色谱质谱仪(电子轰击离子源);超纯水制备仪;旋转蒸发器;10μl 微量注射器;500ml 分液漏斗。

2. 实验试剂

(1)二氯甲烷(CH_2Cl_2):色谱纯。

(2)丙酮(CH_3COCH_3):分析纯。

(3)无水硫酸钠(Na_2SO_4):分析纯。

(4)有机磷农药标准储备液:浓度为 100μg/ml 敌敌畏、甲拌磷、内吸磷(E-059)、乐果、甲基对硫磷(甲基 E-605)、马拉硫磷(4049)和对硫磷(E-605)的混合标准储备液。4℃保存。

(5)有机磷农药标准应用液:临用前吸取一定量的标准储备溶液用二氯甲烷稀释为浓度均为 10μg/ml 的混合标准应用溶液。4℃保存。

【实验步骤】

1. 采样 水样采集于硬质磨口玻璃瓶中,在 4℃箱中保存,于 24 小时内测定。

2. 水样预处理

(1)萃取:取 250ml 水样置于 500ml 分液漏斗中,用二氯甲烷 50ml 分两次萃取,合并萃取液,用无水硫酸钠脱水。

(2)浓缩:将样品萃取液于 40~60℃水浴中减压浓缩至 1ml,此试样溶液供分析用。

3. 参考气相色谱质谱条件 GC-MS 性能参数和技术要求参见附 2-6。

(1)气相色谱条件

色谱柱:石英玻璃毛细管柱 DB-1701(30m×0.32mm,0.25m),或极性相当者;气化室温度:270℃;柱温:程序升温,初温 120℃,保持 1 分钟,以 20℃/min 升至 190℃,保持 5 分钟;进样:不分流进样,进样量 1.0μl;载气:氦气,纯度>99.999%,流量为 1.0ml/min,恒定流量。

(2)质谱条件

EI 离子源:70eV;辅助加热区温度:280℃;离子源温度:230℃;四极杆温度:150℃;溶剂延迟时间:5 分钟;全扫描模式(SCAN)定性测定:质量扫描范围 50~500amu;选择离子监测模式(SIM)定量测定:各有机磷农药的特征监测离子见表 2-19。

表 2-19 有机磷农药的特征监测离子

农药	特征离子
敌敌畏	185,109*,79
甲拌磷	121,97,75*
乐果	125,93,87*
内吸磷	89,88*,60

续表

农药	特征离子
甲基对硫磷	263,125,109*
马拉硫磷	173*,125,93
对硫磷	291,109*,97

*:定量离子

4. 标准曲线的绘制和样品测定　取不同体积标准应用液,用二氯甲烷稀释成 0.10μg/ml、0.20μg/ml、0.50μg/ml、0.80μg/ml、1.0μg/ml、1.5μg/ml、2.0μg/ml 有机磷农药混合标准系列,各取 1μl 注入气相色谱质谱仪。以各有机磷农药峰面积对有机磷农药浓度进行线性回归,求回归方程。同时,取试样溶液 1μl 进气相色谱质谱仪测定,根据回归方程计算出样品中有机磷农药的浓度。同时进行空白样品的测定。

5. 结果计算

$$X = \frac{c \times V_1}{V}$$

式中:X 为水样中有机磷农药残留量,mg/L;c 为由标准曲线算得的供试溶液中有机磷农药的浓度,μg/ml;V_1 为水样处理后的定容体积,ml;V 为水样的取样体积,ml。

【注意事项】

1. 由于甲胺磷和乙酰甲胺磷在水中的溶解度大,直接用二氯甲烷提取时其回收率很低,故此方法不适合于甲胺磷及乙酰甲胺磷的测定。

2. 按照有机磷农药出峰时间设置相应的特征离子监测程序　出峰顺序为敌敌畏、甲拌磷、乐果、内吸磷(E-059)、甲基对硫磷(甲基 E-605)、马拉硫磷(4049)和对硫磷(E-605);保留时间大致为:敌敌畏(1.7 分钟),甲拌磷(4.3 分钟),内吸磷(E-059)(4.8 分钟),乐果(5.8 分钟),甲基对硫磷(甲基 E-605)(6.9 分钟),马拉硫磷 4049(7.5 分钟),对硫磷 E-605(8.1 分钟)。

3. 碎片离子的丰度辅助定性　所选择的离子均应出现,且其丰度比与标准样品的离子丰度比相一致(定性离子相对丰度的最大允许偏差见表 2-20)。

表 2-20　定性离子相对丰度的最大允许偏差

相对离子丰度(%)	>50%	>20%至50%	>10%至20%	≤10%
允许的相对偏差(%)	±20%	±25%	±30%	±50%

4. 方法指标

(1)方法检测限为 0.10~0.30μg/L,定量限为 0.33~1.0μg/L。

(2)方法在 0.40~8.0μg/L 添加浓度水平上的回收率为 70%~110%。

(3)方法的批内相对标准偏差≤15%,批间相对标准偏差≤20%。

【思考题】

1. 简述 EI 源和四极杆质量飞行器的原理。

2. 全扫描模式和选择离子监测模式有何区别? 两种模式各有什么优缺点?

3. 除了 GC-MS 分析方法,有机磷农药测定还能用什么方法进行检测?

(邹晓莉)

实验二十七　高效液相色谱-质谱法测定牛奶中氯霉素残留量

【实验目的】

1. 掌握高效液相色谱串联质谱法测定氯霉素的原理;

2. 熟悉高效液相色谱串联质谱仪器的结构和使用;

3. 了解高效液相色谱串联质谱仪器的常见故障和排除。

【实验原理】

牛奶中残留的氯霉素以乙酸乙酯提取,正己烷除脂,C_{18}柱净化,氮吹浓缩后,采用高效液相色谱-串联质谱测定。多反应监测模式(multi-reaction monitoring,MRM)定量检测,以 D_5-氯霉素为内标,内标标准曲线法定量分析。

【仪器与试剂】

1. 仪器与器皿　液相色谱-串联质谱仪:配电喷雾离子源;漩涡振荡器;组织匀浆机;冷冻离心机;旋转蒸发仪;固相萃取装置;氮吹仪。50ml 离心管;50ml 鸡心瓶;0.22μm 有机微孔滤膜。

2. 实验试剂

(1)氯霉素标准品:含量≥97%。

(2)甲醇(CH_3OH):色谱纯。

(3)乙腈(CH_3CN):色谱纯。

(4)乙酸乙酯($C_4H_8O_2$):色谱纯。

(5)氯化钠(NaCl):分析纯。

(6)氯化钠(4%):称取氯化钠 4g,溶解于 100ml 水中。

(7)正己烷(C_6H_{14}):分析纯。

(8)氯霉素标准储备液(100μg/ml):准确称取氯霉素标准品 10mg 于 100ml 量瓶中,用甲醇溶解并稀释至刻度,配制成浓度为 100μg/ml 的氯霉素标准储备液。放置于-20℃保存。

(9)氯霉素标准工作液(100μg/L):准确量取 100μg/ml 氯霉素标准储备液 100μl 于 100ml 量瓶中,用 50%乙腈稀释至刻度,混匀,配制成浓度为 100μg/L 的标准工作液。放置于 2~8℃保存。

（10）D₅-氯霉素标准储备液:浓度为100μg/ml。

（11）氘代氯霉素标准工作液（20μg/L）:准确量取 D₅-氯霉素标准储备液 20μl 于 100ml 量瓶中,用50%乙腈稀释至刻度,混匀,配制成浓度为20μg/L的氘代氯霉素标准工作液。放置于2~8℃保存。

（12）实验用水:一级水。

【实验步骤】

1. 样品制备与保存

（1）均质和保存:取适量新鲜或冷藏的空白或供试牛奶,混合,并使均质。取均质后的供试样品,作为供试试料。取均质后的空白样品,作为空白试料。取均质后的空白样品,添加适宜浓度的标准工作液,作为空白添加试料。放置于-20℃保存。

（2）提取:称取试料（10±0.05）g 于 50ml 离心管中,加入 D₅-氯霉素内标工作液 250μl,再加乙酸乙酯20ml,振荡15分钟,6000r/min离心10分钟,取乙酸乙酯层液于鸡心瓶中。再加乙酸乙酯20ml重复提取一次,合并两次提取液于鸡心瓶中,于45℃水浴旋转蒸发至干。用4%氯化钠溶液5ml溶解残留物,加入正己烷5ml振荡混合1分钟,静置分层,弃正己烷液。再加正己烷5ml,重复提取一次。取下层液备用。

（3）净化:依次用5ml甲醇和5ml水活化C₁₈固相萃取柱,取备用液过柱,控制流速1滴/3~4秒。用5ml水淋洗,抽干,用5ml甲醇洗脱,收集洗脱液,于50℃氮气吹干。用50%乙腈1.0ml溶解残余物,涡旋混匀,滤膜过滤,供液相色谱-串联质谱测定。

4. 参考色谱质谱条件

（1）液相色谱条件

色谱柱:C₁₈（150mm×2.1mm,5μm）,或极性相当者;柱温:30℃;流速:0.2ml/min;进样量:20μl;运行时间:8分钟;流动相:乙腈+水（50+50,V/V）。

（2）质谱条件

电离模式:ESI;扫描方式:负离子扫描;检测方式:多反应监测模式（MRM）;电离电压:2.8kV;离子源温度:120℃;雾化温度:350℃;锥孔气流速:50L/h;雾化气流速:450L/h;数据采集窗口:8分钟;驻留时间:0.3秒;定性、定量离子、锥孔电压和碰撞电压见表2-21。HPLC-MS性能参数和技术要求参见附2-6。

表 2-21　氯霉素 MRM 测定离子对、锥孔电压和碰撞电压

药物	离子对（m/z）	锥孔电压（V）	碰撞电压（V）
氯霉素（CAP）	321/151.6,321/256.8*	30	15
氘代氯霉素（D₅-CAP）	325.8/156.6*	30	15

*:定量离子对

5. 标准曲线的制备和样品测定 准确量取 $100\mu g/L$ 氯霉素标准工作液和 $20\mu g/L$ 氘代氯霉素内标工作液适量,用流动相稀释,配制成氯霉素浓度分别为 $0.10\mu g/L$、$0.25\mu g/L$、$0.50\mu g/L$、$1.0\mu g/L$、$2.0\mu g/L$、$5.0\mu g/L$,氘代氯霉素浓度为 $5\mu g/L$ 的标准系列溶液,供液相色谱-串联质谱仪测定。以特征离子对色谱峰面积与内标峰面积之比值对标准溶液浓度进行线性回归,求回归方程。取试样溶液进行液相色谱-串联质谱测定,根据回归方程计算出样品中氯霉素的浓度。同时进行空白试料和空白添加试料的测定。

6. 结果计算

$$X = \frac{c \times V}{m}$$

式中:X 为供试样品中氯霉素的残留量,$\mu g/kg$;c 为由内标标准曲线算得的供试溶液中氯霉素的浓度,ng/ml;V 为溶解残余物的体积,ml;m 为供试试料质量,g。

注:计算结果需扣除空白值,保留三位有效数字。空白添加试料测得值用于加标回收率的计算。

【注意事项】

1. 不同的液相色谱串联质谱仪测定条件可能不同,测定前可用单标标准溶液进行质谱条件自动优化。当样品基质效应较严重时,液相色谱可考虑采用梯度洗脱。

2. 方法指标

(1)方法检测限为 $0.01\mu g/kg$,定量限为 $0.1\mu g/kg$。

(2)方法在 $0.02 \sim 0.10\mu g/kg$ 添加浓度水平上的回收率为 $50\% \sim 120\%$。

(3)方法的批内相对标准偏差 $\leq 17\%$,批间相对标准偏差 $\leq 20\%$。

【思考题】

1. 电喷雾电离源的原理是什么?

2. 在液相色谱串联质谱测定时,内标的作用主要是什么?

3. 如何评价液相色谱串联质谱分析的基质效应? 可采取哪些措施减小液相色谱串联质谱分析时样品基质效应?

(邹晓莉)

附 2-6 质谱仪及联用设备的性能、使用与维护

一、ICP-MS 的性能、使用与维护

(一) ICP-MS 的性能

四级杆电感耦合等离子体质谱仪的各项主要技术指标见表 2-22。

表 2-22　电感耦合等离子体质谱仪性能参数和技术要求

序号	性能参数	技术要求
1	背景噪声	$9u, \leqslant 5cps; 115u, \leqslant 5cps; 209u, \leqslant 5cps$
2	检出限/ng/L	$Be \leqslant 30, In \leqslant 10, Bi \leqslant 10$
3	灵敏度/[Mcps/(mg/L)]	$Be \geqslant 5, In \geqslant 30, Bi \geqslant 20$
4	丰度灵敏度	$I_{M-1}/I_M \leqslant 1 \times 10^{-6}, I_{M+1}/I_M \leqslant 5 \times 10^{-7}$
5	氧化物离子产率	$^{156}CeO^+/^{140}Ce^+ \leqslant 3.0\%$
6	双电荷离子产率	$^{69}Ba^{2+}/^{138}Ba^+ \leqslant 3.0\%$
7	质量稳定性/(u/8h)	$9(Be)+/-0.05, 115(In)+/-0.05, 209(Bi)+/-0.05$
8	分辨率/u	$\leqslant 0.8$
9	冲洗时间/s	$\leqslant 60$ (^{115}In 离子计数下降至原信号强度的 10^{-4} 倍)
10	同位素丰度比测量精度	$^{107}Ag/^{109}Ag \leqslant 0.2\%, ^{206}Pb/^{207}Pb \leqslant 0.2\%$
11	短期稳定性	$\leqslant 3.0\%$
12	长期稳定性	$\leqslant 5.0\%$

注:1. 可用 Li,Y,Tl 代替 Be,In,Bi,技术指标不变。

　　2. 氧化物产率也可用 $^{154}BaO^+/^{138}Ba^+$,技术指标不变

(二) ICP-MS 的使用与维护

1. ICP-MS 仪器的基本结构　ICP-MS 仪由供气系统、电感耦合等离子体离子化(ICP)系统、接口系统、离子透镜、八极杆碰撞反应池、质量飞行器、检测器、计算机系统和真空系统构成。ICP 系统包括了进样蠕动泵、雾化系统、ICP 矩管、冷却水系统,样液通过蠕动泵泵入,在雾化器中形成雾化气体导入等离子矩管,等离子矩焰产生的高温(8000~10000℃)使其离子化,通过接口进入真空系统。接口系统通常采用双锥即采样锥和截取锥,经过两个锥体,只有非常小的一部分离子进入离子透镜。在离子透镜中,负离子、中性粒子、光子被拦截,仅正离子可以通过并聚焦进入质量飞行器,将离子按 m/z 的大小分离依次进入检测器,ICP-MS 常用的质量飞行器是四极杆质量飞行器。检测器通过对进入的离子个数进行计数,传送至计算机数据处理系统。质谱仪需要在高真空下工作,一般先用机械泵预抽真空,然后用高效扩散泵抽至所需的高真空。当需要使用碰撞模式时,打开八极杆碰撞反应池和碰撞反应气体,用于消除分子(多原子)离子的干扰。

2. ICP-MS 仪器的操作步骤

(1)打开气体,控制气体压力在要求范围内。打开抽风、循环水。夹紧蠕动泵泵管。

(2)打开机械泵使其正常运行。打开 ICP 和质谱仪,若真空系统正常,分子涡轮泵转速可很快达 100%。

(3)检查真空情况,达到仪器运行的真空要求后,点火,进行调谐,保存调谐文件。

(4)选择已有方法或建立新方法,设定各参数条件。进行样品测定,完成数据处理。

(5)样品分析完成后,清洗系统。熄火,关闭抽风、循环水和气体。

（6）若仪器一段时间不使用，放空，关闭 ICP 和质谱电源，关闭抽风、循环水和气体。

3. ICP-MS 仪器的日常维护

（1）保持仪器室温度 15~28℃，相对湿度 20%~80%。

（2）定期检查钢瓶压力，快用尽时及时更换。氩气纯度>99.999%。

（3）开机前需对仪器检漏，特别是各部件的接口处。开机后若分子涡轮泵不工作，可能仪器仍有漏气，需及时检漏排除故障。

（4）定期检查机械泵的油位及颜色，及时添加或更换油。定期打开机械泵的振气阀使油气过滤器中的泵油流回泵中。

（5）仪器若一直使用，则无须每天调谐，仪器运行正常时可 1~2 个月调谐一次，避免离子源污染。每 6 个月检查一次调谐液是否需要添加。

（6）雾化器中心的毛细管口径非常小，要求样品一定要溶解彻底，否则容易发生雾化器堵塞。样液中不得含有 HF 或氟化物，否则将腐蚀损坏雾化器和矩管。

（7）定期检查蠕动泵泵管，发生破损及时更坏。

（8）定期更换冷却循环水（通常半年换一次）；定期检查水接头，防止漏水。定期清理水循环过滤器和散热器。

（9）灵敏度降低可考虑清洗雾室、雾化器、炬管、锥及透镜。

（10）仪器使用期间不得断电，不按正常程序关闭仪器会造成仪器的损坏。

二、GC-MS 的性能、使用与维护

（一）GC-MS 的性能

仅以常规分析应用最多的电子轰击离子源为例。各项技术指标见表 2-23。

表 2-23　台式 GC-MS（EI 源）主要性能指标

序号	技术指标	技术要求
1	质量范围	不低于 600u
2	质量准确性**	± 0.3u
3	分辨力（R）**	$W_{1/2}$< 1u
4	信噪比**	100pg 八氟萘，m/z 272 处 S/N≥10∶1（峰峰值）
5	测量重复性*	RSD≤10%
6	谱库检索	10ng 硬脂酸甲酯，相似度≥75%
7	气相色谱柱箱温度控制	柱箱温度稳定性（10 分钟）优于 0.5%，程序升温重复性优于 2%

注：1. 标 ** 的为必须校准的项目。

　　2. 用于定性测试时，标 * 的可不做；用于定量测试时，标 * 的必须做，但可使用客户自己的工作标准溶液；指标也可根据用户使用要求而定。

　　3. 本技术指标仅供参考，不作为合格性判断依据

(二) GC-MS 的使用与维护

1. GC-MS 仪器的基本结构　　GC-MS 由气相色谱系统、离子源、质量飞行器、检测器、计算机系统、真空系统构成。气相色谱将待测物分离并进入质谱仪检测。离子源使试样分子碎裂和离子化,同时聚焦和准直,使离子被加速进入质量分析器,GC-MS 常用的离子源为电子轰击离子源(EI),这是一种硬电离源。质量飞行器将离子源产生的离子按 m/z 的大小分离聚焦并依次进入检测器,GC-MS 常用的质量飞行器为四极杆质量飞行器。在检测器中,由质量飞行器发射出的离子具有一定的能量,轰击电子倍增管发射出二次电子,电子在电场的作用下,多次撞击倍增极,最后可以检测到 $10^{-17}A$ 的微弱电流,经放大器放大记录,计算机进行结果处理。质谱仪需要在高真空下工作,一般先用机械泵预抽真空,然后用高效扩散泵抽至所需的高真空。

2. GC-MS 仪器的操作步骤

(1)打开载气(氦气),控制载气压力在要求范围内。

(2)打开机械泵使其正常运行。依次打开气相色谱和质谱仪,若真空系统正常,分子涡轮泵转速可很快达 100%。

(3)检查真空情况,达到仪器运行的真空要求后,进行调谐,保存调谐文件。

(4)选择已有方法或建立新方法,设定色谱和质谱条件。

(5)进行样品测定,完成数据处理。

(6)若仪器一段时间不使用,应将柱温、进样口温度、接口温度降至 100℃ 以下,放空,关闭色谱和质谱电源,关闭载气。

3. GC-MS 仪器的日常维护　　这里仅简述与质谱相关的日常维护,气相色谱仪的日常维护请参见相关章节。

(1)保持仪器室温度 15~28℃,相对湿度 20%~80%。

(2)氦气纯度要符合要求(>99.999%),定期检查钢瓶压力,快用尽时及时更换。

(3)定期检查机械泵的油位及颜色,及时添加或更换油。检查泵是否漏油,放气口是否拧紧。通常 1 周排气一次,一次排气 30 分钟左右以除去杂质。

(4)开机前需对仪器检漏,特别是各部件的接口处。开机后若分子涡轮泵不工作,可能仪器仍有漏气,需及时检漏排除故障。

(5)仪器若一直使用,则无须每天调谐,仪器运行正常时可 1~2 个月调谐一次,避免离子源污染。每 6 个月检查一次调谐液是否需要添加。

(6)不宜进高浓度样液,进样体积最好不超过 2μl,否则容易造成离子源污染。

(7)检查真空和调谐时可观察灯丝情况,故障时更换。当重现性变差、噪声大、无法自动调谐、检测器电压增高时,可考虑清洗离子源等部件。

(8)仪器使用期间不得断电,不按正常程序关闭仪器会造成仪器的损坏。

三、HPLC-MS 的性能、使用与维护

(一) HPLC-MS 的性能

仅以常规分析应用最多的电喷雾离子源为例。性能指标见表 2-24。

表 2-24 HPLC-MS 主要计量性能指标

序号	计量性能	质量飞行器	电离模式	技术要求
1	分辨力	三重四极杆、单四极杆、离子阱	ESI+	≤1u
2	信噪比	三重四极杆	ESI+	≥30∶1
		三重四极杆	ESI−	≥10∶1
		单四极杆、离子阱	ESI+	≥10∶1
		单四极杆、离子阱	ESI−	≥10∶1
3	质量准确性	三重四极杆、单四极杆、离子阱	ESI+	≤0.5u
4	峰面积重复性	单四极杆、离子阱	ESI+	≤10%
5	离子丰度比重复性	离子阱	ESI+	≤30%
6	保留时间重复性	三重四极杆、单四极杆、离子阱	ESI+	≤1.5%

注:以上指标不是用于合格性判别,仅供参考

(二) HPLC-MS 的使用与维护

1. HPLC-MS 仪器的基本结构　HPLC-MS 仪由供气系统、高效液相色谱系统、离子源、质量飞行器、检测器、计算机系统和真空系统构成。从液相色谱系统流出的被分离组分依次通过接口,进入离子源被离子化,同时聚焦和准直,并使离子被加速进入质量分析器,HPLC-MS 常规分析常用电喷雾子离子源(ESI)和大气压化学离子源(APCI),这是一种软电离源。质量飞行器将离子源产生的离子按 m/z 的大小分离聚焦并依次进入检测器,HPLC-MS 常规分析常用的质量飞行器为四极杆、离子阱质量飞行器。在检测器中,由质量飞行器发射出的离子转变成电信号,传送至计算机数据处理系统。质谱仪需要在高真空下工作,一般先用机械泵预抽真空,然后用高效扩散泵抽至所需的高真空。

2. HPLC-MS 仪器的操作步骤

(1)打开氮气和碰撞气,控制气体压力在要求范围内。

(2)打开机械泵使其正常运行。打开液相色谱和质谱仪,分子涡轮泵转速很快可达100%。

(3)检查真空情况,达到仪器运行真空要求后,校正调谐,保存调谐文件。

(4)选择已有方法或建立新方法,设定色谱和质谱条件。

(5)配制流动相,平衡色谱柱,进行样品测定,完成数据处理。冲洗色谱。

(6)若仪器一段时间不使用,放空,关闭色谱和质谱电源,关闭气体。

3. HPLC-MS 仪器的日常维护　这里仅讲述与质谱相关的日常维护,高效液相色谱仪的日常

维护请参见相关章节。

（1）保持仪器室温度 15~28℃，相对湿度 20%~80%。

（2）每天检查所使用的钢瓶压力，快用尽时及时更换。氮气纯度通常>99%，碰撞气纯度>99.995%。

（3）定期检查机械泵的油位及颜色，及时添加或更换油。检查泵是否漏油，放气口是否拧紧。ESI 源通常 1 周排气一次，一次排气 30 分钟左右以除去杂质。

（4）开机前需检查各部件是否良好，清洗液是否需要补充，最好运行"purge"以排除液相色谱系统中的气泡。

（5）仪器若一直在使用，则无须每天调谐，仪器运行正常时可 1~2 个月调谐一次，避免离子源污染。每 6 个月检查一次调谐液是否需要添加。

（6）与质谱相连的液相一般采用较短柱子和较低流速。流动相采用具有挥发性的试剂，常用甲醇和乙腈；不能使用不挥发性的磷酸盐、硼酸盐等。另外，抑制离子化过程的表面活性剂、清洁剂和离子对制剂等也是不能使用的。

（7）柱子要安装预柱，并定期更换，怀疑有堵塞，压力异常增大的时候，排查单向阀、预柱、喷雾针，取下超声清洗或更换。

（8）实验前需检查离子源，必要时进行清洗或砂纸打磨。仪器灵敏度、精密度下降时，可检查喷雾是否均匀，脱溶剂管是否需要更换等。

（9）平衡和冲洗色谱柱时，将流路转至废液，避免增大对质谱的污染。

（10）仪器使用期间不得断电，不按正常程序关闭仪器会造成仪器的损坏。

（邹晓莉）

第三章

综合性实验

验证性实验是大学生固化"三基"的重要内容,是实验教学的主题。但是,验证性实验所面向的往往只是单一的知识点,是对已知某个原理进行验证的基础操作,具有固定的方法和程序,缺少系统性思考。在本科生实验教学中适当增加综合性实验能够弥补验证性实验的不足。

卫生化学综合性实验是指实验内容涉及卫生化学的综合知识和技术或相关课程知识的实验,具有两大特征:一是卫生分析训练过程的完整性,即从采样及样品处理到实验结果分析评价的系统过程;二是卫生分析方法的多种选择性,即用多种原理和方法进行同一检测目标的分析训练。前者是让学生明白,卫生分析不仅仅是为了获取数据,还要进行公共卫生意义的表达和卫生学评价;后者旨在提升学生对多种卫生分析检测方法的选择和判断能力。综合性实验可以以问题或课题为中心。实验前,学生要查阅大量文献,检索相关标准及实验方法,并深刻理解其意义;实验结束后,可让学生走上讲台,交流自己的实验结果和体会。综合性实验突破单一的基础性、验证性实验本身存在的局限性,有利于提高学生对解析问题全过程的了解,并深刻理解实验内容、相关数据及参数的重要意义,提高学生综合分析问题和解决问题的能力。

实验二十八 食品中铅的测定与评价

【前言】

铅是食品中的重要污染物。食品中铅的来源主要包括:食品原料生产过程中环境污染;大气、水和土壤中铅的迁移;包装容器和包装材料中铅的溶出;含铅农药、食品添加剂或加工助剂的使用等。研究表明,低剂量铅的摄入即对人体产生致毒作用,包括对神经、造血、消化、肾脏、心血管和内分泌等多个系统产生危害,而食品是人体摄入铅的重要来源。食品安全国家标准(GB 2762—2017)已制订食品污染物铅的限量要求。因此,开展食品中铅的测定与安全评价是食品卫生监督的重要内容。

【背景材料】

生活中常发生铅中毒事件。与环境铅污染致血铅水平过高导致的铅中毒事件相比,因摄入较高铅含量的食品导致的铅中毒常表现为轻度的慢性中毒,症状较轻,如头痛、肌肉关节酸痛、全身无力、失眠、食欲差等的早期神经衰弱的轻度症状。但低剂量长期摄入,铅对体内金属离子和酶系统产生影响,引起自主神经功能紊乱、贫血、免疫力低下等,尤其是对于成长期的儿童和青少年来说,特别重要。据研究报道:在美国,2 岁儿童摄入铅的主要途径为食物 47%、尘土 45%、饮水 6%、空气和土壤各 1%;在英国,2 岁儿童每日吸收的铅有 97%通过消化道,只有 3%通过呼吸道;我国北京市儿童每日摄入的铅有 90%~98.5%经胃肠道,1.5%~10.0%经呼吸道。可见,饮食是人类摄入铅的重要途径之一。

由于生产环境、加工方法、添加剂或助剂的使用以及包装材料等原因,含铅较多的食品有近海海产品、松花蛋、薯片、爆米花、烧烤食品、罐头食品等。在食品卫生执法监督过程中,经常发现食品中铅超标事件。例如,2014 年某品牌 AD 钙高蛋白营养米粉铅超标事件、2015 年某品牌红肠和梅干菜铅超标事件、2016 年某品牌话梅铅超标事件等。因此,无论是生活还是卫生执法监督,都面临铅的卫生安全和食品中铅的检测问题。

【问题及解答】

问题 1　铅对人体有哪些危害? 哪些食品中含铅量高?

解答 1　铅对人体的毒副作用主要表现为神经系统紊乱、智能障碍、骨发育迟缓、贫血、高血压等,对儿童的有害作用更为明显。

含铅高的食物主要有:①油条、膨化食品、松花蛋(即使是"无铅松花蛋",其中的铅含量并不等于零!)、油炸薯条、罐头食品、贝类、啤酒等;②在冶炼厂周围种植的蔬菜或公路两旁生长的蔬菜,受汽车尾气(含四乙基铅)的污染,也含有较高的铅;③在锡器盘、铅壶、彩釉陶器等食具中长期盛放的食物及用报纸包装的食品,长期食用此类食品可导致人体铅中毒。

问题 2　如何对食品中的铅进行检测分析?

解答 2　食品中的铅的检测分析步骤包括:样品的采集、样品预处理、样品检测和实验结果评价。

采集样品时,应详细记录现场情况、采样地点、时间、所采集的样品名称(商标)、样品编号、采样单位和采样人等信息。采样方式分为随机抽样、系统抽样、指定代表性样品。

采样方法:液体或半液体样品如油料、鲜奶、饮料、酒等,应充分混匀后用虹吸管或长形玻璃管分上、中、下层分别采出部分样品,充分混合后装在三个干净的容器中,作为检验、复检和备查样品;小包装(瓶、袋、桶)固体食品应按不同批号随机取样,然后再反复缩分;大包装固体食品根据公式:采样件数 $=\sqrt{总件数/2}$,确定应采集的大包装食品件数,在食品堆放的不同部位取出选定的大包装,用采样工具在每一个包装的上、中、下三层和五点(周围四点和中心点)取出样品,将采集的样品充分混匀,缩减到所需的采样量。一般食品样品采集 1.5kg,将采集的样品分成三份,分别供检验、复查和备查用。如标准检测方法中对样品数量有规定,则应按要求采集。

要想准确测定样品中的铅含量,除了选择适当的分析方法,还应重视前处理方法,并且在整个实验过程中防止引入污染。目前常用的样品前处理技术包括灰化、湿式消化、微波消解、萃取等。选择哪种方法进行预处理,要综合考虑食品类型、铅的性质以及采用的检测方法等多种因素。用灰化法处理样品时,灰化温度不宜超过600℃,否则会导致铅的挥发;用湿式消化法处理样品时,要注意温度的控制,防止样品迸溅损失,同时也要注意操作安全。实验中用到的器皿应用20%的硝酸浸泡24小时,并用去离子水冲洗干净,晾干后使用。

目前可用于食品中铅检测的方法有很多,可采取的分析方法包括:石墨炉原子吸收光谱法、电感耦合等离子体质谱法、火焰原子吸收光谱法、二硫腙比色法等(GB 5009.12—2017)。另外还有氢化物原子荧光光谱法、单扫描极谱法等。不同的分析方法测定铅元素的精密度、线性范围、灵敏度和检出限不同。因此,在实验前,应了解食品的形态以确定前处理方法。通过文献检索或实地调查了解样品中铅的含量水平,这对于选择适当的分析方法十分重要。

检测结束后应对测定方法的可靠性进行评价(线性范围、检出限、回收率等),并对检测结果进行卫生学评价。

问题 3　食品中铅的卫生学安全标准是如何规定的?

解答 3　我国食品中污染物限量卫生标准 GB 2762—2017,对各类食品中铅限量指标做出了明确规定(表3-1),可作为食品中铅的卫生学安全标准。

表 3-1　食品中铅限量指标(部分)

食品	限量(以 Pb 计)(mg/kg)
谷物及其制品	
麦片、面筋、八宝粥罐头、带馅面米制品	0.5
其他谷物及制品	0.2
豆类及其制品	
豆类	0.2
豆浆	0.05
其他豆制品	0.5
肉及肉制品	
肉类	0.2
畜禽内脏	0.5
肉制品	0.5
水产动物及其制品	
鱼类、甲壳类	0.5
双壳类	1.5
其他鲜、冻水产动物	1.0(去除内脏)
海蜇制品	2.0
其他水产制品	1.0

食品	限量(以 Pb 计)(mg/kg)
蔬菜及其制品	
芸薹类蔬菜、叶菜蔬菜	0.3
豆类蔬菜、薯类	0.2
其他新鲜蔬菜	0.1
蔬菜制品	1.0
乳及乳制品	
生乳、巴氏杀菌乳、灭菌乳、发酵乳、调制乳	0.05
乳粉、非脱盐乳清粉	0.5
其他乳制品	0.3
蛋及蛋制品	
皮蛋、皮蛋肠	0.5
其他蛋及蛋制品	0.2
酒类	
蒸馏酒、黄酒	0.5
其他酒类	0.2
膨化食品	0.5
茶叶	5.0
特殊膳食用食品	
婴幼儿配方食品(液态产品)	0.02(以即食状态计)
其他类型婴幼儿配方食品	0.15(以粉状产品计)
婴幼儿谷类辅助食品(添加鱼、肝、蔬菜)	0.3
婴幼儿谷类辅助食品(不添加鱼、肝、蔬菜)	0.2
以水产及肝脏为原料的婴幼儿罐装辅助食品	0.3
没有水产及肝脏的婴幼儿罐装辅助食品	0.25

【实验要求】

1. 掌握测定食品中铅的原理,并明确不同测定方法的优劣和检测结果的卫生学意义。

2. 熟悉食品中铅含量测定标准,检测方法选择的原则、依据及所需仪器设备。

3. 了解食品中铅的卫生安全标准及意义。

【实验方法】

除以下实验方法外,实验室还可根据具体的条件,选择电感耦合等离子体质谱法、火焰原子吸收光谱法、二硫腙比色法等其他分析方法(参考 GB 5009.12—2017),并进行比较。

一、石墨炉原子吸收光谱法

(一)实验原理

试样经灰化或酸消解后,注入原子吸收分光光度计石墨炉中,电热原子化后吸收 283.3nm 共振线,在一定浓度范围,其吸收值与铅含量成正比,与标准系列比较定量。

(二)仪器与试剂

1. 仪器与器皿　原子吸收光谱仪(带石墨炉原子化器及铅空心阴极灯),电子天平(感量为1mg),马弗炉,电热板,食品研磨机,匀浆机,20目筛;瓷坩埚,100ml 烧杯,容量瓶(10ml 或 25ml),10ml、100ml 量筒,1ml 移液管,滴管,玻璃棒。

2. 试剂　除特别注明外,试剂均为优级纯。实验用水为超纯水(18.2MΩ·cm,25℃)。

(1)混合酸:硝酸+高氯酸(9:1)

(2)硝酸(0.5mol/L):取 3.2ml 硝酸加入 50ml 水中,稀释至 100ml。

(3)磷酸二氢铵溶液(20g/L):称取 2.0g 磷酸二氢铵,以水溶解稀释至 100ml。

(4)铅标准贮备液(1.0mg/ml)。

(5)铅标准使用液:每次吸取铅标准贮备液 1.0ml 于 100ml 容量瓶中,加 0.5mol/L 硝酸至刻度。再经过逐级稀释,配制含量分别为 10.0、20.0、40.0、60.0 和 80.0ng/ml 铅标准使用液。

(三)实验步骤

1. 样品处理　粮食、豆类去杂物后,磨碎,过 20 目筛,储于塑料瓶中,保存备用;蔬菜、水果、鱼类、肉类及蛋类等水分含量高的鲜样,用食品加工机或匀浆机打成匀浆,储于塑料瓶中,保存备用。

试样消解(可根据实验室条件选用一种方法消解,也可选用其他方法)。

(1)干法灰化:称取 1~5g 试样(精确至 0.001g)于瓷坩埚中,先小火在电热板上炭化至无烟,移入马弗炉 500℃±25℃灰化 6~8 小时,冷却。若个别试样灰化不彻底,则加 1ml 混合酸后放在电热板上加热,反复多次直到消化完全。冷却后用 0.5mol/L 硝酸将灰分溶解,用滴管将试样消化液洗入或过滤入(视消化后试样的盐分而定)10ml 或 25ml 容量瓶中。用水少量多次洗涤瓷坩埚,洗液合并于容量瓶中并定容至刻度,混匀备用。同时做试剂空白。

(2)湿式消解法:称取试样 1~5g(精确至 0.001g)于 100ml 烧杯中,放数粒玻璃珠,加 10ml 混合酸,加盖浸泡过夜。次日置于电热板上消解,若变棕黑色,需再加混合酸,直至冒白烟,消化液呈无色透明或略带黄色,放冷,用滴管将试样消化液洗入或过滤(视消化后试样的盐分而定)至10ml 或 25ml 容量瓶中,用水少量多次洗涤 100ml 烧杯,洗液合并于容量瓶中并定容至刻度,混匀备用。同时做试剂空白。

2. 测定　仪器条件:根据各自仪器性能调至最佳状态。参考条件:波长 283.3nm;干燥温度120℃,20 秒;灰化温度 450℃,持续 15~20 秒;原子化温度:1700~2300℃,持续 4~5 秒;背景校正为氘灯或塞曼效应。

标准曲线绘制:分别吸取不同浓度铅标准使用液 10μl,注入石墨炉,测定吸光值(A)。

试样测定:分别吸取样液和试剂空白液各 10μl,注入石墨炉,测定吸光值。

对有干扰试样,则注入适量的磷酸二氢铵溶液(一般为 5μl 与试样同量)消除干扰。绘制铅标准曲线时也要加入与试样测定时等量的磷酸二氢铵溶液。

（四）实验结果

以浓度（c）为横坐标，吸光度（A）为纵坐标，绘制标准曲线计算回归方程。根据样品的吸光度，从标准曲线中查得对应浓度，计算样品中 Pb 元素含量。

二、氢化物原子荧光光谱法

（一）实验原理

试样经酸热消化后，在酸性介质中，试样中的铅与硼氢化钠（$NaBH_4$）或硼氢化钾（KBH_4）反应生成挥发性铅的氢化物（PbH_4）。以氩气为载气，将氢化物导入电热石英原子化器中原子化，在特制铅空心阴极灯照射下，基态铅原子被激发至高能态；在去活化回到基态时，发射出特征波长的荧光，其荧光强度与铅含量成正比，根据标准系列进行定量。

（二）仪器与试剂

1. 仪器与器皿　原子荧光光度计（带铅空心阴极灯），电热板，电子天平（感量为 1mg），食品研磨机，匀浆机，20 目筛；50ml 或 100ml 烧杯，25ml 容量瓶，10ml、100ml、500ml 量筒，1ml、2ml 移液管，滴管，玻璃棒。

2. 试剂　除特别注明外，试剂均为优级纯。实验用水为超纯水（$18.2M\Omega \cdot cm$，25℃）。

（1）混合酸：硝酸+高氯酸（9：1）。

（2）盐酸（1：1）：量取 250ml 盐酸倒入 250ml 水中，混匀。

（3）草酸溶液（10g/L）：称取 1.0g 草酸，加入溶解至 100ml，混匀。

（4）铁氰化钾溶液（100g/L）：称取 10.0g 铁氰化钾，加水溶解并稀释至 100ml。

（5）氢氧化钠溶液（2g/L）：称取 2.0g 氢氧化钠，溶于 1L 水中，混匀。

（6）硼氢化钠溶液（10g/L）：称取 5.0g 硼氢化钠溶于 500ml 氢氧化钠溶液（2g/L）中，混匀。临用前配制。

（7）铅标准贮备液（1.0mg/ml）。

（8）铅标准使用液（1.0μg/ml）：精确吸取铅标准贮备液，并逐级稀释至 1.0μg/ml。

（三）实验步骤

1. 样品处理　粮食、豆类等水分含量低的试样，去杂物后磨碎过 20 目筛；蔬菜、水果、鱼类、肉类等水分含量高的新鲜试样，用匀浆机匀浆，储于塑料瓶。

湿式消解法：称取固体试样 0.2~2g（精确到 0.001g）或液体试样（含乙醇、二氧化碳的试样应置于 80℃ 水浴上驱赶）2.00~10.00g，置于 50 或 100ml 烧杯中，然后加入混合酸 5~10ml 摇匀浸泡，放置过夜。次日置于电热板上加热消解，至消化液呈淡黄色或无色（如消解过程色泽较深，稍冷补加少量硝酸,继续消解),稍冷加入20ml水再继续加热赶酸,至消解液0.5~1.0ml止,冷却后用少量水转入25ml容量瓶中,并加入盐酸0.5ml,草酸溶液0.5ml,摇匀,再加入铁氰化钾溶液1.00ml,用水准确稀释定容至25ml,摇匀,放置30分钟后测定。同时做试剂空白。

铅标准系列制备:在25ml容量瓶中,依次准确加入铅标准使用液0.00、0.25、0.50、0.75、1.00和1.25ml,用少量水稀释后,加入0.5ml盐酸和0.5ml草酸溶液,摇匀,再加入铁氰化钾溶液1.0ml,用水稀释至该度,摇匀。放置30分钟后待测。

2. 测定 仪器参考条件:负高压:323V;铅空心阴极灯灯电流:75mA;原子化器:炉温750~800℃,炉高8mm;氩气流速:载气800ml/min;屏蔽气:1000ml/min;加还原剂时间:7.0秒;读数时间:15.0秒;延迟时间:0.0秒;测量方式:标准曲线法;读数方式:峰面积;进样体积:2.0ml。

在仪器的最佳条件下,逐步将炉温升至所需温度,稳定10~20分钟后开始测量:连续用标准系列的零管进样,待读数稳定之后,测量标准系列的荧光强度,绘制标准曲线,再分别测定试样空白和试样溶液的荧光强度。

(四)实验结果

以浓度为横坐标,荧光强度为纵坐标,绘制标准曲线计算回归方程。根据样品的荧光强度,从标准曲线中查得对应浓度,计算样品中Pb元素含量。

三、单扫描极谱法

(一)实验原理

试样经消解后,铅以离子形式存在。在酸性介质中,Pb^{2+}与I^-形成的PbI_4^{2-}络离子具有电活性,在滴汞电极上产生还原电流。峰电流与铅含量呈线性关系,以标准系列比较定量。

(二)仪器与试剂

1. 仪器与器皿 极谱分析仪,电热板,电子天平(感量为1mg),食品研磨机,匀浆机,20目筛,500ml烧杯,50ml锥形瓶,500ml、100ml容量瓶,10ml、100ml量筒,10ml具塞比色管,1ml移液管,滴管,玻璃棒。

2. 试剂 除特别注明外,试剂均为优级纯。实验用水为超纯水(18.2MΩ·cm,25℃)。

(1)底液:称取5.0g碘化钾,8.0g酒石酸钾钠,0.5g维生素C于500ml烧杯中,加入300ml水溶解后,再加入10ml盐酸,移入500ml容量瓶中,加水至刻度。(在冰箱中可保存2个月)

(2)铅标准贮备溶液(1.0mg/ml)

(3)铅标准使用溶液(10.0μg/ml):临用时,吸取铅标准贮备溶液1.00ml于100ml容量瓶中,加水至刻度,混匀。

(4)混合酸:硝酸+高氯酸(4:1)

（三）实验步骤

1. 样品处理　粮食、豆类等水分含量低的试样，去杂物后磨碎过 20 目筛；蔬菜、水果、鱼类、肉类等水分含量高的新鲜试样，用匀浆机匀浆，储于塑料瓶。

固体试样处理（除食盐、白糖外）：称取 1~2g 试样（精确至 0.1g）于 50ml 锥形瓶中，加入 10~20ml 混合酸，加盖浸泡过夜。置于电热板上的低挡位加热。若消解液颜色逐渐加深，呈现棕黑色时，冷却，补加适量硝酸，继续加热消解。待溶液颜色不再加深，呈无色透明或略带黄色，并冒白烟，可高挡位驱赶剩余酸液，至近干，在低挡位加热得白色残渣，待测。同时做试剂空白。

食盐、白糖：称取试样 2.0g 于烧杯中，待测。

液体试样处理：称取 2g 试样（精确至 0.1g）于 50ml 锥形瓶中（含乙醇、二氧化碳的试样应置于 80℃水浴上驱赶）。加入 1~10ml 混合酸，置于电热板上的低挡位加热，其余步骤与"固体试样处理"步骤。

2. 测定　极谱分析参考条件：起始电位为 -350mV，终止电位 -850mV，扫描速度 300mV/s，三电极，二次导数，静止时间 5 秒及适当量程。于峰电位（Ep）-470mV 处，记录铅的峰电流（i_p）。

标准曲线绘制：准确吸取铅标准使用溶液 0.00、0.05、0.10、0.20、0.30 和 0.40ml 于 10ml 比色管中，加底液定容至 10.0ml，混匀。将各管溶液依次移入电解池，置于三电极系统。按上述极谱分析参考条件测定，分别记录铅的峰电流。

试样测定：于上述待测试样及试剂空白瓶中加入 10.0ml 底液，溶解残渣并移入电解池。按"标准曲线绘制"相同的操作条件检测，记录试样及试剂空白的峰电流，用标准曲线法计算试样中铅含量。

（四）实验结果

以浓度（c）为横坐标，峰电流（i_p）为纵坐标，绘制标准曲线计算回归方程。根据样品的峰电流，从标准曲线中查得对应浓度，计算样品中 Pb 元素含量。

【结果评价】

1. 方法学评价　按照表 3-2 对本实验进行的 3 种实验方法进行方法学评价。

表 3-2　食品中铅检测的方法学评价

评价指标	石墨炉原子吸收分光光度法	氢化物原子荧光光谱法	单扫描极谱法
线性相关系数（r）			
检出限（LOD）			
仪器重复性（RSD）			
方法重复性（RSD）			
加标回收率（%）			
优缺点			
评价结果			

2. 卫生学评价　结合表 3-1 食品安全国家标准要求,按照表 3-3 对本次样品检测结果进行卫生学评价。

表 3-3　食品中铅检测结果的卫生学评价

检测方法	检测样品	检测结果	安全标准	是否超标

【思考题】

1. 食品中铅测定与评价的法定方法?

2. 简述石墨炉原子吸收分光光度法、氢化物原子荧光光谱法和单扫描极谱法测定食品中铅的优缺点。

3. 用石墨炉原子吸收分光光度法测定铅,加入磷酸二氢铵溶液的作用是什么?

（王　晖）

实验二十九　饮料中人工合成甜味剂的检测与评价

【前言】

甜味剂是一类能赋予食品甜味的食品添加剂,按其来源可分为天然甜味剂和人工合成甜味剂,其中人工合成甜味剂又分为磺胺类、二肽类、蔗糖衍生物三类。人工合成甜味剂由于在人体内不进行代谢吸收、不提供热量或因为其用量极低而热量供应少且甜度是蔗糖的几十倍至几千倍,又被称为非营养型甜味剂或高倍(高甜度)甜味剂。甜味剂可以改善食品的口味而广泛应用,但如果滥用或过量使用此类食品添加剂则将出现卫生问题,可能对人体健康造成严重危害。美国国家科学研究会和国家科学院报告甜蜜素有促癌和致癌的可能。关于糖精钠的安全性一直有争议,能否引起人类致癌尚无定论。阿斯巴甜在人体胃肠道酶作用下可分解为苯丙氨酸、天冬氨酸和甲醇,不适于添加在苯丙酮酸尿患者食品中。国家卫生和计划生育委员会颁布的食品安全国家标准《食品添加剂使用标准》(GB 2760—2014)规定了糖精钠、甜蜜素、安赛蜜、阿斯巴甜、三氯蔗糖等人工合成甜味剂的应用范围和最大使用量。因此,开展食品中人工合成甜味剂的测定与安全评价是食品卫生监督的重要内容。

【背景材料】

因人工合成甜味剂具有高甜度,一些企业为了降低生产成本,增加食品口感,在产品中非法添加或过量添加人工甜味剂的问题时有发生。2005 年,在广州抽查儿童食品时发现,52% 的蜜饯存在人工合成甜味剂超标问题。2011 年,广东省在抽查饮料产品中发现部分饮料甜蜜素或糖精钠超标。2016 年,某知名品牌饮料被检出生产过程非法添加糖精钠。多年来,食品卫生监督部门在对全国蒸馏酒抽查检测过程中,多次发现蒸馏酒中非法添加人工合成甜味剂。因此,公共卫生工作或卫生执法监督需要准确了解食品中人工合成甜味剂的添加情况。

【问题及解答】

问题 1　食品中人工合成甜味剂的允许使用种类和最大使用量如何规定?

解答 1　食品中人工合成甜味剂使用标准参见《食品添加剂使用标准》(GB 2760—2014)。表 3-4 列举了饮料类食品中甜蜜素、糖精钠、三氯蔗糖等甜味剂的最大使用量。

表 3-4　常用甜味剂在饮料类食品中的最大使用量

甜味剂	食品名称	最大使用量 (g/kg)	备注
环己基氨基磺酸钠(甜蜜素)	饮料类(水除外)	0.65	以环己基氨基磺酸计,固体饮料按稀释倍数增加使用量
三氯蔗糖(蔗糖素)	饮料类(水除外)	0.25	
糖精钠	冷冻饮品(食用冰除外)	0.15	以糖精计
L-α-天冬氨酰-N-(2,2,4,4-四甲基-3-硫化三亚甲基)-D-丙氨酰胺(阿力甜)	冷冻饮品(食用冰除外)	0.1	
	饮料类(包装饮用水除外)	0.1	固体饮料按稀释倍数增加使用量
天门冬酰苯丙氨酸甲酯(阿斯巴甜)	碳酸饮料	0.6	固体饮料按稀释倍数增加使用量
	茶、咖啡、植物(类)饮料	0.6	固体饮料按稀释倍数增加使用量
天门冬酰苯丙氨酸甲酯乙酰磺胺酸	饮料类(包装饮用水除外)	0.68	固体饮料按稀释倍数增加使用量
	冷冻饮品(食用冰除外)	0.68	
乙酰磺胺酸钾(安赛蜜)	冷冻饮品(食用冰除外)	0.3	
	饮料类(包装饮用水除外)	0.3	固体饮料按冲调倍数增加使用量
索马甜		0.025	固体饮料按稀释倍数增加使用量

问题 2　食品中人工合成甜味剂的测定方法是什么?

解答 2　主要参考国家标准方法和相关文献资料。饮料中人工合成甜味剂的常用分析方法有:高效液相色谱法(紫外检测、蒸发光散射检测、示差折光检测)、高效液相色谱-串联质谱检测、高效毛细管电泳法、离子色谱法、薄层色谱法等。每种检测方法都有其自身的特点和适用范围,应根据实际问题的分析要求和实验目的、实验室条件和技术能力等合理选择。

【实验要求】

1. 掌握食品中不同人工合成甜味剂的分析测定原理、测定方法比较及分析结果的卫生学评价方法。

2. 熟悉食品中人工合成甜味剂含量的限定标准,分析方法选择的依据、原则及所需的仪器设备。

3. 了解食品中人工合成甜味剂食品安全国家标准及含量测定的卫生学意义。

【实验方法】

本实验以食品中甜蜜素、糖精钠、安赛蜜、三氯蔗糖的测定为例进行说明。

一、高效液相色谱-蒸发光散射法

（一）实验原理

利用固相萃取,净化、富集后采用反相 C_{18} 色谱柱分离,高效液相色谱-蒸发光散射检测器检测,根据保留时间定性,以峰面积定量。

（二）仪器与试剂

高效液相色谱仪:配有蒸发光散射检测器;涡旋混合器;离心机;超声波;水浴锅。

固相萃取柱。

乙腈和甲醇(色谱纯);甜蜜素、糖精钠、安赛蜜标准物质(纯度≥99.0%),三氯蔗糖标准物质(纯度≥98.5%)。

（三）实验步骤

1. 样品处理　包括样品的提取和固相萃取净化两个步骤。具体步骤依据实验室具体条件和样品情况而定。可以参考使用0.1%(V/V)甲酸缓冲液(pH 3.5)进行提取,利用 C_{18} 固相萃取小柱净化浓缩。

2. 标准系列溶液配制　4种人工合成甜味剂分别以超纯水配制成浓度为 5.0mg/ml 的标准储备液,于4℃冰箱中保存。使用时用流动相逐级稀释,得到 $30\mu g/ml$、$50\mu g/ml$、$80\mu g/ml$、$100\mu g/ml$、$120\mu g/ml$、$500\mu g/ml$ 和 $1000\mu g/ml$ 系列标准溶液。

3. 样品测定

(1)仪器条件:色谱柱(150mm×4.6mm,3μm)或者等同效能色谱柱;流动相为0.1%甲酸缓冲液(氨水调节 pH=3.5)-甲醇(61:39,V/V);流速为 0.7ml/min;进样体积为20μl。

蒸发光散射检测器条件:按照不同品牌蒸发光散射监测器在高水相流动相条件下的要求设置。例如蒸发光散射器蒸发温度40℃,雾化气体为空气,载气流量为 2.5L/min,载气压力为 0.322MPa。

(2)标准曲线的绘制:取待测物标准工作液分别进样 20.0μl,在上述色谱条件下测定峰面积,绘制峰面积-待测物浓度(mg/ml)标准曲线,曲线方程依据蒸发光散射检测原理,见下式:

$$y = bx^a$$

式中:y 为峰面积;a、b 与蒸发室温度、流动相性质等实验条件有关的常数;x 为待测物的浓度,单位为 mg/ml。

(3)试样测定:取试样进样 20.0μl 进行高效液相色谱分析,以保留时间定性,利用标准曲线峰面积定量。

(四)实验结果

以标准物质的浓度(x)为横坐标,峰面积(y)为纵坐标,绘制标准曲线计算回归方程。根据样品的峰面积,从标准曲线中查得对应浓度,计算样品中每种甜味剂的含量。

同一样品重复多次测量,以峰面积计算相对标准偏差。以 S/N=3 计算检出限。在样品中加入与检测量相接近的待测物,经样品前处理、仪器分析测定后计算回收率。

二、高效液相色谱-串联质谱法

(一)实验原理

液体食品(如蒸馏酒)用水稀释定容后过滤膜,供液相色谱-串联质谱法测定,外标法定量。

(二)仪器与试剂

1. **仪器与器皿**　液相色谱-串联质谱仪,配有电喷雾(ESI)离子源,分析天平,感量 0.1mg 和 0.01g,超声波提取器。

2. **实验试剂**

(1)甲醇,色谱纯。

(2)乙酸铵,色谱纯。

(3)乙酸铵溶液(10mmol/L):0.77g 乙酸铵加超纯水超声溶解定容至 1000ml。

(4)甜蜜素、糖精钠、安赛蜜标准物质(纯度≥99.0%),三氯蔗糖标准物质(纯度≥98.5%)。实验用水为超纯水;0.22μm 滤膜(水相)。

(三)实验步骤

1. **样品处理**　将样品充分振摇混匀,分装在洁净容器内作为试样,标明标记;常温下保存。

称取样品 5g(精确至 0.01g),用水定容至 50ml 容量瓶中,过 0.22μm 滤膜,供液相色谱-串联质谱仪测定。

2. **标准溶液的配制**

(1)标准储备溶液(1.0mg/ml):准确称取每种标准物质 10.0mg 溶解后分别转移至 10ml 容量瓶中,用超纯水定容至刻度,混匀。

(2)标准中间溶液(10.0μg/ml):分别吸取 1.0ml 各标准储备溶液于 100ml 容量瓶中,用超纯水定容至刻度。

(3)标准工作溶液:由于三种甜味剂在质谱上响应有差异,分别配制各种物质的标准工作溶液。准确移取一定体积的标准中间溶液,根据需要用水稀释成甜蜜素(ng/ml)浓度为 5.0、10.0、

20.0、40.0、60.0、80.0、100.0、200.0 系列标准工作溶液；糖精钠浓度（ng/ml）为 10.0、20.0、40.0、60.0、80.0、100.0 系列标准工作溶液；安赛蜜浓度（ng/ml）为 5.0、10.0、20.0、40.0、60.0、80.0 系列标准工作溶液；三氯蔗糖浓度（ng/ml）为 20.0、40.0、60.0、80.0、100.0、200.0、400.0 系列标准工作溶液。用前配制。

3. 样品测定

（1）液相色谱条件：色谱柱为 C_{18} 柱（4.6mm×150mm，5μm），或同等效能色谱柱；进样量为 10μl；流速为 800μl/min；柱温为 30℃

流动相为 A：10mmol/L 乙酸铵溶液；B：甲醇。梯度洗脱条件见表 3-5。

表 3-5 梯度洗脱条件

时间/min	流速/（μl/min）	流动相 A/（%）	流动相 B/（%）
0.0	800	90	10
1.0	800	90	10
1.2	800	10	90
4.5	800	10	90
5.0	800	90	10
10.0	800	90	10

（2）质谱条件：离子源为电喷雾离子源；扫描方式为负离子扫描；检测方式为多反应监测；电喷雾电压为 -4500V；雾化器压力为 55psi；气帘气压力为 25psi；辅助气压力为 55psi；离子源温度为 600℃；定性离子对、定量离子对、碰撞能量和去簇电压见表 3-6。

表 3-6 4 种甜味剂定性离子对、定量离子对、碰撞能量和去簇电压

待测物	定性离子对（m/z）	定量离子对（m/z）	碰撞能量/V	去簇电压/V
甜蜜素	178.1/80.1	178.1/80.1	-65	-36
糖精钠	181.9/106.0	181.9/106.0	-41	-27
	181.9/42.1		-41	-46
安赛蜜	161.8/81.9	161.8/81.9	-43	-20
	161.8/78.0		-43	-43
三氯蔗糖	395.0/359.0	395.0/359.0	-81	-14
	397.0/361.0		-81	-14

（3）液相色谱-串联质谱测定：在仪器最佳工作条件下，用甜蜜素、糖精钠和安赛蜜混合标准工作溶液分别进样，以峰面积为纵坐标，混合标准工作溶液浓度为横坐标绘制标准曲线，用标准工作曲线对样品进行定量，应使样品溶液中 4 种甜味剂的响应值在仪器测定的线性范围内。若样品待测溶液中均出现所选择的两个离子对时，同时与标准品的相对丰度允许偏差不超过表 3-7

的范围,则可判断样品中存在被测物。

表 3-7　液相色谱-质谱法定性时相对离子丰度最大允许误差

相对丰度/%	相对离子丰度最大允许误差/%
>50	±20
>20~50	±25
>10~20	±30
≤0	±50

4. 空白试验　除不称取试样外,均按上述步骤同时完成空白试验。

(四)实验结果

1. 结果计算

$$X = \frac{C \times V}{m \times 1000}$$

式中:

X 为试样中被测组分残留量,单位为毫克每千克(mg/kg);

C 为从标准工作曲线得到的被测组分溶液浓度,单位为纳克每毫升(ng/ml);

V 为样品溶液最终定容体积,单位为毫升(ml);

m 为样品溶液所代表最终试样的质量,单位为克(g)。

2. 检出限　以信噪比不小于 3(S/N≥3)确定甜蜜素检出限为 0.02mg/kg;糖精钠检出限为 0.05mg/kg;安赛蜜检出限为 0.02mg/kg;三氯蔗糖检出限为 0.2mg/kg。

3. 回收率　甜蜜素、糖精钠和安赛蜜添加浓度范围为 0.1~0.8mg/kg,三氯蔗糖添加浓度范围为 0.4~2.0mg/kg,回收率为 81.1%~115.8%。

【结果评价】

1. 方法学评价　按照表 3-8 对本实验不同实验方法进行方法学评价。

表 3-8　食品中人工合成甜味剂检测方法学评价

评价指标	高效液相色谱法	高效液相色谱-质谱法
线性相关系数(r)		
检出限(LOD)		
方法重复性(RSD)		
加标回收率(%)		
优缺点		
评价结果		

2. **卫生学评价** 结合食品安全国家标准要求,按照表3-9对本次检测结果进行卫生学评价。

表3-9 人工合成甜味剂检测结果的卫生学评价表

样品	甜味剂	检测方法	检测结果	安全标准	是否超标

【思考题】

1. 食品中人工合成甜味剂的国家标准方法有哪些?

2. 比较液相色谱法、液相色谱-质谱法的优劣。

(王曼曼)

实验三十 生活饮用水挥发酚和重金属的检测与评价

【前言】

根据酚类能否与水蒸气一起蒸出,分为挥发酚和非挥发酚。挥发酚通常是指沸点在230℃以下的酚类,通常属于一元酚,苯酚、甲酚、二甲酚均为挥发酚。酚类物质属于高毒物质,人体摄入一定量时,可出现急性中毒症状;长期饮用被酚类污染的水,可引起不同程度的头昏、头痛、皮疹、皮肤瘙痒、精神不安、贫血及各种神经系统症状和食欲不振、吞咽困难、流涎、呕吐和腹泻等慢性消化道症状。当生活饮用水中含有酚类化合物时,可与水中余氯作用可产生特异的氯酚臭。挥发酚是生活饮用水的卫生安全指标。

生活饮用水中常见的重金属主要有铅、镉、铬、砷、汞等。重金属在水体中不能被微生物降解,但却能通过沉淀-溶解、氧化还原、配合作用、吸附-解吸等一系列物理化学作用,发生各种形态之间的相互转化,参与和干扰各种化学过程和物质循环过程,最终以一种或多种形态长期存留在水环境中,给人类的生活饮用水带来极大的安全隐患。长期饮用重金属离子污染的水会给人们正常的生理功能带来巨大的损伤。如铅对神经系统的损害是引起末梢神经炎,出现运动和感觉障碍等。

【背景材料】

挥发性酚以及重金属污染生活饮用水的事件时有发生。2012年2月3日镇江市民反映自来水出现异味,经调查确认自来水异味是一起酚污染水源事件。2012年7月9日,上海市某卫生局监督所接到社会举报电话,反映某居民家中的自来水存在异味,同属该居民住处附近一家工厂也反映自来水有异味,经监督所现场调查及实验室检查确认为水源水受暴雨影响而被挥发性酚类污染。2014年2月,某县若干个镇居民发现,自来水里有一股怪味,闻久了感觉恶心,想吐,烧开的白开水,喝到嘴里有一股像橡胶烧焦的味道。后经某水务局调查表明,因自来水水厂取水口挥发性酚超标,所以使得自来水水质受到影响。2010 年 3 月,湖南嘉禾县发生血铅事件,该县血铅中毒儿童超过 300 人。安徽怀宁县、陕西凤翔县、湖南武冈等地都发生过儿童血铅超标和儿童铅中毒事件。2012 年 1 月,广西龙江河宜州拉浪码头前 200 米水质重金属镉超标,使得沿岸及下游居民饮用水安全遭到严重威胁,当地居民受镉污染,出现手脚畸形,甚至失去劳动能力。

生活饮用水是人体摄入过量挥发酚和重金属的途径之一,生活饮用水中挥发酚和重金属中任何一项超标均为不合格,因此,加强对生活饮用水中挥发酚和重金属检测具有重要的卫生学意义。

【问题及解答】

问题 1 当生活饮用水受到挥发性酚类物质或重金属污染时,作为一名公共卫生相关专业人员,我们应如何处理?

解答 1 当怀疑生活饮用水受到挥发性酚类物质或重金属污染时,我们首先应停止供水,防止急性中毒事件发生,实时监测饮用水中污染物含量,寻找污染源,查找并确认污染的原因,采用恰当的方法治理受污染的水源。

问题 2 生活饮用水中挥发性酚类、重金属的限值为多少?

解答 2 《生活饮用水国家标准》(GB 5749—2006)对于挥发酚和重金属限值的规定如表 3-10 所示:

表 3-10 生活饮用水中挥发性酚类及重金属限值

物质	限值(mg/L)
挥发性酚类(以苯酚计)	0.002
铅	0.010
镉	0.005
砷	0.010
铬	0.050
汞	0.001

问题 3 生活饮用水中挥发性酚、重金属的测定方法有哪些?

解答 3 生活饮用水中挥发性酚的检测方法主要有:分光光度法、荧光光度法、气相色谱法、高效液相色谱法、气相色谱-质谱联用等。结合挥发性酚的特点、国家标准 GB 5749—2006、国家环境保护标准 HJ 744—2015,本实验选用 4-氨基安替比林分光光度法和气相色谱-质谱联用测定饮用水中的挥发酚含量,进行生活饮用水中挥发性酚的检测和评价。

生活饮用水中重金属的检测方法主要有电位溶出法、电感耦合等离子体质谱法(ICP-MS)、原子吸收光谱法、分光光度法、快速检测法、原子荧光法等。结合各重金属的特点、推荐性国家标准 GB/T 5750.6—2006,本实验选用石墨炉原子吸收法和电感耦合等离子体质谱法测定生活饮用水中重金属含量。

每种检测方法都有其自身的特点和适用范围,在具体的检测中,应根据实验目的、实验室条件和技术支撑能力并结合每种检测方法的特点和适用范围等合理选择检测方法。

【实验要求】

1. 掌握生活饮用水中挥发酚和重金属检测的原理、测定方法比较及检测结果的卫生学评价方法。

2. 熟悉生活饮用水中挥发酚和重金属含量测定的标准,检测方法选择的原则、依据及所需的仪器设备。

3. 了解生活饮用水中挥发酚和重金属国家卫生标准及含量测定的卫生学意义。

【实验方法】

一、4-氨基安替比林分光光度法测定挥发酚

(一)实验原理

酚类化合物于 pH 10.00 ± 0.2 介质中,在氧化剂铁氰化钾存在下,与 4-氨基安替比林反应生成红色的安替比林染料,直接比色(510nm)或经三氯甲烷萃取(460nm)后比色定量,反应式为:

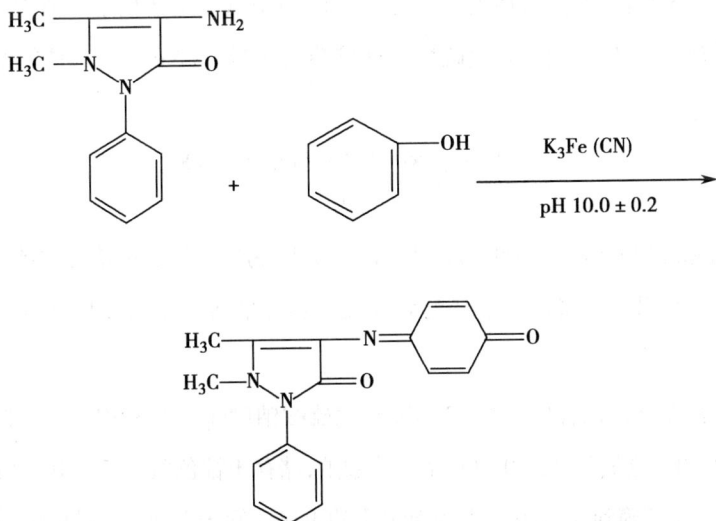

(二)仪器与试剂

1. 仪器与器皿 分光光度计,500ml 全玻璃蒸馏器,500ml 分液漏斗,10ml 具塞比色管,250ml 容量瓶。

2. 实验试剂

(1)三氯甲烷(AR)。

(2)1+9硫酸溶液。

(3)100.0g/L 硫酸铜($CuSO_4 \cdot 5H_2O$)溶液。

(4)5.0g/L 淀粉溶液(现配现用)。

(5)20.0g/L 4-氨基安替比林溶液(棕色试剂瓶储存,现配现用)。

(6)80.0g/L 铁氰化钾溶液(棕色试剂瓶储存,现配现用)。

(7)pH 9.8 氨水-氯化铵缓冲溶液:称取 20.0g 氯化铵(NH_4Cl),溶于 100ml 浓氨水,保存于冰箱中。

(8)0.1mol/L 溴酸钾-溴化钾溶液:称取 2.78g 干燥的溴酸钾($KBrO_3$),溶于纯水中,加入 10.0g 溴化钾(KBr),并稀释至 1000ml。

(9)酚标准储备溶液:溶解 1.0g 白色精制苯酚于 1000ml 纯水中,标定后保存于冰箱中,临用时将酚标准储备液用纯水稀释成 $1.00\mu g/ml$ 酚标准应用溶液。

(10)酚的精制:取苯酚于具空气冷凝管的蒸馏瓶中,加热蒸馏,收集 $182 \sim 184℃$ 的馏出部分。精制酚冷却后应为白色,密塞,储于 4℃冰箱中。

(11)酚标准储备溶液的标定:吸取 25.00ml 待标定的酚储备溶液于 250ml 碘量瓶中,加入 100ml 纯水,然后准备加入 25.00ml 溴酸钾-溴化钾溶液。立即加入 5ml 浓盐酸,盖严瓶塞,混匀。静置 10 分钟后,加入 1g 碘化钾,盖严瓶塞,摇匀,于暗处放置 5 分钟后,用 0.05000mol/L 硫代硫酸钠标准溶液滴定至呈浅黄色时,加入 1ml 淀粉溶液,继续滴定至蓝色刚好消失为止,记录用量。同时用纯水做试剂空白滴定,记录硫代硫酸钠标准溶液用量。按下式公式计算酚标准储备液的浓度:

$$c = \frac{(V_0 - V_1) \times 0.05000 \times 15.68 \times 1000}{10}$$

式中:c 为酚标准溶液(以苯酚计)的浓度,$\mu g/ml$;V_0 为空白试验中消耗的硫代硫酸钠标准溶液体积,ml;V_1 为滴定苯酚贮备液时消耗的硫代硫酸钠标准溶液体积,ml;15.68 为摩尔质量($1/6C_6H_5OH$),g/mol。

(12)硫代硫酸钠溶液的标定:称取 25.0g 硫代硫酸钠($Na_2S_2O_3 \cdot 5H_2O$)溶于 1000ml 煮沸放冷的水中,加入 0.40g 氢氧化钠或 0.20g 无水碳酸钠,储存于棕色瓶中,7~10 天后进行标定。

准确称取 0.1g(精确到 0.0001g)干燥至恒重的重铬酸钾于 250ml 碘量瓶中,加 2.0g 碘化钾,再加 20ml 硫酸(1+9),加塞摇匀,置暗处放置 10 分钟,加 150ml 纯水,用 0.1mol/L 硫代硫酸钠标准溶液滴定至淡黄色,加 1ml 淀粉溶液,继续滴定至蓝色变为亮绿色。同时做空白试验。平行滴定的误差不得大于 0.2%。按下式计算硫代硫酸钠溶液浓度(mol/L):

$$c = \frac{a \times 6 \times 25.00}{(V_1 - V_0)}$$

式中：c 为硫代硫酸钠标准溶液的浓度，mol/L；a 为重铬酸钾标准溶液的浓度，mol/L；V_1 为硫代硫酸钠标准滴定溶液滴定用量，ml；V_0 为空白试验硫代硫酸钠溶液的用量，ml。

本实验用水不得含酚及游离氯。最好使用超纯水，如无超纯水，则需于去离子水中滴加氢氧化钠溶液至 pH 12 以上，进行重蒸馏。在碱性溶液中，酚形成酚钠不被蒸出。

（三）实验步骤

1. 采集水样　用玻璃仪器采集水样。水样采集后应及时检查有无氧化剂存在。必要时加入过量的硫酸亚铁，立即加磷酸酸化至 pH 4.0（甲基橙指示），并加入适量（2ml）硫酸铜（1g/L），以抑制微生物对酚类的生物氧化作用，同时应冷藏（5~10℃），在采集 24 小时内进行测定。

2. 水样预处理

（1）量取 250ml 水样置于 500ml 全玻蒸馏瓶中，加数粒小玻璃珠以防暴沸，再加二滴甲基橙指示液，用磷酸溶液调节至 pH=4（溶液呈橙红色），加 5.0ml 硫酸铜溶液（如采样时已加过硫酸铜，则补加适量）。如加入硫酸铜溶液后产生较多量的黑色硫化铜沉淀，则应摇匀后放置片刻，待沉淀后，再滴加硫酸铜溶液，至不产生沉淀为止。

（2）连接冷凝器，加热蒸馏，至蒸馏出约 25ml 时，停止加热，放冷。向蒸馏瓶中加入 25ml 水，继续蒸馏至蒸馏出液为 250ml 为止。蒸馏过程中，如发现甲基橙的红色褪去，应在蒸馏结束后，再加 1 滴甲基橙指示液。如发现蒸馏后残液不呈酸性，则应重新取样，增加磷酸加入量，进行蒸馏。

3. 标准曲线的绘制　将水样馏出液全部转入 500ml 分液漏斗中，另取酚标准应用液 0、0.50、1.00、2.00、4.00、6.00、8.00、10.00ml，分别置于预先盛有 100ml 纯水的分液漏斗内，最后补加纯水至 250ml。向各分液漏斗内加入 2ml 氨水-氯化铵缓冲溶液，混匀。各加 4-氨基安替比林 1.5ml，混匀。再加 1.5ml 铁氰化钾溶液，充分混匀后，放置 10 分钟。加入 10.0ml 三氯甲烷，振摇 2 分钟，静置分层。

4. 光度测定　在分液漏斗颈部塞入滤纸将三氯甲烷萃取溶液缓缓放入干燥比色管中，用分光光度计，于 460nm 波长，用 2cm 比色皿，以三氯甲烷为参比，测量吸光度。经空白校正后，绘制吸光度对苯酚含量（mg）的标准曲线。

（四）实验结果

1. 结果计算

$$c = \frac{m}{V}$$

式中：c 为水样中挥发性酚（以苯酚计）的质量浓度，mg/L；m 为从标准曲线上查得的苯酚含量（以苯酚计），μg；V 为水样体积，ml。

2. 检出限（LOD）　通过计算得出，计算式：$LOD = KS_d/S$（K 根据一定的置信水平确定的系数，实验一般取 $K=3$。S_d 表示在相同条件下，11 次空白实验的标准偏差。S 表示标准曲线的斜率）。

3. 线性范围 线性范围下限计算公式:$10S_d/k$(S_d 表示在相同条件下,11 次空白实验的标准偏差。k 表示标准曲线的斜率),上限通过实验得出。

4. 重复性

(1)仪器重复性:在相同条件下,对同一样品重复测量多次,计算相对标准偏差(RSD)。

(2)方法重复性:样品预处理后,取相同试样至少 6 份,平行操作,分别计算每份平行样品中挥发酚的含量,计算 RSD。

5. 加标回收率 样品预处理后,取平行样品两份,在其中一份样品中加入一定量待测物。本实验可加一定体积酚标准应用液,尽量使加入的酚含量与样品中酚含量接近。然后平行操作,分别测量,计算加标回收率。

二、气相色谱-质谱法测定挥发酚

(一)实验原理

在酸性条件下(pH≤1),用液液萃取法提取水样中的挥发性酚类物质,经五氟苄基溴衍生化后气相色谱-质谱法(GC-MS)分离检测,以色谱保留时间和质谱特征离子进行定性,外标法进行定量。

(二)仪器与试剂

1. 仪器与器皿 气相色谱-质谱仪,氮吹浓缩仪,500ml 分液漏斗,10ml 比色管,100ml 容量瓶采样瓶(棕色磨口玻璃瓶)。

2. 实验试剂

(1)丙酮(色谱纯)。

(2)二氯甲烷(色谱纯)。

(3)1+1 硫酸溶液:取 50ml 硫酸($\rho = 1.84$g/ml),缓慢加入 50ml 水中,混匀。

(4)二氯甲烷-乙酸乙酯混合溶液:将二氯甲烷(色谱纯)和乙酸乙酯(色谱纯)按 4∶1 的体积比混合。

(5)无水硫酸钠:在马弗炉中 400℃烘烤 4 小时,冷却至室温,置于玻璃瓶中,于干燥器中保存。

(6)氯化钠:在马弗炉中 400℃烘烤 4 小时,冷却至室温,置于玻璃瓶中,于干燥器中保存。

(7)碳酸钾溶液(0.1g/ml):称取 1.0g 碳酸钾,溶于 10ml 水中,定容至 10ml。

(8)五氟苄基溴衍生化试剂:称取 0.500g 五氟苄基溴溶于 9.5ml 丙酮溶液中,4℃避光冷藏,可保存 2 周。

(9)酚的混合标准储备液(1.0g/L):分别称取 0.1g 苯酚、2-氯苯酚、对甲基苯酚、2,4-二氯苯酚于同一烧杯中,加入适量丙酮溶液使其溶解后转移到 100ml 容量瓶中并用丙酮溶液定容至刻度;临用时将酚的混合标准储备液用纯水稀释成 1μg/ml 酚标准应用溶液。

本方法中所用的纯水均为无酚纯水。

（三）实验操作

1. 采集水样　用玻璃仪器采集水样，采集样品后用硫酸溶液调 pH≤2。水样应充满样品瓶并加盖密封，4℃避光保存。

2. 水样预处理

（1）量取水样 250ml，用硫酸调 pH≤1，加入 15g 氯化钠，搅拌使其溶解后再加入 25ml 二氯甲烷-乙酸乙酯混合溶液，振摇萃取 10 分钟，静置分层。收集有机相，并经无水硫酸钠除水。重复三次上次萃取步骤，合并萃取液。采用氮吹浓缩装置浓缩萃取液。

（2）将氮吹浓缩仪温度设定为 30℃，小流量氮气将萃取液浓缩至 1.5~2.0ml，用 5~8ml 丙酮溶液洗涤浓缩器管壁，再用小流量氮气浓缩至 0.5ml，重复 2 次上述淋洗管壁和浓缩操作，最后用丙酮溶液定容至 10ml。

同时取 250ml 无酚水做空白试验。

3. 衍生化反应　在浓缩的丙酮溶液中，依次加入 100μl 五氟苄基溴衍生化试剂和 100μl K_2CO_3 溶液。盖好瓶塞，轻轻振摇、混匀。置于 60℃下衍生 60 分钟后，冷却至室温。经氮吹浓缩仪浓缩，用正己烷定容至 1ml。

4. 标准系列的制备　吸取酚标准应用液 0μl、50μl、100μl、150μl、200μl、300μl 及 500μl 置于 7 个 10ml 比色管中，用丙酮定容至刻度。其质量浓度分别为 0.0μg/ml、0.05μg/ml、0.10μg/ml、0.15μg/ml、0.20μg/ml、0.30μg/ml 及 0.50μg/ml。将标准溶液系列按步骤 3 进行衍生化和浓缩定容至 1ml，此时所得的 1ml 浓缩液中挥发性酚类化合物五氟苄基溴衍生物浓度为 0.0μg/ml、0.5μg/ml、1.0μg/ml、1.5μg/ml、2.0μg/ml、3.0μg/ml 及 5.0μg/ml。

5. 仪器设置

（1）气相色谱参考分析条件：进样口温度 270℃，不分流进样；柱流量 1.0ml/min（恒流）；柱箱温度 50℃，以 8℃/min 升温至 250℃并保持 10 分钟；进样量 1.0μl。

（2）质谱参考分析条件：四级杆温度 150℃；离子源温度 230℃；传输线温度 280℃；扫描模式为选择离子扫描（SIM）。

具体的仪器参数设置，可根据实验仪器进行调整，使工作条件调整至测挥发酚最佳状态。

6. 测定　在设置的仪器参数条件下，依次对标准系列溶液、空白溶液和样品溶液进行测定。以标准系列的浓度为横坐标，相应的酚类化合物五氟苄基溴衍生物定量离子的峰高或峰面积为纵坐标，绘制标准曲线。

（四）实验结果

1. 定性分析　将样品中目标物的保留时间（RRT）、辅助定性离子与目标离子峰面积比（Q）同标准品比较进行定性。

2. 定量分析　根据样品中酚类化合物五氟苄基溴衍生物定量离子的峰高或峰面积,依据下式进行计算:

$$c_s = \frac{(A_x - b) \times v_2}{a \times v_1}$$

式中:c_s 为水样中挥发性酚(以苯酚计)的质量浓度,μg/L;A_x 为目标化合物特征离子的峰高或峰面积;a 为标准曲线的斜率;b 为标准曲线的截距;v_1 为取样体积,ml;v_2 为样品萃取液衍生后浓缩定容体积,ml。

3. 检出限(*LOD*)　3 倍信噪比时所对应的样品浓度。即 S/N＝3 时的浓度。

4. 线性范围　同 4-氨基安替比林分光光度法。

5. 重复性　同 4-氨基安替比林分光光度法。

6. 加标回收率　同 4-氨基安替比林分光光度法。

三、石墨炉原子吸收光谱法测铅、镉

(一)实验原理

将样品或消化处理的样品注入石墨炉,通过程序升温将样品干燥、灰化及原子化,在其中形成的基态原子吸收来自同种元素空心阴极灯发出的特征谱线,通过比较样品溶液与标准溶液的吸光度值,从而确定样品中待测元素的浓度。

(二)仪器与试剂

1. 仪器与器皿　石墨炉原子吸收分光光度计(带背景扣除装置),铅、镉空心阴极灯,无油空气压缩机,氩气钢瓶,通风设备,容量瓶、移液管等。

2. 实验试剂

(1)硝酸(优级纯);1+1 硝酸溶液;1%(*V/V*)硝酸溶液。

(2)铅标准储备液溶液(1000μg/ml):称取 0.7990g 硝酸铅溶于约 100ml 纯水中,加入硝酸(ρ＝1.42g/ml)1ml 溶解后,定量转移到 500ml 容量瓶中,用水稀释至刻度。

(3)铅标准应用液(1.00μg/ml):用 1% 硝酸溶液将标准储备液逐级稀释配制成含铅1.00μg/ml 的标准应用液。

(4)镉标准储备液溶液(1000μg/ml):准确称取 0.5000g 金属镉,加 5ml 硝酸(1∶1)溶解,移入 500ml 容量瓶,加水稀释至刻度,摇匀。

(5)镉标准应用液(0.10μg/ml):用 1% 硝酸溶液将标准储备液逐级稀释配制成含镉0.10μg/ml 的标准应用液。

(6)基体改进剂(0.2%磷酸二氢铵):称取 2g 磷酸二氢铵,用 1% 硝酸溶解并稀释到 100ml。

本实验用水均为去离子水,试剂为分析纯或优级纯。

（三）实验步骤

1. 样品处理 澄清的水样可以直接进样测定,悬浮物较多的水样,需消化后测定,操作如下:取水样200ml于250ml锥形瓶中,加入5ml浓硝酸及数粒玻璃珠,电炉上消化至澄清,继续加热至近干,加入2.5ml(1+1)硝酸,冷却后用水定容至25ml,摇匀待测。同时取200ml去离子水做空白试验。

2. 标样的配制

（1）铅标准溶液系列:分别吸取0.00ml、0.10ml、0.20ml、0.30ml、0.40ml、0.50ml、0.70ml、0.90ml铅标准应用液于10ml比色管中,用1%硝酸溶液定容,得0.0ng/ml、10.0ng/ml、20.0ng/ml、30.0ng/ml、40.0ng/ml、50.0ng/ml、70.0ng/ml、90.0ng/ml的铅标准溶液系列。

（2）镉标准溶液系列:吸取镉标准应用液0.00ml、0.10ml、0.20ml、0.30ml、0.50ml、0.70ml、0.90ml、1.00ml于10ml比色管中用1%硝酸溶液定容,得0.0ng/ml、1.0ng/ml、2.0ng/ml、3.0ng/ml、5.0ng/ml、7.0ng/ml、9.0ng/ml、10.0ng/ml的镉标准溶液系列。

3. 工作条件的设置 石墨炉原子吸收光谱法测定铅、镉的升温参数见表3-11。

铅的测定条件设置:波长283.3nm;光谱带宽0.4nm;灯电流2.0mA;氩气流量200ml/min;氘灯或塞曼效应扣背景。

镉的测定条件设置:波长228.8nm;光谱带宽2.0nm;灯电流0.1mA;氩气流量200ml/min;氘灯或塞曼效应扣背景。

表3-11 石墨炉原子吸收光谱法测定铅、镉的升温参数

	干燥	灰化	原子化	净化
温度/℃	120	600	1700	1800
时间/s	10	10	3	2

4. 样品测定

（1）标准曲线的绘制:取10μl标准系列溶液和10μl基体改进剂,一同注入石墨炉,测量吸光度,以吸光度对浓度绘制标准曲线或求出直线回归方程。

（2）样品测定:分别吸取10μl样品或空白溶液和10μl基体改进剂,一同注入石墨炉测定吸光度值,根据标准曲线或回归方程计算含量。

（四）实验结果

1. 结果计算

$$c = \frac{a \times V_1}{V_2}$$

式中:c为样品中铅或镉的含量,$\mu g/ml$;a为从校准曲线查出或用回归方程计算的样品中铅或镉的浓度,$\mu g/ml$;V_1为样液定容体积,ml;V_2为水样体积,ml。

2. 检出限（*LOD*）　通过计算得出,计算式:$L=KS_d/S$（K根据一定的置信水平确定的系数,实验一般取$K=3$。S_d表示在相同条件下,11次空白实验的标准偏差。S表示标准曲线的斜率）。

3. 线性范围　线性范围下限计算公式:$10S_d/k$（S_d表示在相同条件下,11次空白实验的标准偏差。k表示标准曲线的斜率）,上限通过实验得出。

4. 重复性

（1）仪器重复性:在相同条件下,对同一样品重复测量多次,计算相对标准偏差（*RSD*）。

（2）方法重复性:样品预处理后,取相同试样至少6份,平行操作,分别计算每份平行样品中铅（或镉）的含量,计算*RSD*。

5. 加标回收率　样品预处理后,取平行样品两份,在其中一份样品中加入一定量待测物。本实验可加一定体积铅（或镉）标准应用液,尽量使加入的铅（或镉）含量与样品中铅（或镉）含量接近。然后平行操作,分别测量,计算加标回收率。

四、电感耦合等离子体质谱法（ICP-MS）测定重金属

（一）实验原理

ICP-MS由离子源和质谱仪两个主要部分构成。样品溶液经过雾化由载气送入ICP炬焰中,经过蒸发、解离、原子化、电离等过程,转化为带正电荷的正离子,经离子采集系统进入质谱仪,质谱仪经过质荷比进行分离。对于一定的质荷比,质谱积分面积与进入质谱仪中的离子数成正比,即样品浓度与质谱的积分面积成正比,通过测量质谱的峰面积来测定样品中的元素的浓度。

（二）仪器与试剂

1. 仪器　电感耦合等离子体质谱仪;超纯水制备仪。

2. 试剂

（1）硝酸（$\rho=1.42g/ml$）:优级纯。

（2）硝酸（1+99）溶液。

（3）纯水:电阻率大于18.0MΩ·cm。

（4）各种元素标准储备液:选用相应浓度的标准溶液,并稀释到所需浓度。

（5）混合标准使用液:取适量的标准储备液用硝酸（1+99）溶液逐级稀释至相应浓度,配制成下列浓度的混合标准使用液:砷、铬、镉、铅（$\rho=1.0\mu g/ml$）;汞（$\rho=0.1\mu g/ml$）。

（6）质谱调谐液:推荐选用锂、钇、铈、铊、钴为质谱调谐液,混合溶液Li、Y、Ce、Tl、Co的浓度为10ng/ml。

（7）内标溶液:推荐选用锂、钪、锗、钇、铟、铋为内标溶液,混合溶液Li、Sc、Ge、Y、In、Bi的浓度为10μg/ml,使用前用硝酸（1+99）溶液稀释至1μg/ml。推荐使用:砷用Ge;镉用In;铬用Sc;铅、汞用Bi。

（三）实验步骤

1. **仪器操作** 使用调谐液调整仪器各项指标,使仪器灵敏度、氧化物、双电荷分辨率等各项指标达到测定要求。仪器参考条件如下:RF 功率为 1280W、载气流量为 1.14L/min、采样深度为 7mm、雾化器为 Barbinton 型、采样锥类型为镍锥。

2. **标准系列的制备** 吸取混合标准使用液,用硝酸(1+99)溶液配制成砷、铬、镉、铅、浓度为 0、0.5ng/ml、1ng/ml、10ng/ml、50ng/ml、100.0ng/ml;汞浓度为 0、0.1ng/ml、0.5ng/ml、1ng/ml、1.5ng/ml、2ng/ml 的标准系列。

3. **测定** 开机,当仪器真空度达到要求时,用调谐液调整仪器各项指标,仪器灵敏度、氧化物、双电荷、分辨率等各项指标达到测定要求后,编辑测定方法、干扰方程及选择各测定元素,引入在线内标溶液,观测内标灵敏度、调 P/A 指标,符合要求后,将试剂空白、标准系列、样品溶液分别测定。选择各元素内标,选择各标准,输入各参数,绘制标准曲线,计算回归方程。

4. **计算** 以样品管中各元素的信号强度 CPS,从标准曲线或回归方程中查得样品管中各元素的质量浓度(mg/ml 或 μg/ml)。

注意:

1. 本法各元素最低检测质量浓度(μg/L)分别为:砷,0.09;镉,0.06;铬,0.09;铅,0.07;汞,0.07。

2. 由于汞元素容易沉积在镍的采样锥或截取锥上,饮用水中汞含量很低,因而引入仪器的汞标准溶液浓度范围应尽量低,满足测定需要即可。汞的标准溶液、标准系列最好单独配制,标准系列现配现用。

【结果评价】

1. **方法学评价** 按照表 3-12 对本实验采用的方法进行方法学评价。

表 3-12　生活饮用水中的挥发酚和重金属含量检测方法学评价表

评价指标	挥发酚的检测		重金属的检测	
	4-氨基安替比林分光光度法	气相色谱-质谱法	石墨炉原子吸收	ICP-MS
线性相关系数(r)				
线性范围				
检出限(LOD)				
仪器重复性(RSD)				
方法重复性(RSD)				
加标回收率(%)				
优缺点				
评价结果				

2. 卫生学评价 结合生活饮用水国家标准要求,按照表 3-13 对本次检测结果进行卫生学评价。

表 3-13 生活饮用水中的挥发酚和重金属含量检测结果的卫生学评价表

检测项目	检测方法	检测结果	安全标准	是否超标

【思考题】

1. 4-氨基安替比林光度法测定水中挥发性酚的干扰有哪些? 如何消除这些干扰?

2. 简述气相色谱-质谱法测定挥发酚的原理。

3. 石墨炉原子吸收法与 ICP-MS 相比较,各具有哪些显著特点?

(丁 萍)

实验三十一 腌制品中亚硝酸盐的测定与评价

【前言】

腌制品是我国居民餐桌上传统食品之一。常见的腌制品有腌肉、腌菜和腌制蛋等。这类产品其色、香、味、形俱佳,备受人们青睐。

硝酸盐和亚硝酸盐是腌制品制作中常用的发色剂、护色剂和防腐剂。腌制品原料本身、环境污染以及加工过程中加入的食盐均可能含有一定量的硝酸盐以及微量亚硝酸盐,腌制过程中硝酸盐又可被微生物还原为亚硝酸盐。因此,亚硝酸盐是腌制品中常见的一种化合物。亚硝酸盐毒性较大,进入人体内可造成机体缺氧,中毒症状主要表现为发绀。亚硝酸盐中毒后会出现恶心、头晕、全身无力、嗜睡等症状;皮肤呈蓝褐、蓝灰或蓝黑色,一般以口唇、指端最为明显;严重者呼吸困难、昏迷、抽搐;一般在食后 0.5 小时内发生,如不及时抢救,可在 2 小时内死亡。另外,在体内胃酸的作用下,亚硝酸盐可与蛋白质代谢中间产物——仲胺反应生成亚硝胺,亚硝胺具有较强的毒性和致癌性。因此,腌制品中亚硝酸盐的检测具有重要的卫生学意义。

【背景材料】

生活中,有关因食用腌制品而导致亚硝酸盐中毒的事件时有发生。2015 年 6 月,某市医院先后来了 14 位病人,主要症状表现为口唇发紫、头晕、呕吐等。医生询问后发现,14 位病人之前均食用了同一食品店购买的卤制鸭。当地有关部门立即展开追踪调查,不仅从病人的呕吐物中检测出了亚硝酸盐,而且发现该卤鸭店店主在卤制鸭的加工过程中使用了亚硝酸盐。随后工作人员对卤制鸭中亚硝酸盐含量进行了准确测量,发现严重超标,最终定性为一起亚硝酸盐中毒事件。另外,亚硝酸盐为白色至淡黄色粉末或颗粒状,味微咸,易溶于水,外观及滋味都与食盐相似,也有因混放误用、误食导致亚硝酸盐中毒死亡的案例。

公共卫生实践和卫生执法监督过程中常常遇到产品中亚硝酸盐超标使用的事件。2015年10月底，某肉店老板赵某某购买生牛肉进行腌制，为去除牛肉血水及增加牛肉色泽，按照自己的习惯经验将若干亚硝酸盐和食盐混合搅拌涂抹在牛肉块上，放入缸里腌制。2015年12月3日，某市食品药品监督管理局对该肉店进行抽样查验，结果在送检的牛肉样品中检测出亚硝酸盐含量为243mg/kg，严重超出食品安全国家标准，足以造成严重食物中毒事故。因此，无论是生活还是卫生执法监督，都面临亚硝酸盐的卫生和检测问题。

【问题及解答】

问题1　作为一名预防医学或卫生检验专业人员，遇到相关的食物中毒事件，应如何着手解决问题？

解答1　公共卫生事件发生后，重点是要查找并确认事故的原因。首先要充分了解事件的流行病学调查资料和中毒症状，初步判断可能的中毒因素。然后选用最为快速、便捷的方法对可疑样品中可能的致毒因素进行定性检测，进一步结合专业实验室条件，依据相关检测标准对样品含有的可疑毒物进行定量分析。最后对检测结果进行评估和判定。

问题2　食品中亚硝酸盐的使用量、残留量和污染限量是如何规定的？

解答2　我国食品安全国家标准GB 2760—2014和GB 2762—2017对食品中亚硝酸盐的最大使用量、允许最大残留量和可能的污染限量作出了明确规定（表3-14）。

表3-14　食品中亚硝酸盐最大使用量、残留量和污染限量

食品类别（名称）	最大使用量（g/kg）	允许最大残留量或污染限量（亚硝酸钠计，mg/kg或mg/L）
腌肉制品（如咸肉、腊肉、板鸭、中式火腿、腊肠等）	0.15	30
酱卤肉制品*	0.15	30
熏、烧、烤肉类*	0.15	30
油炸肉类*	0.15	30
西式火腿类*	0.15	70
灌肠类*	0.15	30
发酵肉制品类*	0.15	30
肉罐头类*	0.15	50
腌渍蔬菜	—	20
生乳	—	0.4
乳粉	—	2.0
婴幼儿配方食品	—	2.0
婴幼儿谷类辅助食品	—	2.0
婴幼儿罐装辅助食品	—	4.0

注：表中"*"表示都有可能采用腌制工艺；"—"表示不允许添加

问题3　腌制品中亚硝酸盐的测定有哪些方法?

解答3　腌制品中亚硝酸盐的检测方法主要有:快速检验法、离子色谱法、分光光度法、荧光光度法、伏安法、极谱法、高效液相色谱法、气相色谱法等。每种检测方法都有其自身的特点和适用范围,应根据实验目的、实验室条件和技术支撑能力等合理选择检测方法。结合亚硝酸盐的特点、国家标准 GB 5009.33—2016,本实验选用快速检验法、分光光度法和离子色谱法进行检测和评价。

【实验要求】

1. 掌握腌制品中亚硝酸盐检测的原理、测定方法比较及检测结果的卫生学评价方法。

2. 熟悉腌制品中亚硝酸盐含量测定的标准,检测方法选择的原则、依据及所需的仪器设备。

3. 了解腌制品中亚硝酸盐的食品安全国家标准及含量测定的卫生学意义。

【实验方法】

一、分光光度法

(一)实验原理

样品经匀浆、沉淀蛋白质并除去脂肪后,在酸性条件下,亚硝酸盐与对氨基苯磺酸发生重氮化生成重氮盐,再与盐酸萘乙二胺偶合形成紫红色偶氮化合物,在最大吸收波长处(538nm)测定吸光度,标准曲线法定量。

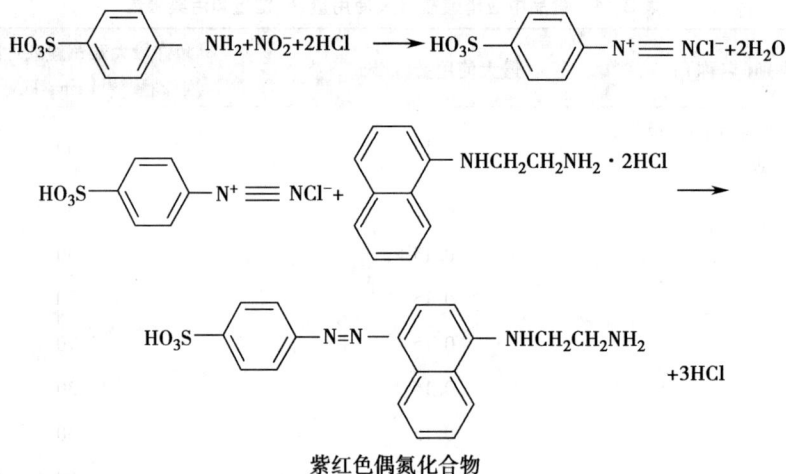

紫红色偶氮化合物

(二)仪器与试剂

1. **仪器与器皿**　分光光度计,分析天平(感量为 0.1mg 和 1mg),组织捣碎机,恒温干燥箱。50ml、100ml、500ml、1000ml 容量瓶,50ml 具塞比色管,500ml 量筒,100ml、250ml、500ml 烧杯,1ml、2ml、5ml、10ml 刻度吸管。

2. **实验试剂**

(1)饱和硼砂溶液:称取 5.0g 硼酸钠($Na_2B_4O_7 \cdot 10H_2O$),溶于 100ml 热水中,冷却后备用。

（2）亚铁氰化钾溶液（106.0g/L）：称取 106.0g 亚铁氰化钾［$K_4Fe(CN)_6 \cdot 3H_2O$］，用适量水溶解，并稀释至 1000ml。

（3）乙酸锌溶液（220.0g/L）：称取 220.0g 乙酸锌［$Zn(CH_3COO)_2 \cdot 2H_2O$］，先加 30.0ml 冰乙酸溶解，再用水稀释至 1000ml。

（4）亚硝酸钠标准溶液（200.0μg/ml）：准确称取 0.1000g（使用前于 110～120℃ 干燥至恒重），用适量水溶解，转移至 500ml 容量瓶中，用水定容至刻度，混匀。

（5）亚硝酸钠标准使用液（5.00μg/ml）：临用前，吸取亚硝酸钠标准溶液 2.50ml，置于 100ml 容量瓶中，用水定容至刻度。

（6）对氨基苯磺酸溶液（4.0g/L）：称取 0.4g 对氨基苯磺酸，溶于 100ml 20%（V/V）盐酸溶液中，混匀，置于棕色试剂瓶中，避光保存。

（7）盐酸萘乙二胺溶液（2.0g/L）：称取 0.2g 盐酸萘乙二胺，溶于 100ml 水中，混匀，置于棕色试剂瓶中，避光保存。

实验用亚硝酸钠、硼酸钠（$Na_2B_4O_7 \cdot 10H_2O$）、亚铁氰化钾［$K_4Fe(CN)_6 \cdot 3H_2O$］、乙酸锌［$Zn(CH_3COO)_2 \cdot 2H_2O$］、对氨基苯磺酸（$C_6H_7NO_3S$）、盐酸萘乙二胺（$C_{12}H_{14}N_2 \cdot 2HCl$）、浓盐酸和冰乙酸均为分析纯，实验用水为超纯水（0.45μm 水相微孔滤膜过滤；电阻率≥18.2MΩ·cm，25℃）。

（三）实验步骤

1. 样品处理

（1）试样预处理：取腌制品可食部分，切碎混匀，用四分法取适量，用组织捣碎机制成匀浆，备用。如需加水应记录加水量。

（2）提取：称取 5g（精确至 0.01g）试样匀浆（如制备过程中加水，应按加水量折算），置于 50ml 烧杯中，加 12.5ml 饱和硼砂溶液，搅拌均匀，以 70℃ 左右的水约 300ml 将试样洗入 500ml 容量瓶中，于沸水浴中加热 15 分钟，取出置冷水浴中冷却，并放至室温。

（3）净化：在上述提取液中加入 5ml 亚铁氰化钾溶液，摇匀，再加入 5ml 乙酸锌溶液，加水定容至刻度，摇匀。放置 30 分钟，除去上层脂肪，上清液用滤纸过滤，弃去初滤液约 30ml，滤液备用。

2. 标准系列溶液配制　吸取 0.00ml、0.20ml、0.40ml、0.60ml、0.80ml、1.00ml、1.50ml、2.00ml、2.50ml 亚硝酸钠标准使用液，分别置于 9 支 50ml 具塞比色管中。于每支比色管中加入 2ml 对氨基苯磺酸溶液，混匀，静置 3～5 分钟后，各加入 1ml 盐酸萘乙二胺溶液，用水定容至刻度，混匀，静置 15 分钟，备测。此标准系列溶液中亚硝酸钠含量依次为 0.00μg、1.00μg、2.00μg、3.00μg、4.00μg、5.00μg、7.50μg、10.00μg、12.50μg。

3. 样品测定　吸取 40.0ml 样品净化后滤液于 50ml 具塞比色管中，加入 2ml 对氨基苯磺酸溶液，混匀，静置 3～5 分钟后，加入 1ml 盐酸萘乙二胺溶液，用水定容至刻度，混匀，静置 15 分钟。

用 1cm 比色杯,以标准系列零号管溶液为参比,于 538nm 波长处分别测定标准系列和试样溶液吸光度。以标准系列浓度为横坐标,吸光度为纵坐标,绘制标准曲线,并从标准曲线上对应出试样溶液中亚硝酸钠的含量 m_x。

(四)实验结果

1. 结果计算　样品中亚硝酸盐(以亚硝酸钠计)的含量按下式计算。

$$X = \frac{m_x \times 1000}{m \times \dfrac{V_1}{V_0} \times 1000}$$

式中:X 为样品中亚硝酸盐(以亚硝酸钠计)的含量,mg/kg;m_x 为测定试样溶液中亚硝酸钠的含量,μg;m 为试样质量,g;V_1 为测定用试样溶液的体积,ml;V_0 为试样处理液总体积,ml。

2. 检出限　在相同条件下,对空白溶液连续测定多次(≥6 次),吸光度 3 倍标准偏差所对应的待测物的浓度(D_c),换算为单位质量原材料样品中对应的待测物的质量(D_m)。

3. 重复性

(1)仪器重复性:在相同条件下,对同一样品重复测量多次,计算相对标准偏差(RSD)。

(2)方法重复性:样品预处理后,取相同试样至少 6 份,平行操作,分别计算每份平行样品中亚硝酸盐的含量,计算 RSD。

4. 加标回收率　样品预处理后,取平行样品两份,在其中一份样品中加入一定量待测物。本实验可加一定体积亚硝酸钠标准使用液,尽量使加入的亚硝酸钠含量与样品中亚硝酸钠含量接近。然后平行操作,分别测量,计算加标回收率。

二、离子色谱法

(一)实验原理

样品匀浆后,进行亚硝酸盐的提取和净化,以氢氧化钾溶液为淋洗液,经阴离子交换柱分离,电导检测器检测。以保留时间定性,峰高或峰面积标准曲线法定量。

(二)仪器与试剂

1. 仪器与器皿　离子色谱仪(带自动进样装置、电导检测器),分析天平(感量为 0.1mg 和 1mg),离心机(转速≥10000rpm),组织捣碎机,超声波清洗器,恒温干燥箱,水浴箱,真空泵;抽滤器;0.22μm 水性滤膜针头滤器,净化柱(包括 C_{18} 柱、Ag 柱和 Na 柱或等效柱),1.0ml、2.5ml 注射器,5ml、10ml 离心管,50ml、100ml、250ml、500ml 烧杯,100ml 量筒,10ml、100ml、500ml 容量瓶,1ml、2ml、5ml、10ml 刻度吸管。

实验所有玻璃器皿使用前均需依次用 2mol/L 氢氧化钾溶液和水分别浸泡 4 小时,然后用水冲洗 3~5 次,晾干后备用。

2. 实验试剂

(1)氢氧化钾淋洗贮备液(0.60mol/L):称取16.83g氢氧化钾固体,用水溶解并稀释至500ml,聚乙烯瓶保存。

(2)氢氧化钾淋洗使用液(6.0mmol/L):量取氢氧化钾淋洗贮备液5.00ml,用水稀释至500ml,混匀,用0.45μm水相微孔滤膜过滤,聚乙烯瓶保存。

(3)亚硝酸根离子标准贮备液(1000mg/L):准确称取0.1500g亚硝酸钠(于105℃±5℃下烘干2小时,干燥器内保存),用水溶解,转移至100ml容量瓶中,用水定容至刻度,混匀,转移至聚乙烯瓶中,于4℃以下冷藏、避光和密封保存,可保存1个月。

(4)亚硝酸根离子标准使用液(10.00mg/L):吸取硝酸根离子标准贮备液1.00ml,置于100ml容量瓶中,用水定容至刻度,混匀。

实验用氢氧化钾和亚硝酸钠均为色谱纯或优级纯,实验用水为超纯水(0.45μm水相微孔滤膜过滤;电阻率≥18.2MΩ·cm,25℃)。

(三)实验步骤

1. 样品处理

(1)试样预处理:取可食部分腌制品切碎混匀,用四分法取适量,用组织捣碎机制成匀浆,备用。如需加水应记录加水量。

(2)提取:称取5g(精确至0.01g)试样匀浆(如制备过程中加水,应按加水量折算),以80ml水洗入100ml容量瓶中,超声提取30分钟,每隔5分钟振摇一次,保持固相完全分散。于75℃水浴中恒温5分钟,取出放至室温,加水稀释至刻度,混匀。溶液经滤纸过滤后,取部分滤液于10 000rpm离心15分钟,上清液备用。

(3)净化:取上述备用的上清液约15ml,通过0.22μm水性滤膜针头滤器、C_{18}柱,弃去前面3ml洗脱液,收集后面洗脱液待测。如果样品中氯离子浓度大于100mg/L,则上清液需要依次通过针头滤器、C_{18}柱、Ag柱和Na柱,弃去前面7ml洗脱液,收集后面洗脱液待测。

上述固相萃取柱使用前需进行活化,具体活化程序参见相关资料。

2. 标准系列溶液配制 吸取亚硝酸根离子标准使用液0.00ml、0.10ml、0.20ml、0.50ml、1.00ml、2.00ml于6支10ml容量瓶中,用水定容至刻度。该标准系列溶液中亚硝酸根离子浓度依次为0.00mg/L、0.10mg/L、0.20mg/L、0.50mg/L、1.00mg/L、2.00mg/L。

3. 仪器工作条件 Dionex IonPac AS11-HC(250mm×4mm)或性能相当的阴离子色谱柱;IonPac AG11-HC型(50mm×4mm)或性能相当的保护柱;抑制器:连续自动再生膜阴离子抑制器或等效抑制装置;抑制电流:60mA±10mA;检测器:抑制性电导检测器;淋洗液流量:1.0ml/min;进样量:50μl(可根据实际情况进行调整)。

4. 样品测定 开启离子色谱仪,设定好仪器工作条件,待基线稳定后,在相同仪器工作条件,从低到高浓度依次进亚硝酸根离子标准系列溶液、样品空白和样品溶液,绘制色谱图,以保留时间定性,经图谱处理后,仪器自动以标准系列溶液中亚硝酸根离子浓度为横坐标,以相应的峰高或峰面积为纵坐标,绘制标准曲线,然后从标准曲线上直接对应出样品空白和样品溶液中亚硝酸根离子的浓度 c_0 和 c_x。

(四)实验结果

1. 结果计算 试样中亚硝酸盐(以 NO_2^- 计)的含量按下式计算。

$$X = \frac{(c_x - c_0) \times V \times 1000}{m \times 1000}$$

式中:X 为样品中亚硝酸根离子的含量,mg/kg;c_x 为测定试样溶液中亚硝酸根离子的浓度,mg/L;c_0 为样品空白中亚硝酸根离子的浓度,mg/L;V 为试样溶液总体积,ml。如将计算的试样中亚硝酸根离子的含量乘以换算因子系数 1.5,即得亚硝酸盐(以亚硝酸钠计)的含量。

2. 检出限 在相同测试条件下,3 倍基线噪声所对应的待测物的浓度(D_c),换算为单位质量原材料样品中对应的待测物的质量(D_m)。

3. 重复性

(1)仪器重复性:同分光光度法。

(2)方法重复性:同分光光度法。

4. 加标回收率 同分光光度法。

三、快速检验法——格氏法

目前,市场上有亚硝酸盐快速测定试剂盒、亚硝酸盐速测管及附带的比色板(卡)出售,可直接购买用于实验。

(一)实验原理

同分光光度法。

(二)仪器与试剂

1. 仪器与器皿 分析天平(感量为 1mg),组织捣碎机,离心机,50ml 具塞锥形瓶,25ml 量筒,1ml、5ml 刻度吸管,10ml 试管,5ml、10ml 离心管,药匙。

2. 实验试剂

(1)格氏试剂:取 0.50g 对氨基苯磺酸、0.05g 盐酸萘乙二胺和 4.50g 酒石酸置于研钵中研磨均匀,密封存于广口瓶内备用。

(2)亚硝酸钠标准溶液(0.20g/L):准确称取 0.10g,用适量水溶解,转移至 500ml 容量瓶中,用水定容至刻度,混匀。

(3)亚硝酸钠标准使用液(5.0μg/ml):临用前,吸取亚硝酸钠标准溶液 2.50ml,置于 100ml

容量瓶中,用水稀释至刻度。

对氨基苯磺酸、盐酸萘乙二胺、酒石酸、乙酸、亚硝酸钠均为分析纯,实验用水为超纯水。

(三)实验步骤

1. 取 5~10g 检材切细捣碎置于 50ml 具塞锥形瓶中,加 20ml 水和 1ml 乙酸,振摇数分钟后,取上清液或离心后的滤液 5ml 置于 10ml 试管中。

2. 另取两支 10ml 试管,在一支试管中加入一定体积亚硝酸钠标准使用液和水(总体积为 5ml)做对照,在另一支试管中加入 5ml 水做空白。

3. 向每支试管中各加入一小匙格氏试剂,摇匀。数分钟后,如果对照管和样品管呈现紫红色,而空白管不显色,则表明样品中含有亚硝酸盐。

(四)实验结果

根据对照管与样品管颜色的深浅,初步判断样品中亚硝酸的含量范围。

【结果评价】

1. 方法学评价 按照表 3-15 对本实验进行的 3 种实验方法进行方法学评价。

表 3-15 亚硝酸盐检测的方法学评价

评价指标	分光光度法	离子色谱法	快速检验法
线性相关系数(r)			
检出限(LOD)			
仪器重复性(RSD)			
方法重复性(RSD)			
加标回收率(%)			
优缺点			
评价结果			

2. 卫生学评价 结合表 3-14 食品安全国家标准要求,按照表 3-16 对本次检测结果进行卫生学评价。

表 3-16 亚硝酸盐检测结果的卫生学评价

检测方法	检测样品	检测结果	安全标准	是否超标

【思考题】

1. 腌制品中亚硝酸盐的测定与评价的法定方法是什么?

2. 简述分光光度法、离子色谱法和快速检验法测定腌制品中亚硝酸盐的优缺点。

3. 在分光光度法测定腌制品中亚硝酸盐含量实验方案的样品提取阶段,加入一定量的饱和硼砂溶液;在净化阶段,加入一定量的亚铁氰化钾和乙酸锌溶液,其作用各是什么?

(孟佩俊)

实验三十二   样品中邻苯二甲酸酯类化合物检测与评价

【前言】

邻苯二甲酸酯又称酞酸酯,主要用作塑料增塑剂、添加剂,普遍应用于玩具、食品包装材料、医用血袋和胶管、乙烯地板和壁纸、清洁剂、润滑油、个人护理用品(如指甲油、头发喷雾剂、香皂和洗发液)等产品中。

研究表明,邻苯二甲酸酯对人体健康有严重危害,在人体和动物体内发挥着类似雌性激素的作用。人类长期接触邻苯二甲酸酯,可使男子精液量和精子数量减少,精子运动能力低下,形态异常,严重者可引起男性生殖系统疾病。女性则易发生性早熟等。

环境中邻苯二甲酸酯几乎无处不在,已成为全球性的最普遍的一类污染物。鉴于邻苯二甲酸酯对生态环境和人类健康带来的潜在危害,许多国家和国际卫生组织给予了高度重视。我国已将邻苯二甲酸二甲酯、邻苯二甲酸二正丁酯和邻苯二甲酸二辛酯纳入优先污染物监控黑名单。美国环保局则将六种邻苯二甲酸酯列入重点控制的黑名单中,包括邻苯二甲酸二甲酯、邻苯二甲酸二正丁酯、邻苯二甲酸丁基苄基酯、邻苯二甲酸二正辛酯和邻苯二甲酸双(2-乙基己基)酯。因此,邻苯二甲酸酯类化合物是环境、食品、日用化学品等卫生监控的重要指标。

【背景材料】

一般人容易在塑胶制品中接触到邻苯二甲酸酯类,例如,塑胶玩具、覆盖食物微波加热的保鲜膜、盛装食物的塑胶容器、室内装潢或家庭产品(亦多数属于塑胶材质)、吃手扒鸡的塑胶手套、医疗用的塑胶手套或输血袋等,都可见邻苯二甲酸酯类的踪影。

含有邻苯二甲酸酯的软塑料玩具及儿童用品有可能被小孩放进口中,如果放置的时间足够长,就会导致邻苯二甲酸酯的溶出量超过安全水平,会危害儿童的肝脏和肾脏,也可引起儿童性早熟。在生活中有很多食物在加工、加热、包装、盛装的过程里可能会造成邻苯二甲酸酯的溶出且渗入食物中。在化妆品中,指甲油的邻苯二甲酸酯含量最高,很多化妆品的芳香成分也含有该物质。化妆品中的这种物质会通过女性的呼吸系统和皮肤进入体内,如果过多使用,会增加女性患乳腺癌的概率,还会危害她们未来生育的男婴的生殖系统。

2011 年 5 月 24 日,中国台湾地区发生了邻苯二甲酸酯污染事件,将含有化学成分邻苯二甲酸二(2-乙基己)酯(DEHP)的"起云剂"用于部分饮料等产品的生产加工,并被销售到中国大陆、中国香港、东南亚、美国、中东等国家和地区,引起了国际关注。在我国各地市日常的卫生监督检查过程中,也经常发现塑料玩具、童鞋、拖鞋、酒类等产品邻苯二甲酸酯超标的情况。因此,加强对产品中邻苯二甲酸酯的卫生检查具有重要的卫生学意义。

【问题及解答】

问题 1　邻苯二甲酸酯类物质广泛存在于各类样品中,样品的前处理方法有哪些?

解答 1　邻苯二甲酸酯类物质存在的广泛性使得测定基质具有复杂多样性,给样品的前处理带来一定的困难。目前,主要的样品前处理提取方法有超声萃取、微波萃取、索氏提取以及震荡萃取等。对于精油类化妆品,提取后还须用固相萃取柱分离净化。含油脂的食品样品,提取后再用凝胶渗透色谱分离除去油脂干扰。

问题 2　如何选择检测方法?目前各类样品的国家标准检测方法有哪些?

解答 2　实验前应根据样品来源、样品性质、测定要求和实验室条件选择合适的分析方法。目前食品、食品塑料包装材料、玩具及儿童用品中的邻苯二甲酸酯的检测有气相色谱-质谱联用法(GC-MS)、高效液相色谱法(HPLC)和气相色谱法(GC)。目前国内标准主要采用 GC-MS。

问题 3　邻苯二甲酸酯无处不在,必须进行空白试验,实验中如何控制污染,降低空白值?

解答 3　实验室内空气、试剂、器具等都有可能导致空白值增高,分析的关键是控制污染。实验中应避免使用塑料制品,应使用全玻璃仪器,所有的玻璃器皿洗净后,用重蒸水淋洗三次,丙酮浸泡 1 小时,在 200℃下烘烤 2 小时,冷却至室温备用。如果实验中必须接触到塑料器皿,则要加强空白校正。除另有说明外,所用水均为全玻璃重蒸馏水,试剂均为色谱纯(或重蒸馏分析纯)。

问题 4　各类样品中邻苯二甲酸酯类物质的限量标准或法规是如何规定的?

解答 4　不同的样品中都可能含有一定本底水平的邻苯二甲酸酯类化合物。因此,对产品中邻苯二甲酸酯的限量和对检测结果的评价必须慎重。对于食品及食品包装材料而言,邻苯二甲酸酯类物质是可用于食品包装材料的增塑剂,但不是食品原料,也不是食品添加剂,严禁在食品、食品添加剂中人为添加。食品容器、食品包装材料中使用邻苯二甲酸酯类物质,应当严格执行《食品容器、包装材料用添加剂使用卫生标准》(GB 9685—2016)规定的品种、范围和特定迁移量或残留量,不得接触油脂类食品和婴幼儿食品。食品、食品添加剂中的邻苯二甲酸二(α-乙基己脂)(DEHP)、邻苯二甲酸二异壬酯(DINP)和邻苯二甲酸二正丁酯(DBP)最大残留量分别为 1.5mg/kg、9.0mg/kg 和 0.3mg/kg(卫办监督函[2011]551 号)。我国香港地区《玩具及儿童产品安全规例》明确了玩具及儿童用品中的 6 种邻苯二甲酸酯增塑剂限量要求,第一类邻苯二甲酸酯(BBP、DBP、DOP)浓度不得高于 0.1%,能够完全放进或多个部位能够放进未满 4 岁儿童口中的玩具及儿童产品中第二类邻苯二甲酸酯(DIDP、DINP、DNOP)浓度不得高于 0.1%,同时规定了烈酒中 DEHP 的限量值为 5mg/kg。我国《生活饮用水卫生标准》(GB 5749—2006)作为水质非常规指标,规定了 DEHP 限量为 0.008mg/L,生活饮用水水质参考指标分别为邻苯二甲酸二乙酯(限量 0.3mg/L)、邻苯二甲酸二丁酯(限量 0.003mg/L)。在欧盟和美国的一些地区,邻苯二甲酸酯已被禁用于化妆品。据了解,美国 FDA 虽然没有禁止在化妆品中添加邻苯二甲酸酯,但是美国商品标签法案明确要求,若化妆品中添加了邻苯二甲酸酯,必须在标签中明确标出,使消费者有了解并选择的权利。邻苯二甲酸酯在我国化妆品中没有含量标准限定。

【实验要求】

1. 掌握邻苯二甲酸酯类物质检测的原理、测定方法比较及检测结果的卫生学评价方法。

2. 熟悉邻苯二甲酸酯类物质检测方法选择的原则、依据及所需的仪器设备。

3. 了解邻苯二甲酸酯类物质的国家标准及含量测定的卫生学意义。

【实验方法】

一、气相色谱-质谱联用法（GC-MS法）

（一）实验原理

样品提取、净化后经气相色谱-质谱联用仪进行测定。采用特征选择离子监测扫描模式（SIM），以碎片的丰度比定性,标准样品定量离子进行外标法定量。

（二）仪器与试剂

1. **仪器与器皿**　气相色谱-质谱联用仪（GC-MS）;凝胶渗透色谱分离系统（GPC）:玉米油与邻苯二甲酸二(2-乙基)己酯的分离度不低于85%（或可进行脱脂的等效分离装置）;超声波发生器;离心机:转速不低于4000r/min;抽滤装置;旋转蒸发器;振荡器;具塞比色管;真空泵;玻璃器皿（玻璃器皿洗净后,用重蒸水淋洗三次,丙酮浸泡1小时,在200℃下烘烤2小时,冷却至室温备用。以下各分析方法所用玻璃器皿均按此法处理）。

2. **试剂和材料**

(1)除另有说明外,本实验所用水均为全玻璃重蒸馏水,试剂均为色谱纯（或重蒸馏分析纯）,储存于玻璃瓶中。

(2)正己烷、乙酸乙酯、环己烷、石油醚(沸程30~60℃)、丙酮、无水硫酸钠(优级纯)。

(3)16种邻苯二甲酸酯标准品:邻苯二甲酸二甲酯（DMP）、邻苯二甲酸二乙酯（DEP）、邻苯二甲酸二异丁酯（DIBP）、邻苯二甲酸二丁酯（DBP）、邻苯二甲酸二(2-甲氧基)乙酯（DMEP）、邻苯二甲酸二(4-甲基-2-戊基)酯（BMPP）、邻苯二甲酸二(2-乙氧基)乙酯（DEEP）、邻苯二甲酸二戊酯（DPP）、邻苯二甲酸二己酯（DHXP）、邻苯二甲酸丁基苄基酯（BBP）、邻苯二甲酸二(2-丁氧基)乙酯（DBEP）、邻苯二甲酸二环己酯（DCHP）、邻苯二甲酸二(2-乙基)己酯（DEHP）、邻苯二甲酸二苯酯、邻苯二甲酸二正辛酯（DNOP）、邻苯二甲酸二壬酯（DNP）。

(4)标准贮备液:称取上述标准品(精确至0.1mg),用正己烷配制成1000mg/L的贮备液。

(5)标准使用液:将标准贮备液用正己烷稀释至浓度0.5、1.0、2.0、4.0、8.0mg/L的标准使用液。

（三）实验步骤

1. 试样处理

（1）食品塑料包装材料：将试样粉碎至单个颗粒≤0.02g 的细小颗粒混合均匀，准确称取 0.2g（精确至 0.1mg）试样于具塞三角瓶中，加入 20ml 正己烷，超声提取 20 分钟，滤纸过滤，再用正己烷重复提取三次，每次 10ml，合并提取液，用正己烷定容至 50.00ml，再视试样中邻苯二甲酸酯含量做相应稀释后，进行 GC-MS 分析。

（2）不含油脂的食品试样

1）液体试样：量取混合均匀试样 5.0ml（含有二氧化碳气的试样需先除去二氧化碳），加入正己烷 2.0ml，振荡 1 分钟，静置分层（如有必要时盐析或于 4000r/min 离心 5 分钟），取上清液进行 GC-MS 分析。

2）固体或半固体试样：称取混合均匀的试样 5.00g，加适量水（视试样水分含量加水，总水量约 50ml），振荡 30 分钟，摇匀。静置过滤，取滤液 25.0ml，加入正己烷 5.0ml，振荡 1 分钟，静止分层（如有必要时盐析或于 4000r/min 离心 5 分钟），取上清液进行 GC-MS 分析。

（3）含油脂的食品试样

1）纯油脂试样：称取混合均匀的纯油脂试样 0.5g（精确至 0.1mg），用乙酸乙酯：环己烷（1:1）定容至 10.0ml，涡旋混合 2 分钟，0.45μm 滤膜过滤，滤液经凝胶渗透色谱装置净化，收集流出液，减压浓缩至 2.0ml，进行 GC-MS 分析。

2）含油脂试样：称取混合均匀的含油脂试样 0.5g（精确至 0.1mg）于具塞三角瓶中，加入 20ml 石油醚，涡旋混合 2 分钟，静置后提取石油醚层，再用石油醚重复洗涤三角瓶三次，每次 10ml，合并提取液经无水硫酸钠（10g）过滤，将滤液减压浓缩至干，用乙酸乙酯：环己烷（1:1）定容至 10.0ml，涡旋混合 2 分钟，0.45μm 滤膜过滤，滤液经凝胶渗透色谱装置净化，收集流出液，浓缩至 2.0ml，进行 GC-MS 分析。

凝胶渗透色谱分离参考条件：凝胶渗透色谱柱 300mm×25mm（内径）玻璃柱，Bio Beads（S-X3），200～400mesh，25g。柱分离度：玉米油与邻苯二甲酸二（2-乙基）己酯的分离度大于 85%。流动相：乙酸乙酯-环己烷（1+1，V/V）。流速：4.7ml/min。流出液收集时间：8.0～16.0 分钟。检测器：254nm。

（4）水样：先用圆盘膜萃取 ENVI™-18DSK 膜片首先经 10ml 二氯甲烷、10ml 甲醇和 10ml 超纯水活化，活化过程中甲醇、超纯水不能流干。如不小心干涸需重复上述步骤，重新活化。水样用 NaOH 调 pH 至中性，量取 1000ml 水样（地表水样需预先经 0.45μm 玻璃滤膜过滤），加入甲醇 4ml 混匀。将水样缓缓倒入圆盘装置中，调节真空泵压力为 17kPa 控制水样流量，1000ml 水样过完 C_{18} 膜片约需 25 分钟。过完水样后调大真空度，继续抽干 10 分钟以尽量排除滞留于膜片中的水分。将 50ml 具塞比色管放入抽滤装置中，吸取二氯甲烷 6ml 洗脱膜片，重复操作一次。洗脱液倒入盛有无水硫酸钠的玻璃漏斗(下塞玻璃棉,无水硫酸钠预先用二氯甲烷润洗)中,具塞比色管再用二氯甲烷 1.5ml 重复荡洗 2 次倒入漏斗中。用装玻璃离心管承接脱水后的有机溶剂,经离心浓缩仪浓缩至近干。浓缩后的离心管,加入 0.5ml 正己烷定容,漩涡混匀,转移至棕色样品瓶待测。

(5)玩具及儿童用品:参考 GB/T 22048—2015 中规定的方法。

2. 空白试验 除了不称取试样,试验中所使用的试剂按试样处理,进行 GC-MS 分析。

3. 色谱条件 色谱柱:HP-5MS 石英毛细管柱(30m×0.25mm×0.25μm)或相当型号色谱柱,进样口温度:250℃;升温程序:初始柱温 60℃,保持 1 分钟,以 20℃/min 升温至 220℃,保持 1 分钟,再以 5℃/min 升温至 280℃,保持 4 分钟;载气:氦气(纯度≥99.999%),流速 1ml/min;进样方式:不分流进样;进样量:1μl。

4. 质谱条件 色谱与质谱接口温度:280℃;电离方式:电子轰击源(EI);监测方式:选择离子扫描方式(SIM),监测离子见表 3-17;电离能量:70eV;溶剂延迟:5 分钟。

5. 定性确证 试样待测液与标准品的选择离子色谱峰在相同保留时间处(±0.5%)出现,并且对应质谱碎片离子的质荷比与标准品一致,其丰度比与标准品相比应符合。相对丰度>50%时,允许±10%偏差;相对丰度 20%~50%时,允许±15%偏差;相对丰度 10%~20%时,允许±20%偏差;相对丰度≤10%时,允许±50%偏差,此时可定性确证目标分析物。各邻苯二甲酸酯的保留时间、定性离子和定量离子参见表 3-17。

表 3-17 16 种邻苯二甲酸酯类化合物定量离子及定性离子

编号	中文名称	保留时间/min	定性离子及其丰度比	定量离子	辅助定量离子
1	邻苯二甲酸二甲酯	7.79	167:77:135:194(100:18:7:6)	163	77
2	邻苯二甲酸二乙酯	8.68	149:177:121:222(100:28:6:3)	149	177
3	邻苯二甲酸二异丁酯	10.41	149:223:205:167(100:10:5:2)	149	223
4	邻苯二甲酸二丁酯	11.17	149:223:205:121(100:5:4:2)	149	223
5	邻苯二甲酸二(2-甲氧基)乙酯	11.51	59:149:193:251(100:33:28:14)	59	149、193
6	邻苯二甲酸二(4-甲基-2-戊基)酯	12.26	149:251:167:121(100:5:4:2)	149	251
7	邻苯二甲酸二(2-乙氧基)乙酯	12.59	45:72:149:221(100:85:45:2)	45	72
8	邻苯二甲酸二戊酯	12.95	149:237:219:167(100:22:5:3)	149	237
9	邻苯二甲酸二己酯	15.12	104:149:76:251(100:96:91:8)	104	104、76
10	邻苯二甲酸丁基苄基酯	15.28	149:91:206:238(100:72:23:4)	149	91

续表

编号	中文名称	保留时间/min	定性离子及其丰度比	定量离子	辅助定量离子
11	邻苯二甲酸二(2-丁氧基)乙酯	16.74	149：223：205：278(100：14：9：3)	149	223
12	邻苯二甲酸二环己酯	17.40	149：167：83：249(100：31：7：4)	149	167
13	邻苯二甲酸二(2-乙基)己酯	17.65	149：167：279：113(100：29：10：9)	149	167
14	邻苯二甲酸二苯酯	17.78	225：77：153：193(100：22：41：1)	225	77
15	邻苯二甲酸二正辛酯	20.06	149：279：167：261(100：7：2：1)	149	279
16	邻苯二甲酸二壬酯	22.60	57：149：71：167(100：94：48：13)	57	57、71

6. 定量分析　本实验用外标标准曲线法定量测定,以各邻苯二甲酸酯的标准溶液浓度做横坐标,各自的定量离子的峰面积为纵坐标,做标准曲线的线性回归方程,以试样的峰面积查标准曲线线性回归方程得到试样溶液中邻苯二甲酸酯的浓度。

(四)实验结果

1. 结果计算　邻苯二甲酸酯化合物的含量按下式计算:

$$X = \frac{(C_i - C_0) \times V \times K}{m}$$

式中:X,试样中某种邻苯二甲酸酯含量,mg/kg;C_i,试样中某种邻苯二甲酸酯的浓度,mg/L;C_0,空白试样中某种邻苯二甲酸酯的浓度,mg/L;V,试样定容体积,L;K,稀释倍数;m,试样质量,g。

2. 检出限　在相同测试条件下,3倍基线噪声所对应的待测物的浓度(D_c),换算为单位质量原材料样品中对应的待测物的质量(D_m)。

3. 重复性

(1)仪器重复性:在相同条件下,对同一样品重复测量多次,计算相对标准偏差(RSD)。

(2)方法重复性:重复条件下获得两次测定结果的绝对差值不得超过算数平均值的15%。

4. 加标回收率　样品预处理后,取平行样品两份,在其中一份样品中加入一定量待测物。本实验可加一定体积邻苯二甲酸酯标准使用液,尽量使加入的邻苯二甲酸酯含量与样品中邻苯二甲酸酯含量接近。然后平行操作,分别测量,计算加标回收率。

二、高效液相色谱法(HPLC法)

(一)实验原理

样品经提取、净化,经配有二极管阵列检测器的高效液相色谱仪测定,根据保留时间和紫外吸收光谱图定性,外标法定量。

(二)仪器与试剂

1. 仪器　高效液相色谱仪:配二极管阵列检测器;分析天平:感量 0.0001g;离心机:转速不低于 4000r/min,带玻璃离心管;超声波清洗器;涡旋混合器;氮吹仪。

2. 试剂和材料

(1)除另有说明外,所用试剂均为色谱纯,水均为全玻璃重蒸馏水,储存于玻璃瓶中。

(2)甲醇、乙腈、正己烷、乙酸乙酯、氯化钠(分析纯)。

(3)16 种邻苯二甲酸酯标准品,同 GC-MS 法。

(4)标准贮备液:称取上述标准品(精确至 0.1mg),用甲醇配制成 2500mg/L 的贮备液。

(5)混合标准工作液:将标准贮备液用甲醇稀释至浓度为 100mg/L。

(6)硅胶固相萃取柱,500mg/6ml,预先用 10ml 正己烷活化。

(7)有机滤膜:0.45μm。

(三)实验步骤

1. 试样制备

(1)精油类化妆品:称取混匀试样 0.5g(精确至 0.1mg)于刻度玻璃试管中,加入正己烷 5.0ml,涡旋 1 分钟,将提取液全部转入预先活化过的硅胶固相萃取柱,用 3ml 正己烷淋洗,6ml 乙酸乙酯-正己烷(8+2)洗脱,整个过程控制在 1ml/min,洗脱液在缓慢氮气流下吹干,准确加入 1.0ml 甲醇溶解,过 0.45μm 有机滤膜,取续滤液上机测定,必要时用甲醇稀释后进行分析。

(2)其他液体化妆品:指甲油试样称取 0.1~0.2g,其他试样称取 1g(精确至 0.1mg)于刻度玻璃试管中,加入甲醇定容至 10.0ml,涡旋 1 分钟,提取液过 0.45μm 有机滤膜,取续滤液上机测定,必要时用甲醇稀释后进行分析。

(3)膏霜乳液类、凝胶类化妆品:称取混匀试样 1g(精确至 0.1mg)于刻度玻璃试管中,加入甲醇定容至 10.0ml,涡旋 1 分钟,加入氯化钠 2g,剧烈振荡以分散样品,超声提取 10 分钟,4000r/min 离心 10 分钟,上清液过 0.45μm 有机滤膜,取续滤液上机测定,必要时用甲醇稀释后进行分析。

(4)眉笔、粉类化妆品:称取混匀试样 1g(精确至 0.1mg)于刻度玻璃试管中,加入甲醇定容至 10.0ml,涡旋 1 分钟,必要时用玻棒研碎样品,剧烈振荡以分散样品,超声提取 10 分钟,4000r/min 离心 10 分钟,上清液过 0.45μm 有机滤膜,取续滤液上机测定,必要时用甲醇稀释后进行分析。

(5)其他样品:参照 GC-MS 中相应样品的前处理方法。

2. 空白试验　除不称取样品,均按上述步骤同时完成空白试验。

3. 测定

(1)液相色谱条件:色谱柱:SBC$_{18}$柱,250mm×4.6mm(内径),5μm,或相当者。流动相:A 相:

甲醇:乙腈(1+1,$V+V$);B 相:水。梯度程序见表 3-18。流速:1ml/min;柱温:40℃;进样量 20μl;检测波长:根据实际样品选择 240nm 或 280nm 进行检测。

表 3-18 流动相梯度表

时间(min)	A 相(%)	B 相(%)
0	40	60
2	52	48
10	62	38
12	78	22
20	78	22
31	100	0
45	100	0
45.5	40	60
55	40	60

(2)标准曲线绘制:用初始流动相将混合标准工作液逐级稀释,配成 0.5mg/L、1.0mg/L、5.0mg/L、10.0mg/L、20.0mg/L、50.0mg/L 的系列标准溶液,浓度由低到高进样检测,以峰面积为纵坐标,浓度为横坐标,绘制标准曲线。

(3)试样测定:试样按色谱条件进行测定,根据保留时间和紫外吸收光谱图定性,由色谱峰面积从标准曲线求出相应的浓度。样品溶液中的被测物的响应值均应在标准曲线的线性范围之内,超出线性范围则应用甲醇稀释后测定。

(四)实验结果

1. 结果计算　同 GC-MS 法。

2. 检出限　参照 GC-MS 法。

3. 重复性

(1)仪器重复性:参照 GC-MS 法。

(2)方法重复性:参照 GC-MS 法。

4. 加标回收率　参照 GC-MS 法。

三、气相色谱法（GC 法）

(一)实验原理

样品中的邻苯二甲酸酯类物质用有机溶剂萃取或稀释,气相色谱柱进行分离,火焰离子化检测器(FID)检测,外标法定量。

(二)仪器与试剂

1. 仪器　气相色谱仪:配 FID 检测器;分析天平:感量 0.0001g;离心机:转速不低于 5000r/

min,带玻璃离心管;超声波清洗器;旋转蒸发仪。

2. 试剂和材料

(1)除另有说明外,所用试剂均为色谱纯,水均为全玻璃重蒸馏水,储存于玻璃瓶中。

(2)正己烷、丙酮。

(3)16种邻苯二甲酸酯标准品,同GC-MS法。

(4)标准贮备液:同GC-MS法。

(5)标准使用液:将标准贮备液用正己烷稀释至浓度2.0mg/L、5.0mg/L、10.0mg/L、20.0mg/L、40.0mg/L的标准使用液,现用现配。

(6)有机滤膜:0.45μm。

（三）实验步骤

1. 试样制备

(1)液体化妆品:称取混匀试样1g(精确至0.1mg)于10ml容量瓶中,丙酮定容。过0.45μm有机滤膜后进行GC分析,必要时用丙酮再稀释后进行分析。

(2)膏霜、乳液及固体化妆品:称取混匀试样1g(精确至0.1mg)于玻璃试管中,加入4ml正己烷,60℃±2℃水浴超声15分钟,以5000r/min离心3分钟。将萃取液转移到10ml容量瓶中,重复提取一次,合并萃取液,用正己烷定容至10.0ml。在-15℃以下冰箱中冷冻30分钟,过0.45μm有机滤膜后进行GC分析,必要时用正己烷稀释后进行分析。

(3)其他样品:参照上述有关样品处理方法。

2. 空白试验　除不称取样品,均按上述步骤同时完成空白试验。

3. 色谱条件　色谱柱:5%苯基二甲基聚硅氧烷石英毛细管柱,60m×0.25mm×0.25μm或相当者;进样口温度:260℃;检测器温度:300℃;升温程序:初始柱温80℃,保持1分钟;以5℃/min升温至240℃,保持1分钟;再以8℃/min升温至280℃,保持25分钟;再以20℃/min升温至300℃,保持20分钟。载气:氮气,纯度≥99.999%;流速:1ml/min;进样方式:不分流进样;进样量:1μl。

4. 定量分析　采用外标法定量测定,以峰面积为纵坐标,浓度为横坐标,建立标准曲线,以试样的峰面积代入标准曲线计算定量,结果须扣除空白值。

（四）实验结果

1. 结果计算　同GC-MS法。

2. 检出限　参照GC-MS法。

3. 重复性

(1)仪器重复性:参照GC-MS法。

(2)方法重复性:参照GC-MS法。

4. 加标回收率 参照 GC-MS 法。

【结果评价】

1. 方法学评价 按照表 3-19 对本实验采用的 3 种实验方法进行方法学评价。

表 3-19 邻苯二甲酸酯测定方法学评价表

评价指标	GC-MS 法	HPLC 法	GC 法
线性相关系数(r)			
检出限(LOD)			
仪器重复性(RSD)			
方法重复性			
加标回收率(%)			
优缺点			
评价结果			

2. 卫生学评价 按表 3-20 评价品测定结果是否符合国家标准的规定。

表 3-20 邻苯二甲酸酯检测结果的卫生学评价表

检测方法	检测样品	检测结果	安全标准	是否超标

【思考题】

1. 为何要测定空白试样？为了获得低的空白值,对实验用水、试剂、器皿有什么要求?

2. 含油脂的食品试样在样品制备时,采用凝胶渗透色谱分离的目的是除去什么物质的干扰?

3. 邻苯二甲酸酯标准溶液的配制在 GC-MS 法和 GC 法中采用正己烷为溶剂,而在 HPLC 法中用甲醇为溶剂,为什么?

(陈红红)

实验三十三 食品中 N-二甲基亚硝胺测定与评价

【前言】

N-亚硝基化合物(N-Nitroso-compounds,NNCs)简称亚硝胺,是广泛存在于熏肉、烟草、腌菜、啤酒等食品中的一类强烈化学致癌物质。当过量食用含 N-亚硝胺化合物的食品时,可能会导致出现肝脏、胃、肠、胰腺等癌变的风险,大量服用时会导致急性中毒甚至死亡。因此,检测食品中的 N-亚硝基化合物对保护人们健康具有重要意义,其中 N-二甲基亚硝胺是重点监测物质。

【背景材料】

1937 年,Freund 首次报道了两例职业接触 N-二甲基亚硝胺中毒案例,病人出现中毒性肝炎和腹水,其后通过动物实验证明,N-二甲基亚硝胺不仅具有肝脏毒性,也是一种强致癌物。2013年4月,复旦大学研究生黄某被同寝室室友林某投毒致急性肝衰竭而死亡,最终在寝室饮水机残留水中检测出 N-二甲基亚硝胺,从而确定为 N-二甲基亚硝胺中毒。虽然环境和正常食品中 N-亚硝基化合物含量较低,不易引发急性中毒或致死,但其慢性毒性和致癌性不容忽视。《食品安全国家标准 食品中污染物限量》(GB 2762—2017)规定,N-二甲基亚硝胺是肉制品、水产品必测指标。在国家食品污染和有害因素风险监测工作中,有时需要监测食品中的 N-二甲基亚硝胺。

【问题及解答】

问题 1 食品中 N-二甲基亚硝胺的污染限量是如何规定的?

解答 1 在 GB 2762—2017 规定了肉及肉制品、水产动物及其制品中的 N-二硝基亚硝胺限量(表 3-21)。我国在 2005 年取消了啤酒中的 N-二硝基亚硝胺限量,可参考美国的限量标准(5μg/L)或欧盟的限量标准(2.5μg/L)。

表 3-21 食品中 N-二甲基亚硝胺限量指标

食品类别(名称)	限量(μg/kg)
肉及肉制品(肉类罐头除外)	3.0
水产品及其制品(水产品罐头除外)	4.0

问题 2 N-二甲基亚硝胺的测定有哪些方法? 各方法有何优缺点?

解答 2 在接受 N-二甲基亚硝胺的检测任务后,需根据要检测的样品类型、检验目的和实验室仪器配置选择合适的方法。

N-二甲基亚硝胺主要测定方法有:分光光度法、气相色谱法、气相色谱质谱法、高效液相色谱法。分光光度法多采用盐酸萘乙二胺分光光度法进行检测。光度法可检测亚硝胺的总量,但操作步骤烦琐,特异性不强。气相色谱可以偶联电子捕获检测器、火焰离子化检测器、氮磷检测器进行 N-亚硝胺物质的测定,但特异性亦不强,需要繁复的样品前处理,可能发生假阳性。在 N-亚硝胺化合物测定中,气相色谱偶联热能分析和质谱分析具有更好的特异性和灵敏度。国家标准方法(GB 5009.26——2016)推荐气相色谱-热能分析仪法(适用于啤酒样品)和气相色谱质谱仪法(高分辨峰匹配法,适用于酒类、肉及肉制品、蔬菜、豆制品、调味品、茶叶等样品)。在基质较简单样品测定时,气相色谱质谱-选择离子模式(SIM)定量亦能取得满意的效果,国家食品污染和有害因素风险监测手册中推荐该方法(适用于啤酒样品)。液相色谱-紫外检测法为了取得较好的灵敏度,通常需要衍生后分析,步骤烦琐,应用较少。随着仪器的发展,液相色谱串联质谱的应用越来越广泛,亦逐渐用于 N-亚硝胺化合物的检测。

问题 3 简述 N-二甲基亚硝胺常用分析方法的方法学要求。

解答 3 通常要求方法灵敏度至少能检出卫生限量的二分之一。在试样取样量为 20g,浓缩体积为 1.0ml,进样体积为 10μl 时,气相色谱-热能分析法的最低检出浓度为 0.5μg/kg;在试样取样量为 200g,浓缩体积为 1.0ml 时,气相色谱质谱(高分辨峰匹配)最低检出浓度为 0.5μg/kg(μg/L);当啤酒样品取 10ml,最终定容 1.0ml 时,气相色谱质谱法(SIM)检出限为 0.3μg/L。为了保证分析结果的准确,要求在分析每批样品时,进行加标试验,常规食品分析要求回收率在80%~120%。质谱分析常有基质效应干扰,回收率要求略有不同,如气相色谱质谱法要求加标回收率应在 60%~120%范围。方法精密度是方法技术指标之一,气相色谱-热能分析法要求在重复性条件下获得的两次独立测定结果的绝对差值不得超过 16%。色谱质谱法通常要求重复性实验的相对标准偏差不得超过 20%。

【实验要求】

1. 掌握测定 N-二甲基亚硝胺常用方法的原理及检测结果的卫生学评价方法。

2. 熟悉 N-二甲基亚硝胺各测定方法的优缺点及所需的仪器设备。

3. 了解 N-二甲基亚硝胺测定的卫生学意义及其食品安全国家限量标准。

【实验方法】

一、气相色谱热能分析法

(一)实验原理

试样中 N-二甲基亚硝胺经硅藻土吸附或真空低温蒸馏后,用二氯甲烷提取、分离,K-D 浓缩器浓缩后,气相色谱-热能分析仪(GC-TEA)测定。经气相色谱仪分离后的亚硝胺,在热解室中经特异性催化裂解产生 NO 基团,后者与臭氧反应生成激发态 NO^*。当激发态 NO^* 返回基态时发射出近红外区光线(600~2800nm),产生的近红外区光线被光电倍增管检测(600~800nm)。特异性的催化裂解反应,联合冷阱或 CTR 过滤器除杂,使热能分析仪仅对 NO 基团响应,为亚硝胺特异性检测器。

(二)仪器与试剂

1. 仪器与器皿　气相色谱仪,热能分析仪,玻璃层析柱:带活塞,内径 8mm,柱长 400mm,减压蒸馏装置,K-D 浓缩器,恒温水浴锅。

2. 实验试剂

(1)二氯甲烷(CH_2Cl_2):色谱纯。要求每批取 100ml 在水浴上用 K-D 浓缩器浓缩至 1ml,在热能分析仪上无阳性响应。如有阳性响应,需经全玻璃装置重蒸,直至阴性。

(2)氢氧化钠溶液(NaOH):分析纯。

(3)氢氧化钠溶液(1mol/L):称取 40g 氢氧化钠(NaOH),用水溶解后定容至 1L。

(4)硅藻土:Extrelut(Merck)。

(5)氮气(N_2,99.5%)。

(6)盐酸($\rho_{20}=1.19g/ml$,HCl):优级纯。

（7）盐酸（0.1mol/L）：量取 8.7ml 盐酸，加水混合并定容至 1L。

（8）无水硫酸钠（Na_2SO_4）：分析纯。

（9）N-亚硝胺标准储备液（200mg/L）：吸取 N-亚硝胺标准品 10mg，置于已加入 5ml 二氯甲烷并称重的 50ml 棕色容量瓶中，称量（准确到 0.0001g）。用二氯甲烷稀释定容，混匀。得到 N-二甲基亚硝胺、N-二丙基亚硝胺（内标）储备液。密封避光于-20℃保存。

（10）N-亚硝胺标准工作液（200μg/L）：分别吸取上述 N-亚硝胺标准储备液 100μl，置于 10ml 棕色容量瓶中，用二氯甲烷稀释定容，混匀。密封避光于 4℃保存。

（11）实验用水：GB/T 6682—2008 规定的一级水。

（三）实验步骤

1. 样品预处理

（1）提取

1）硅藻土吸附法：称取 20.00g 预先脱二氧化碳气体的啤酒试样于 50ml 烧杯中，加 1.0ml 氢氧化钠溶液（1mol/L）和 1ml N-二丙基亚硝胺内标工作液（200μg/L），混匀后备用。将 12g Extrelut 干法填于层析柱中，用手敲实。将试样从柱顶装入，平衡 10~15 分钟后，用 6×5ml 二氯甲烷洗脱提取。

2）真空低温蒸馏法：在双颈蒸馏瓶中加入 50.00g 预先脱二氧化碳气的试样、几粒玻璃珠和 4ml 氢氧化钠溶液（1mol/L），混匀后连接好蒸馏装置。在 53.3kPa 真空度低温蒸馏，待试样剩余 10ml 左右时，把真空度调节到 93.3kPa，直至试样蒸至近干为止。把蒸馏液移入 250ml 分液漏斗，加 4ml 盐酸（0.1mol/L），用 20ml 二氯甲烷提取三次，每次 3 分钟，合并提取液。加入 10g 无水硫酸钠脱水。

（2）浓缩：将二氯甲烷提取液转移至 K-D 浓缩器中，于 55℃水浴上浓缩至 10ml，再以缓慢的氮气吹至 0.4~1.0ml，备用。

2. 参考色谱条件

（1）气相色谱条件：气化室温度：220℃；色谱柱温度：175℃，或从 75℃ 以 5℃/ml 速度升至 175℃后维持；色谱柱：内径 2~3mm，长 2~3m 玻璃柱或不锈钢柱，内装涂以质量分数为 10%的聚乙二醇 20mol/L 和氢氧化钾（10g/L）或质量分数为 13%的 Carbowax 20M/TPA 于载体 Chromosorb WAW-DMCS（80~100 目），或极性相当者；载气：氩气，流速 20~40ml/min。

（2）热能分析仪条件：接口温度：250℃；热解室温度：500℃；真空度：133~266Pa；冷阱：用液氮调至-150℃（可用 CTR 过滤器代替）。

3. 标准溶液和样品测定　分别注入试样浓缩液和 N-亚硝胺标准工作液 10μl，利用保留时间定性，峰高或峰面积定量。

（四）实验结果

1. 结果计算　试样中 N-二甲基亚硝胺的含量按下式计算。

$$X = \frac{K_1 \times V_2 \times c \times V}{K_2 \times V_1 \times m}$$

式中：X 为试样中 N-二甲基亚硝胺的含量，$\mu g/kg$；K_1 为试样浓缩液中 N-二甲基亚硝胺和 N-二丙基亚硝胺的峰面积(峰高)比值；c 为标准工作液中 N-二甲基亚硝胺的浓度，$\mu g/L$；K_2 为标准工作液中 N-二甲基亚硝胺 N-二丙基亚硝胺的峰面积(峰高)比值；V_1 为试样浓缩液的进样体积，μl；V_2 为标准工作液的进样体积，μl；V 为试样浓缩液的浓缩体积，μl；m 为试样的质量，g。

2. 检出限　在相同测试条件下，3 倍基线噪声所对应的待测物的浓度(D_c)，换算为单位质量原材料样品中对应的待测物的质量(D_m)。

3. 重复性

(1)仪器重复性：在相同条件下，对同一标准溶液重复测量多次，计算响应值的相对标准偏差(RSD)。

(2)方法重复性：取相同试样至少 6 份，平行操作，分别计算每份平行样品中的 N-二甲基亚硝胺含量，计算 RSD。

4. 加标回收率　取平行样品两份，一份样品直接测定，另一份样品中加入一定量的 N-二甲基亚硝胺，分别测量样品中 N-二甲基亚硝胺含量，计算加标回收率。

二、气相色谱高分辨质谱分析法

（一）实验原理

试样中的 N-二甲基亚硝胺化合物经水蒸气蒸馏、二氯甲烷萃取和浓缩后，采用气相色谱-质谱联用仪的高分辨峰匹配法进行确认和定量。

（二）仪器与试剂

1. 仪器与器皿　气相色谱-质谱联用仪，水蒸气蒸馏装置，2L 水蒸气发生器，1L 蒸馏瓶，K-D 浓缩器。

2. 实验试剂

(1)二氯甲烷(CH_2Cl_2)：色谱纯，用全玻璃蒸馏装置重蒸后使用。

(2)无水硫酸钠(Na_2SO_4)：分析纯。

(3)氯化钠($NaCl$)。分析纯

(4)硫酸(H_2SO_4,$\rho_{20} = 1.84g/ml$)：优级纯。

(5)硫酸(1+3)：量取硫酸 100ml，小心倒入 300ml 水中，混匀。

(6)氢氧化钠溶液($NaOH$)：分析纯。

（7）氢氧化钠溶液（120g/L）：称取 120g 氢氧化钠（NaOH），用水溶解后定容至 1L。

（8）N-二甲基亚硝胺标准储备液（500μg/ml）：吸取 N-二甲基亚硝胺标准品 25mg，置于已加入 5ml 二氯甲烷并称重的 50ml 棕色容量瓶中，称量（准确到 0.0001g）。用二氯甲烷稀释定容，混匀。得到 N-二甲基亚硝胺储备液。此溶液密封避光于-20℃保存。

（9）N-亚硝胺标准使用液（5μg/ml）：在 10ml 容量瓶中，加入适量二氯甲烷，用微量注射器吸取 100μl N-二甲基亚硝胺标准储备液置于容量瓶中，用二氯甲烷稀释至刻度，混匀。此溶液密封避光于 4℃保存。

（10）实验用水：一级水。

（11）耐火砖颗粒：将耐火砖破碎，取直径为 1~2mm 的颗粒，分别用乙醇、二氯甲烷清洗后，在马弗炉中（400℃）灼烧 1 小时，作助沸石使用。

（三）实验步骤

1. 样品预处理

（1）水蒸气蒸馏：称取 200g 切碎（或绞碎、粉碎）后的试样，置于水蒸气蒸馏装置的蒸馏瓶中（液体试样直接量取 200ml），加入 100ml 水（液体试样不加水），摇匀。在蒸馏瓶中加入 120g 氯化钠，充分振摇使氯化钠溶解。将蒸馏瓶、水蒸气发生器和冷凝器连接好。在锥形接收瓶中加入 40ml 二氯甲烷，外置冰块以冷却馏出液。蒸馏并收集 400ml 馏出液。

（2）萃取纯化：在馏出液中加入 80g 氯化钠和 3ml 的硫酸（1+3），振荡使氯化钠完全溶解，然后转移到 500ml 分液漏斗中，振荡 5 分钟，静置分层，将二氯甲烷层转移至另一锥形瓶中，再用 120ml 二氯甲烷分三次提取水层，合并四次提取液，总体积为 160ml。对于含有较高浓度乙醇的试样，如蒸馏酒、配制酒等，应用 50ml 氢氧化钠溶液（120g/L）洗有机层两次，以除去乙醇的干扰。

（3）浓缩：将收集的二氯甲烷层用 10g 无水硫酸钠脱水后，转移至 K-D 浓缩器中，加入一粒耐火砖颗粒，于 50℃水浴上浓缩至 1ml 备用。

2. 参考色谱质谱条件

（1）气相色谱条件：气化室温度：190℃；色谱柱温度：130℃；色谱柱：内径 1.8~3.0mm，长 2m 的玻璃柱，内装涂以质量分数为 15% 的 PEG20M 固定液和氢氧化钾溶液（10g/L）的 80~100 目 Chromosorb WAWDWCS，或极性相当者；载气：氦气，流速为 40ml/min。

（2）质谱条件：质谱仪分辨率：≥7000；离子化电压：70V；离子化电流：300μA；离子源温度：180℃；离子源真空度：1.33×10⁻⁴Pa；界面温度：180℃；测定采用电子轰击源高分辨峰匹配法，用全氟煤油（PFK）的碎片离子（质荷比为 68.99527）监视 N-亚硝基二甲胺的分子离子（质荷比为 74.0480），结合它们的保留时间来定性，以示波器上该分子离子的峰高来定量。

（四）实验结果

1. 结果计算　试样中 N-二甲基亚硝胺的含量按下式计算。

$$X = \frac{h_1 \times c \times V}{h_2 \times m} \times 1000$$

式中：X 为试样中 N-二甲基亚硝胺的含量，μg/kg（μg/L）；h_1 为试样浓缩液中 N-二甲基亚硝胺的峰高，mm；c 为标准使用液中 N-二甲基亚硝胺的浓度，μg/L；h_2 为标准使用液中 N-二甲基亚硝胺的峰高，mm；V 为试样浓缩液的浓缩体积，ml；m 为试样的质量或体积，g（ml）。

2. 检出限　同气相色谱热能分析法。

3. 重复性

(1)仪器重复性:同气相色谱热能分析法。

(2)方法重复性:同气相色谱热能分析法。

4. 加标回收率　同气相色谱热能分析法。

三、气相色谱质谱分析法

（一）实验原理

啤酒经二氯甲烷萃取，SILICA/PSA 固相萃取柱净化，氮吹浓缩后，采用气相色谱-质谱仪测定。选择离子模式（SIM）定量检测，以 d_6-N-二甲基亚硝胺为内标，内标标准曲线法定量。

（二）仪器与试剂

1. 仪器与器皿　气相色谱质谱仪(电子轰击电离源，EI 源)；旋涡混匀器；氮吹仪；固相萃取仪；冷冻离心机:最大转速 10 000r/min 以上。具塞玻璃刻度试管，10ml；离心管，50ml；SILICA/PSA 混合玻璃固相萃取柱:1.0g/6ml(杭州福裕科技服务有限公司)。

2. 实验试剂

(1)正己烷(C_6H_{14}):色谱纯。

(2)乙酸乙酯($C_4H_8O_2$):色谱纯。

(3)二氯甲烷(CH_2Cl_2):色谱纯。

(4)乙腈(CH_3CN):色谱纯。

(5)丙酮(CH_3COCH_3):色谱纯。

(6)无水硫酸钠(Na_2SO_4):分析纯。

(7)N-二甲基亚硝胺标准储备液(1.0mg/ml):准确称取 N-二甲基亚硝胺标准品 25mg,用色谱纯甲醇溶解定容到 25ml,得到 1.0mg/ml 标准储备液,放置 4℃保存。

(8)N-二甲基亚硝胺使用液(2.0mg/L):取标准储备液用甲醇逐级稀释至 2.0mg/L,放置 4℃保存。

（9）内标 d_6-N-二甲基亚硝胺应用液（2.0mg/L）：称取 d_6-N-二甲基亚硝胺标准品 10mg，用色谱纯甲醇溶解并定容至 10ml，得到 1.0mg/ml 内标储备液。取 d_6-N-二甲基亚硝胺储备液，用甲醇逐级稀释至 2.0mg/L，放置 4℃保存。

（三）实验步骤

1. 样品采集和保存　啤酒样品采集后放阴凉处避光保存。

2. 样品预处理　取 100ml 啤酒，在超声波清洗机中超声脱气 5 分钟，然后量取 10ml 至 50ml 离心管中，加入 100μl 浓度为 2.0mg/L 内标 d_6-N-二甲基亚硝胺标准应用液，混匀。加入 3.0g 氯化钠并振荡溶解，加入 15ml 二氯甲烷，涡旋提取 2 分钟，10 000r/min 离心 4 分钟，弃去上层水相。取出二氯甲烷层经无水硫酸钠脱水后，室温氮气吹干至小于 0.1ml（不能干），然后加入 1ml 环己烷，超声混匀，待净化。

取 SILICA/PSA 玻璃柱（1000mg/6ml），从顶部加入 0.2g 无水硫酸钠，先用 3ml 二氯甲烷、5ml 环己烷淋洗活化柱子，然后将提取液全部过柱。分别用 5ml 二氯甲烷/环己烷（1∶10，V∶V）淋洗除杂，5ml 二氯甲烷洗脱收集。洗脱液经氮气吹至 0.5ml，加入 1.0ml 甲醇，继续吹至 1.0ml 待测。

3. 色谱质谱参考条件

（1）气相色谱条件：DB-INNOWAX 毛细管色谱柱：30m×0.25mm，0.25μm，或极性相当者；进样口温度：210℃；柱温：初温 35℃，保持 3 分钟，以 10℃/min 升至 115℃，以 15℃/min 升至 190℃，240℃后运行 4 分钟；载气：氦气，纯度 ≥99.999%，流速为 1.0ml/min；进样：不分流进样，进样量 1~2μl。

（2）质谱条件：电离方式：EI 源，70eV；离子源温度：230℃。N-二甲基亚硝胺、d_6-N-二甲基亚硝胺标准保留时间及监测离子见表 3-22。

表 3-22　N-二甲基亚硝胺监测离子和监测时间窗

化合物	保留时间	监测离子
N-二甲基亚硝胺	10.39	42,43.74*
d_6-N-二甲基亚硝胺	10.39	46,80*

*：定量离子

根据 N-二甲基亚硝胺、d_6-N-二甲基亚硝胺保留时间及碎片离子进行定性、定量分析。质谱定性按照欧盟规定，定量离子和定性离子比例在要求范围之内（表 3-23）。根据经验保留时间定性时间窗口一般在 0.02 分钟。N-二甲基亚硝胺分子量小，42、74 容易受 43、44、73 峰干扰，要求 N-二甲基亚硝胺峰纯度比较高，选择 44、73 为干扰离子同时进行监测。要求样品 N-二甲基亚硝胺出峰处，43、44 碎片强度必须小于 42（除去本底），73 碎片强度小于 74。

表 3-23　GC-MS-EI 技术中相对离子强度的最大允许限度范围

相对强度（基峰的%）	最大允许限度
>50%	±10%
>20%～50%	±15%
>10%～20%	±20%
≤10%	±50%

4. 标准曲线绘制和样品测定　分别取 5、25、50、100、250、500μl N-二甲基亚硝胺使用液（2.0mg/L），加入 100μl 内标 d_6-N-二甲基亚硝胺标准应用液（2.0mg/L），用甲醇定容至 1ml，获得 10～1000μg/L 标准系列溶液。以各管 N-二甲基亚硝胺与 d_6-N-二甲基亚硝胺峰面积之比值对 N-二甲基亚硝胺浓度进行线性回归，求回归方程。取 1.0μl 试样溶液进样 GC/MS 分析，根据回归方程计算出样品中 N-二甲基亚硝胺的浓度。同时进行空白样品的测定。

（四）实验结果

1. 结果计算　试样中 N-二甲基亚硝胺的含量按下式计算。

$$X = \frac{c \times 1}{m}$$

式中：X 为样品中 N,N-二甲基亚硝胺含量，μg/kg 或 μg/L；m 为取样量，g 或 ml；c 为试样溶液中 N-二甲基亚硝胺含量，μg/L；

2. 检出限　同气相色谱热能分析法

3. 重复性

（1）仪器重复性：同气相色谱热能分析法。

（2）方法重复性：同气相色谱热能分析法。

4. 加标回收率　同气相色谱热能分析法。

【结果评价】

1. 方法学评价　按照表 3-24 对本实验进行的 3 种实验方法进行方法学评价。

表 3-24　N-二甲基亚硝胺检测的方法学评价表

评价指标	气相色谱热能分析法	气相色谱高分辨质谱分析法	气相色谱质谱分析法
线性相关系数（r）			
检出限（LOD）			
仪器重复性（RSD）			
方法重复性（RSD）			
加标回收率（%）			
评价结果			

2. 卫生学评价　结合表 3-21 食品安全国家标准要求,按照表 3-25 对本次检测结果进行卫生学评价。

表 3-25　N-二硝基亚硝胺检测结果的卫生学评价表

检测方法	检测样品	检测结果	安全标准	是否超标

【思考题】

1. 气相色谱-热能分析的检测原理是什么?

2. N-亚硝胺化合物检测容易受到其他物质的干扰,为了保证测定的准确性,在样品处理时需要注意哪些事项?

3. DB-INNOWAX 毛细管色谱柱固定相是什么?

4. 当定量离子和定性离子比例超出要求范围,如何定性?

（邹晓莉）

实验三十四　环境中二硫化碳的检测与评价

【前言】

工业生产中,二硫化碳进入体内后,10%~30%经肺排出,70%~90%经代谢从尿排出。急性二硫化碳中毒均因生产中发生生产事故而吸入其高浓度蒸气所致。轻度中毒有头晕、头痛、眼及鼻黏膜刺激症状;中度中毒有酒醉表现;重度中毒可呈短时间的兴奋状态,继之出现谵妄、昏迷、意识丧失,伴有强直性及阵挛性抽搐,可因呼吸中枢麻痹而死亡。二硫化碳并不是常规污染物,普通公众很难有机会接触到异常浓度的二硫化碳,其中毒主要发生在工业生产中,以慢性中毒为主,急性中毒非常少见。因此,为了预防、控制和消除职业病,保护劳动者健康及其相关权益,对工业企业二硫化碳的监测十分必要。

【问题及解答】

问题 1　二硫化碳的理化性质和暴露途径是什么?

解答 1　二硫化碳(CS_2),是一种无色易挥发的液体。纯二硫化碳气味芳香,含杂质的工业品呈微黄色并有恶臭。二硫化碳不溶于水,溶于有机溶剂及氢氧化钠溶液,腐蚀性强。自然界中的二硫化碳主要来自火山、沼泽和泥土中微生物排放。工业生产中,二硫化碳是应用广泛的化学溶剂,也用于黏胶纤维、四氯化碳、农药生产等。二硫化碳经呼吸道进入人体,也可经皮肤和胃肠道吸收。

问题 2　国内外环境中二硫化碳有何卫生限值和标准要求?

解答 2　目前,美国职业安全及健康管理局(Occupational Safety and Health Administration,OS-

HA)规定每日工作时数 8 小时,每周工作时数 40 小时的工作环境二硫化碳于空气中的含量限制为 20mg/m³。美国国家职业安全卫生研究所(National Institute for Occupational Safety and Health, NIOSH)建议在每日工作 10 小时,每周工作时数为 40 小时的工作场所的室内空气中二硫化碳的含量不得超过 1mg/m³。我国涉及环境中二硫化碳的相关标准和标准限值:《工作场所有害因素职业接触限值化学有害因素》(GBZ 2.1—2007)中工作场所空气中化学物质容许浓度规定二硫化碳的时间加权平均容许浓度为 5mg/m³,短时间接触容许浓度为 10mg/m³(皮);《恶臭污染物排放标准》(GB 14554—93)中恶臭污染物厂界标准规定二硫化碳的限值,一级标准企业为 2.0mg/m³,二级标准新扩改建企业为 3.0mg/m³,二级标准企业现有为 5.0mg/m³,三级标准新扩改建企业为 8.0mg/m³,三级现有企业为 10mg/m³;《恶臭污染物排放标准》(GB 14554—93)中恶臭污染物排放标准值为 1.5~97kg/h。《石油化学工业污染物排放标准》(GB 31571—2015)中规定二硫化碳的限值为 20mg/m³。《地表水环境质量标准》(GB 3838—2002)和《环境空气质量标准》(GB 3095—2012)中均没有二硫化碳的具体限值要求。虽然《生活饮用水卫生标准》(GB 5749—2006)没有规定二硫化碳的限值要求,但在其检测方法《生活饮用水标准检验方法》(GB/T 5750.8—2006)有机物指标中明确了二硫化碳的检验方法。

问题 3 环境中二硫化碳的采样测定方法和国家标准有哪些?

解答 3 二硫化碳的检测方法主要有光谱法和色谱法,每种检测方法都有其自身的特点和适用范围,应根据实验目的、实验室条件和技术支撑能力等合理选择检测方法。我国现行的二硫化碳检测的标准分析方法有《居住区大气中二硫化碳卫生检验标准方法-气相色谱法》(GB/T 11741—1989);《空气质量 二硫化碳的测定 二乙胺分光光度法》(GB/T 14680—1993);《水质 二硫化碳的测定 二乙胺乙酸铜分光光度法》(GB/T 15504—1995);《呼出气中二硫化碳的气相色谱测定方法》(WS/T 41—1996);《工作场所空气有毒物质测定 硫化物》(GBZ/T 160.33—2004);《生活饮用水标准检验方法有机物指标》(GB/T 5750.8—2006)中二硫化碳利用气相色谱法进行检验。

【目的与要求】

1. 掌握二硫化碳二乙胺分光光度法和气相色谱法测定原理、方法和操作。

2. 熟悉监测二硫化碳检测结果的表示方法、方法学评价和卫生学评价。

3. 了解二硫化碳来源与污染现状、二硫化碳监测的卫生学意义和相关标准。

【实验方法】

一、二乙胺分光光度法

(一)实验原理

空气中二硫化碳用活性炭管采集,用苯解吸后,二硫化碳、二乙胺和铜离子反应生成黄棕色二乙氨基二硫代甲酸铜,在435nm 波长处进行分光光度定量测定。

(二)仪器与试剂

1. 仪器与器皿　分光光度计,空气采样器(流量0~500ml/min),溶剂解吸型活性炭管(内装100mg/50mg 活性炭),溶剂解吸瓶(10ml)。

2. 实验试剂　氨水(分析纯,$\rho_{25}=0.9g/ml$),苯(分析纯)。

(1)硫酸铜乙醇溶液:0.01g 硫酸铜溶于少量95%(V/V)乙醇,用95%(V/V)乙醇稀释到100ml。

(2)显色液:称取0.5g 盐酸乙二胺,加20.0ml 硫酸铜乙醇溶液和0.4ml 氨水,溶解后,加95%(V/V)乙醇定容到100ml,临用现配制。

(3)二硫化碳标准溶液:于25ml 容量瓶中加入10ml 苯,准确称量,加数滴二硫化碳,再准确称量,加苯至刻度,混匀,由2次称量之差计算溶液中二硫化碳的含量,为标准贮备液,置4℃冰箱内保存,临用前,用苯稀释成50μg/ml 二硫化碳标准溶液。或用国家认可的标准溶液配制。

(三)实验步骤

1. 样品的采集、运输和保存　现场采样按照《工作场所空气中有害物质监测的采样规范》(GBZ 159—2004)操作。

(1)短时间采样:在采样点,打开活性炭管的两端,以200ml/min 流量采集15分钟空气样品。

(2)长时间采样:在采样点,打开活性炭管的两端,以50ml/min 流量采集2~8 小时空气样品。

(3)个体采样:在采样点,打开活性炭管的两端,佩戴在采样对象的前胸上部,以50ml/min 流量采集2~8 小时空气样品。

(4)样品空白:将活性炭管带至采样点,除不连接空气采样器采集空气样品外,其余操作同样品。采样后立即封闭两端,置清洁容器内运输和保存。样品在4℃冰箱内可保存7 天。解吸后应尽快测定。

2. 样品测定

(1)样品处理:将采过样的前后两段活性炭分别倒入溶剂解吸瓶中,各加5.0ml 苯,振摇1 分钟,解吸30 分钟。取0.5ml 苯解吸液,加4.5ml 显色液,供测定。若解吸液中待测物的浓度超过测定范围,可用苯稀释后测定范围,计算时乘以稀释倍数。

(2)标准曲线的绘制:取6 支具塞比色管,分别加入0.0ml、0.1ml、0.2ml、0.3ml、0.4ml、0.5ml 二硫化碳标准溶液,加苯至0.5ml,配成0.0μg、5.0μg、10.0μg、15.0μg、20.0μg、25.0μg 二硫化碳标准系列。各加4.5ml 显色剂。摇匀,放置15 分钟。于435nm 波长下测量吸光度,每个浓度重复测定3 次,以吸光度均值对相应的二硫化碳含量(μg)绘制标准曲线。

(3)样品测定:用测定标准系列的操作条件测定样品和样品空白溶液,测得吸光度值后,由标准曲线得二硫化碳含量(μg)。

(四)实验结果

1. 结果计算

(1)按下式将采样体积换算成标准采样体积。

$$V_0 = V \times \frac{293}{273+t} \times \frac{P}{101.3}$$

式中:V_0为标准采样体积,L;V为采样体积,L;t 为采样点的温度,℃;P为采样点的大气压,kPa。

(2)按下式计算空气中二硫化碳的浓度。

$$C = \frac{10(m_1+m_2)}{V_0 \times D}$$

式中:C为空气中二硫化碳的浓度,mg/m³;m_1、m_2为测得前后段样品溶液中二硫化碳的含量,μg;V_0为标准采样体积,L;D为解吸效率,%。

(3)时间加权平均容许浓度按《工作场所空气中有害物质监测的采样规范》(GBZ 159—2004)规定计算。

2. 检出限　在相同测试条件下,3 倍基线噪声所对应的待测物的浓度(D_c)。

3. 重复性

(1)仪器重复性:在相同条件下,对同一样品重复测量多次,计算相对标准偏差(RSD)。

(2)方法重复性:样品预处理后,取相同试样至少 6 份,平行操作,分别计算每份平行样品中二硫化碳的含量,计算 RSD。

4. 加标回收率　样品预处理后,取平行样品三份,在其中一份样品中加入一定量待测物。本实验可加一定体积二硫化碳标准使用液,尽量使加入的二硫化碳含量与样品中二硫化碳含量接近。然后平行操作,分别测量,计算加标回收率。

二、溶剂解吸-气相色谱法

(一)实验原理

空气中二硫化碳用活性炭管采集,用苯解吸,经 OV-17 色谱柱分离后进入火焰光度检测器,在火焰光度检测器内产生受激发的碎片 S2 发射 394nm 的特征光,经光电倍增管转变放大成电信号,以保留时间定性,峰高或峰面积定量。

(二)仪器与试剂

1. 仪器与器皿　气相色谱仪(附火焰光度检测器,394nm 滤光片),色谱固定相(OV-17),Chromosorb W 色谱担体(60~80 目),空气采样器(流量 0~500ml/min),溶剂解吸型活性炭管

（100mg/50mg 活性炭），溶剂解吸瓶（5ml），微量注射器（10μl、1μl）。

2. 实验试剂　无水硫酸钠（200℃干燥 2 小时），苯（无干扰杂质峰）。

标准溶液：于 25ml 容量瓶中加入 10ml 苯，精确称量后加 1 滴二硫化碳，再精确称量，加苯至刻度。由两次称量之差计算出二硫化碳的浓度，为标准贮备液。置于冰箱内保存。临用前，用苯稀释成 10.0μg/ml 二硫化碳标准溶液。或用国家认可的标准溶液配制。

（三）实验步骤

1. 样品的采集、运输和保存　同"二乙胺分光光度法"。

2. 样品处理　将采过样的前后两段活性炭分别倒入溶剂解吸瓶中，各加 5.0ml 苯，振摇 1 分钟，解吸 30 分钟，供测定。若解吸液中待测物的浓度超过测定范围，可用苯稀释后测定，计算时乘以稀释倍数。

3. 仪器操作条件　色谱柱：1.5m×4mm，OV-17：Chromosorb W = 2：100；柱温：50℃；气化室温度：150℃；检测室温度：150℃；载气（氮气）流量：20ml/min。

4. 标准曲线的绘制　取 5 只溶剂解吸瓶，分别加入 0.0ml、0.5ml、1.0ml、2.0ml、3.0ml 二硫化碳标准溶液，各加苯至 5.0ml，配成 0.0μg/ml、1.0μg/ml、2.0μg/ml、4.0μg/ml、6.0μg/ml 二硫化碳标准系列。参照仪器操作条件，将气相色谱仪调节至最佳测定状态，各标准管取 1.0μl 进样，测量峰高或峰面积，每个浓度重复测定 3 次，以峰高或峰面积均值对相应的二硫化碳浓度（μg/ml）绘制标准曲线。

5. 样品测定　用测定标准系列的操作条件测定样品溶液和空白对照溶液。测得的样品峰高或峰面积值减去空白对照峰高或峰面积值后，由标准曲线得二硫化碳浓度（μg/ml）。

（四）实验结果

1. 结果计算

（1）按下式将采样体积换算成标准采样体积。

$$V_0 = V \times \frac{293}{273+t} \times \frac{P}{101.3}$$

（2）按下式计算空气中二硫化碳的浓度。

$$C = \frac{5(C_1+C_2)}{V_0}$$

式中：C 为空气中二硫化碳的浓度，mg/m³；5 为解吸液的体积，ml；C_1、C_2 为测得前后段样品中二硫化碳的浓度（减去样品空白），g/ml；V_0 为标准采样体积，L。

（3）时间加权平均容许浓度按《工作场所空气中有害物质监测的采样规范》（GBZ 159—2004）规定计算。

2. 检出限　在相同条件下,对空白溶液连续测定多次(≥6次),吸光度3倍标准偏差所对应的待测物的浓度(D_c)。

3. 重复性

(1)仪器重复性:同"二乙胺分光光度法"。

(2)方法重复性:同"二乙胺分光光度法"。

4. 加标回收率　同"二乙胺分光光度法"。

【结果评价】

1. 方法学评价　按照表3-26对本实验进行的2种实验方法进行方法学评价。

表3-26　方法学评价表

评价指标	气相色谱法	分光光度法
线性($linear$)		
检出限(LOD)		
仪器重复性(RSD)		
方法重复性(RSD)		
加标回收率(%)		
优缺点		
评价结果		

2. 卫生学评价　根据标准要求,按照表3-27对本次检测结果进行卫生学评价。

表3-27　二硫化碳检测结果的卫生学评价表

检测方法	检测样品	检测结果	安全标准	是否超标
气相色谱法				
分光光度法				

【思考题】

1. 如何采集二硫化碳样本?在采集的过程中有哪些措施来保证采集到的二硫化碳样本的准确性?

2. 空气中其他硫化物对二硫化碳的气相色谱法和分光光度法检测有无干扰?如果有干扰,应该如何消除?

3. 采集3L空气样品时,二硫化碳的气相色谱法和分光光度法的检出限和最低检出浓度各是多少?

4. 为什么气相色谱测定二硫化碳时采用火焰光度检测器?

（齐燕飞）

实验三十五   食品中汞化学形态分析与评价

【前言】

汞及其不同形态的化合物都具有毒性,但与单质汞和无机汞比较,有机汞化物的毒性更大。食品和环境中的汞及其化学形态对人类健康具有重要影响。汞化学形态包括单质汞(Hg^0)、汞离子(Hg^{2+})、甲基汞($MeHg^+$)、二甲基汞($DMeHg^+$)、乙基汞($EtHg^+$)、二乙基汞($DEtHg^+$)、甲基乙基汞($MeEtHg^+$)、苯基汞($PhHg^+$)、金属硫蛋白配合物等多种形式,也有气态汞和颗粒态汞之分。汞及汞类化合物检测有多种方法,每种方法都具有自身的特点和适用性。面对一个具体样本中的汞化学形态分析任务,样品的处理和检测方法的选择不仅会影响分析结果,而且对保证食品安全及卫生学评价的正确性具有重要意义。

【背景材料】

汞元素几乎存在于所有环境、食品和动植物样品中。由于环境中微生物作用、光化学催化以及多种物质间的相互反应,汞不仅会在介质间传递时发生逐级富集,而且能引起形态学的迁移和转化。值得注意的是,汞的化学形态不同,其毒性和生物有效性有很大差异。一般而言,有机汞的毒性比无机汞大。无机汞主要对肾脏有毒性作用,有机汞主要对脑组织有毒性作用,其中,由于甲基汞具有亲脂性、生物积累效应和生物放大效应,其毒性是无机汞的 100 倍,是有机汞中最常见、毒性最强的汞化合物之一。样品中总汞的含量并不能确切地描述因其引发的安全性问题。例如,我国已将甲基汞作为水产动物及其制品、肉食性鱼类及其制品的污染物限量指标。

微量汞在体内的摄入量与排泄量可基本保持平衡,一般不会引起对健康的危害。但是,大量含汞废水的排放和含汞农药的使用有可能使水体和动植物食品原料受到污染。鱼贝类是汞的主要污染食品,且由于食物链的生物富集和生物放大作用(富集倍数高达 $10^6 \sim 10^7$),鱼体内甲基汞浓度可以达到很高水平。当人类摄食这种鱼类时就会引起甲基汞中毒。20 世纪 50 年代发生在日本的水俣病就是甲基汞中毒的典型案例。除了总汞指标外,我国《食品安全国家标准 食品中污染物限量》(GB 2762—2017)已将甲基汞列入鱼类及其他水产品的污染物限量标准中。

沉积于河底的汞离子,经过厌氧细菌的作用,在甲基维生素 B_{12} 存在下可形成甲基汞。甲基汞能积聚在水生生物体内,通过食物链进一步富集浓缩,达到极高浓度。日本水俣湾鱼体中的甲基汞浓度达 $1 \sim 20mg/kg$。另外,据美国《科学新闻》周刊报道,垃圾填埋场中的汞在细菌作用下发生化学改性也能生成甲基汞,并有可能排入大气。已经有人在空气和雨水中监测到了甲基汞,从而表明垃圾填埋场可能是空气和雨水中汞的重要来源。

因此,掌握食品中汞化学形态分析与评价方法对于公共卫生事件的处理、职业与环境卫生控制、保障食品安全等都至关重要。那么,如何进行样品中汞形态的分离和分析呢?

【问题及解答】

问题 1　食品中汞形态的限量标准是如何规定的？

解答 1　汞是《食品安全国家标准 食品中污染物限量》（GB 2762—2017）规定的限量污染物，其中九类食品限定了总汞的含量，一类食品（水产动物及其制品）限定了甲基汞的含量，并要求水产动物及其制品可先测定总汞，当总汞水平不超过甲基汞限量值时，不必测定甲基汞；否则，需再测定甲基汞。

问题 2　进行汞形态分析首先要考虑什么问题？

解答 2　食品中汞的化学形态主要是指汞的价态（离子形态）和络合态（分子形态）。因其在样品中的存在状态会受到化学微环境的影响，进行汞形态分析时首先要考虑样品处理和形态提取过程是否会引起汞形态的改变，要求在取样、制样及分析过程中，尽可能避免样品中原来存在的形态平衡的破坏或变动。另一方面，形态分析为超痕量分析，需要选择高灵敏度、高选择性、低检出限的分析方法，且这种方法要与形态的高效预富集、预分离方法相结合，以防止汞形态的重新分配。

问题 3　汞形态分析宜采用哪些样品前处理方法？

解答 3　形态分析最理想的方法是对样品中待研究的形态进行"原位"分析，即尽量避免对样品进行任何形式的前处理，以保持待研究形态的原始特性不变。但是，由于样品中汞和汞形态的浓度一般较低（ng/L），并且缺少高灵敏的检测技术，在进行形态分析前仍需要对样品中存在的汞形态进行分离、富集等前处理。已有的研究表明，汞形态分离前处理方法主要有：酸解萃取、碱解萃取、微波辅助萃取、固相萃取（巯基棉类，改性纤维，壳聚糖，聚胺类，树脂，C_{60} 材料，二硫腙处理的 C_{18} 材料，二硫腙修饰纳米 TiO_2 等）、固相微萃取、单滴微萃取、分散液液微萃取、浊点萃取等。

问题 4　如何选择汞形态的分析检测方法？

解答 4　食品/环境中汞形态的分析检测首先要有汞形态的良好分离手段。目前，用于汞形态检测的方法有分光光度法、原子吸收光谱法、原子发射光谱法、原子荧光光谱法、气相色谱法、高效液相色谱法、毛细管电泳分析法等。系统的汞形态分析检测方法主要有高效液相色谱-光谱（原子荧光光谱、原子吸收光谱、原子发射光谱）/质谱（电感耦合等离子体-质谱）联用法、气相色谱-光谱/质谱联用法、毛细管电泳-光谱/质谱联用法等。例如，经盐酸浸提，GC-ECD 检测可对水、食品和生物样品中的甲基汞进行检测，鱼肉中甲基汞的检出限可达 0.1μg/kg；样品中的有机汞及无机汞与二乙基二硫代氨基甲酸盐反应形成络合物，经氯仿萃取后可用反相高效液相色谱进行分离测定。

在色谱分离前，常常需要对样品中的汞形态化合物进行衍生化或络合，形成挥发性或非极性的形态以利于分离和减轻干扰。液相色谱分离各种形态的汞大都采用 ODS 柱，在流动相与样品溶液中加入适当的络合剂或离子对试剂,与汞形成非极性化合物。流动相中加入 EDTA,可基本消除样品溶液中常见金属离子的干扰。汞形态分离的主要衍生化方式是氢化物发生法和烷基化反应。常用的衍生化试剂有四乙基硼化钠($NaBEt_4$)、四苯基硼化钠($NaBPh_4$)、格林试剂等。

考虑到汞形态分析的复杂性及当前形势下国家对食品安全卫生限制的要求,本实验主要开展对食品中甲基汞的检测。

【实验要求】

1. 掌握食品中汞形态检测原理、测定方法的比较及检测结果卫生学评价方法。

2. 熟悉食品中汞形态含量测定的标准,检测方法选择的原则、依据及所需的仪器设备。

3. 了解食品中汞形态的内涵、食品安全国家标准及含量测定的卫生学意义。

【实验方法】

一、高效液相色谱-原子荧光光谱联用法（HPLC-AFS）

（一）实验原理

样品中的甲基汞经超声波辅助的盐酸溶液提取后,通过 C_{18} 色谱柱分离,由于 C_{18} 柱对无机汞、甲基汞和乙基汞的吸附能力不同,流动相将无机汞、甲基汞和乙基汞依次洗脱。在紫外光照射下,从色谱柱洗脱的溶液首先在线与强氧化剂过硫酸钾反应,将有机汞都氧化成无机汞,然后在酸性(盐酸)环境下,无机汞与硼氢化钾在线反应生成汞蒸气,进入原子化器,由原子荧光光谱仪测定。保留时间定性,外标法峰面积定量。

（二）仪器与试剂

1. 仪器与设备　高效液相色谱-原子荧光光谱联用仪由液相色谱仪、在线紫外消解系统及原子荧光光谱仪组成,天平(感量为 0.1mg 和 1.0mg),离心机(最大转速 10000r/min),组织匀浆器,高速粉碎机,冷冻干燥机,超声清洗器等。玻璃器皿均需以硝酸溶液(1+4)浸泡 24 小时,用水反复冲洗,并用去离子水冲洗干净。

2. 试剂及配制　甲醇(色谱纯),硼氢化钾、过硫酸钾、乙酸铵、L-半胱氨酸均为分析纯,氢氧化钾、氢氧化钠、盐酸、氨水、重铬酸钾、硝酸均为优级纯。氯化汞和甲基氯化汞(纯度均不低于99%)。水为《分析实验室用水规格和试验方法》(GB/T 6682—2008)规定的一级水。

流动相(5%甲醇+0.06mol/L 乙酸铵+0.1% L-半胱氨酸):称取 0.5g L-半胱氨酸、2.2g 乙酸铵,置于 500ml 容量瓶中,用水溶解,再加入 25ml 甲醇,最后用水定容至 500ml。经 0.45μm 有机滤膜过滤后,于超声水浴中超声脱气 30 分钟。现用现配。

盐酸溶液(5mol/L):量取 208ml 盐酸,溶于水并稀释至 500ml。

盐酸溶液 10%(体积比):量取 100ml 盐酸,溶于水并稀释至 1000ml。

氢氧化钾溶液(5g/L)：称取 5.0g 氢氧化钾,溶于水并稀释至 1000ml。

氢氧化钠溶液(6mol/L)：称取 24g 氢氧化钠,溶于水并稀释至 100ml。

硼氢化钾溶液(2g/L)：称取 2.0g 硼氢化钾,用氢氧化钾溶液(5g/L)溶解并稀释至 1000ml。现用现配。

过硫酸钾溶液(2g/L)：称取 1.0g 过硫酸钾,用氢氧化钾溶液(5g/L)溶解并稀释至 500ml。现用现配。

L-半胱氨酸溶液(10g/L)：称取 0.1g L-半胱氨酸,溶于 10ml 水中。现用现配。

甲醇溶液(1+1)：量取甲醇 100ml,加入 100ml 水中,混匀。

氯化汞标准储备液(200μg/ml,以 Hg 计)：准确称取 0.0270g 氯化汞,用 0.5g/L 重铬酸钾的硝酸溶液溶解,并称稀释、定容至 100ml。于 4℃冰箱中避光保存,可保存两年。或购买经国家认证并授予标准物质证书的标准溶液物质。

甲基汞标准储备液(200μg/ml,以 Hg 计)：准确称取 0.0250g 氯化甲基汞,加少量甲醇溶解,用甲醇溶液(1+1)稀释并定容至 100ml。于 4℃冰箱中避光保存,可保存两年。或购买经国家认证并授予标准物质证书的标准溶液物质。

混合标准使用液(1.0μg/ml,以 Hg 计)：准确移取 0.50ml 甲基汞标准储备液和 0.50ml 氯化汞标准储备液,置于 100ml 容量瓶中,以流动相稀释至刻度,摇匀。此混合标准使用液中,两种汞化物的浓度均为 1.0μg/ml。现用现配。

（三）实验步骤

1. 样品预处理　在采样及制备过程中,注意不使试样污染。取鱼类及制品可食部分匀浆,装入洁净聚乙烯瓶中,密封,于 4℃冰箱冷藏备用。

2. 试样提取　称取样品 0.50~2.0g(精确至 0.001g),置于 15ml 塑料离心管中,加入 10ml 盐酸溶液(5mol/L),放置过夜。室温下超声水浴提取 60 分钟,此期间振摇数次。4℃下以 8000r/min 转速离心 15 分钟。准确吸取 2.0ml 上清液至 5ml 容量瓶或刻度试管中,逐滴加入氢氧化钠溶液(6mol/L),使样液 pH 为 2~7。加入 0.1ml 的 L-半胱氨酸溶液(10g/L),最后用水定容至刻度。0.45μm 有机滤膜过滤,待测。同时做空白试验。

注意：滴加氢氧化钠溶液(6mol/L)时应缓慢,避免酸碱中和产生的热量来不及扩散,致溶液温度升高,汞化合物挥发损失,造成测定值偏低。

3. 实验参考条件　液相色谱分离：C_{18} 分析柱(150mm×4.6mm×5μm),C_{18} 预柱(10mm×4.6mm×5μm),流速 1.0ml/min,进样体积 100μl。

原子荧光检测：负高压 300V,汞灯电流 30mA,载液为 10% 盐酸溶液(流速 4.0ml/min),还原剂为 2g/L 硼氢化钾溶液(流速 4.0ml/min),氧化剂为 2g/L 过硫酸钾溶液(流速 1.6ml/min),载气流速 500ml/min,辅助气流速 600ml/min。

4. 标准曲线制作和试样测定　取 5 支 10ml 容量瓶,分别准确加入混合标准使用液(1.0μg/ml,以 Hg 计)0.00ml、0.010ml、0.020ml、0.040ml、0.060ml 和 0.10ml,用流动相稀释至刻度。浓度依次为 0.0ng/ml、1.0ng/ml、2.0ng/ml、4.0ng/ml、6.0ng/ml 和 10.0ng/ml。吸取标准系列溶液 100μl 进样,得汞形态的标准色谱图,以标准溶液中目标化合物浓度为横坐标,以色谱峰面积为纵坐标,绘制标准曲线。

将试样溶液 100μl 注入液相色谱-原子荧光联用仪中,得到色谱图。以保留时间定性,外标法峰面积定量。平行测定次数不少于两次。

（四）实验结果

1. 计算结果

$$X = \frac{f \times (c - c_0) \times V \times 1000}{m \times 1000 \times 1000}$$

式中:X,试样中汞形态的含量,mg/kg;f,稀释因子;c,经标准曲线得到的测定液中汞形态的浓度,ng/ml;c_0,经标准曲线得到的空白溶液中汞形态的浓度,ng/ml;V,加入提取试剂的体积,ml;1000,换算系数;m,试样量,g。

计算结果保留两位有效数字。在重复性条件下获得的两次独立结果的绝对差值不得超过算术平均值的 20%。

2. 检出限及定量限　当样品称样量为 1g,定容体积为 10ml 时,方法检出限为 0.008mg/kg,方法定量限为 0.025mg/kg。

二、高效液相色谱-电感耦合等离子体质谱联用法（HPLC-ICP-MS）

（一）实验原理

样品中的汞化合物经盐酸-甲苯超声波辅助萃取、L-半胱氨酸螯合,C_{18} 色谱柱分离,导入等离子体焰炬,由电感耦合等离子体质谱仪测定。保留时间定性,外标法峰面积定量。

（二）仪器与试剂

电感耦合等离子体质谱仪,高效液相色谱仪,C_{18} 反相色谱柱(4.6mm×150mm,5μm),电子分析天平,低速大容量离心机;超声波清洗器。

二价汞(≥99.5%);甲基汞和乙基汞标准溶液;ICP-MS 调谐液(Li、Y、Ce、Tl);鱼肉标准物质;超纯水(电阻率≥18.2MΩ·cm);甲醇(色谱纯);L-半胱氨酸(≥98%);其他化学试剂均为优级纯。

（三）实验步骤

1. 样品处理　0.2g 干样品或 1.5g 湿样于 50ml 的离心管中,加入 10ml 重蒸水、5ml 12mol/L 浓盐酸和 10ml 甲苯,超声萃取 25 分钟,5000r/min 离心 10 分钟,将上清液转移至另一 50ml 的离心管中。下层溶液加入 5ml 甲苯,超声萃取 25 分钟,离心,合并上清液。加入 0.2g/100ml L-半胱氨酸溶液 5ml,超声萃取 30 分钟,离心,下层水溶液过 0.45μm 有机滤膜进样。

2. 标准溶液和标准曲线　配制质量浓度分别为 2.5、5、10、25、50、100、250、500μg/L 的一系列汞化合物的混合标准溶液。各种汞形态化合物在 0~500μg/L 质量范围内线性关系良好。

3. 实验条件　色谱条件:流动相 A:0.06mol/L 乙酸铵-0.1g/100ml L-半胱氨酸;B:100% 甲醇;流速 1ml/min;进样量 20μl。梯度洗脱条件如表 3-28。

表 3-28　色谱梯度洗脱程度

时间/min	0	8	12	22	25
A%	95	95	50	50	95
B%	5	5	50	50	5

质谱条件:射频功率 1380W;载气流量 0.6ml/min;辅助气流量 0.25ml/min;反应气比例 20%;采样模式:时间积分;分析时间 1800 秒。样品分析前用 ICP-MS 调谐液将仪器灵敏度调至大于 2000cps。

（四）实验结果

1. 实验结果　根据标准曲线计算试样中汞形态含量。

2. 检出限　在空白溶液中加入 5.0μg/L 的标准混合溶液,以 3 倍基线噪声测定汞离子、甲基汞和乙基汞化合物的检出限为 2.00μg/kg。

3. 精密度　分别选择低、中、高 3 水平(2.5、25、50μg/L)的混合标准溶液,连续 6 次重复测定,低水平的 RSD 在 10% 以内,其余水平的相对标准偏差(RSD)均小于 5%。

4. 方法的加标回收率　分别向水产样品中加入 3.2、16、32μg/L 3 种不同水平的汞化合物标准溶液,各平行处理 3 个样品,扣除样品空白后,其中无机汞和甲基汞的加标回收率在 77.4%~112.9%,乙基汞的回收率在 63.4%~90.6% 之间。

【结果评价】

1. 方法学评价　按照表 3-29 对本实验采用的 2 种实验方法进行方法学评价。

表 3-29　食品汞形态检测的方法学评价

评价指标	HPLC-AFS	HPLC-ICP-MS
检出限(LOD)		
方法重复性(RSD)		
加标回收率(%)		
优缺点		
评价结果		

2. 卫生学评价 世界卫生组织推荐的甲基汞每周最大摄入量是 1.6μg/(B·W)。《食品安全国家标准 食品中污染物限量》(GB 2762—2017)规定了水产动物及其制品(肉食性鱼类及其制品)中甲基汞污染限量为 0.5mg/kg,肉食性鱼类及其制品中甲基汞污染限量为 1.0mg/kg。结合食品安全国家标准要求对本次检测结果进行卫生学评价。

【思考题】

1. 简述汞化学形态分析的内涵及卫生学意义。

2. HPLC-ICP-MS 联用分析中甲醇、乙酸胺和 L-半胱氨酸的作用是什么?

3. 简述如何认识 HPLC-AFS 联用法对汞形态分析的缺点。

(李 磊)

第四章

设计性实验

在验证性、综合性实验的基础上,适当开设设计性实验项目(本教材占 10%)符合创新型人才培养要求。设计性实验是指给定实验目的、要求和实验条件,学生自己设计实验方案,并加以实现的过程;是结合卫生化学课程教学或其他相关课程教学而进行的一种探索性实验。它不但要求学生综合多学科知识和多种实验原理来设计实验方案,还要求学生能运用已有知识去发现问题、分析问题、解决问题,重点在于"设计"。设计性实验着重培养学生独立解决实际问题的能力、创新能力以及组织管理能力。

设计性实验的核心是设计及实验方案的选择,并在实验中验证方案的正确性和合理性。设计时一般包括:根据研究需要、精度要求及现有的主要仪器,确定应用原理,选择实验和测量方法、配套设备,以及测量数据的合理处理等。

设计性实验应遵循实验方案的最优化原则、测量方法的误差最小原则、测量仪器的误差均分原则和测量条件的最有利原则。

实验三十六 化妆品中限用或禁用物质检验方法设计与评价

化妆品中的禁用物质是指可能对使用者造成危害,为了保护使用者的身体健康,不得作为化妆品生产原料及组分添加到化妆品中的物质。如果技术上无法避免禁用物质作为杂质带入化妆品,则化妆品成品应符合《化妆品卫生规范》中对化妆品的一般要求,即在正常的、合理的及可预见的使用条件下,不得对人体健康产生危害。化妆品中的限用物质是指化妆品中允许使用的化妆品原料,但是按规定有一个允许使用的最大浓度,以及允许使用范围和限制使用条件,并且必须在标签标识上说明的物质。这些物质一般都具毒性,或者对皮肤、黏膜可能造成损伤。为了保护使用者的身体健康,化妆品中的禁限用物质必须进行检验。为加强对化妆品的质量控制,我国先后发布了《化妆品卫生标准》(GB 7916—1987)、《化妆品安全技术规范》(2015 年版)、《化妆品检验规则》(QT/T 1684—2015)等一系列相关的法律法规。因此,实验中要明确目标待检的禁限用物质,根据物质的理化性质,选择适宜的仪器和前处理方法对其进行检测和评价。

【目的与要求】

1. 掌握化妆品中限用或禁用物质检验方法的验证及评价。

2. 熟悉实验方案初步设计与实验条件的优化原则。

3. 了解资料调研基本方法及资料分析。

【方法提要】

化妆品中限用或禁用物质的测定涉及高效液相色谱法、离子色谱法、气相色谱法、原子吸收光谱法、原子荧光光谱法、微分电位溶出法和分光光度法等方法。同时,化妆品样品的基体复杂,含有大量的成分,测定前样品通常需要进行溶解、增溶、分解、分离、提取、浸提、萃取、纯化和(或)预浓缩等前处理。本实验的宗旨是培养学生分析问题和解决问题的综合能力,给学生提供一个展示及检验自我能力的平台。要求学生初步学会文献查阅和综述,运用所学理论知识与实验技术,选择分析方法、设计实验步骤和内容(如试剂用量、温度、pH、样品用量和处理方法等)、优化实验条件、确定最佳测试方案,根据所建方法的灵敏度、检出限、精密度、准确度以及费用与效益,对其进行综合分析和评价。本实验以化妆品中限用或禁用物质为对象,通过从查阅文献开始,直至提交实验报告及方法评价的一个检验工作全过程,开展"以问题为中心"的学习。学生带着问题(或题目)主动思考,积极实践,总结经验,以提高综合能力。

【仪器与试剂】

根据所选实验方法确定仪器与试剂。例如,高效液相色谱仪、离子色谱仪、气相色谱仪、原子吸收光谱仪、原子荧光光谱仪、微分电位仪、分光光度计等。

【实验步骤】

1. 根据化妆品中限用或禁用物质(表4-1)选择检测项目。

表4-1 化妆品中限用或禁用物质

项目分类	项目	限量(W/W,%)	项目	限量(W/W,%)
防晒剂	4-甲氧基肉桂酸-2-乙基己酯	10	4-甲氧基肉桂酸异戊酯	10
	胡莫柳酯	10	3-(4'-甲基苯亚甲基)-d-1樟脑	4
	水杨酸-2-乙基己酯	5		
性激素	雌酮	禁用	乙烯雌醇	禁用
	雌二醇	禁用	睾酮	禁用
	雌三醇	禁用	甲基睾酮	禁用
	黄体酮	禁用		
染发剂	2,5-二胺基甲苯	4.0	对苯二胺	2.0
	间苯二酚	1.25	对氨基苯酚	0.5
	邻苯二胺	禁用	间氨基苯酚	1.0

续表

项目分类	项目	限量(W/W,%)	项目	限量(W/W,%)
生发剂	斑蝥素	1	氮芥	禁用
祛斑剂	氢醌	禁用	苯酚	禁用
重金属	铅[a]	10	砷[a]	2
	汞[a]	1		

a. 单位:mg/kg

2. 资料查询包括标准方法和文献报道的方法,对文献资料进行简单综述(包括查得的有关文献参考资料来源);选择的分析方法及原理的简单阐述。

3. 拟定实验方案与可行性分析　试验组拟定实验方案后,组内讨论方法的可行性,然后与指导教师讨论确定实验方案中实验内容。

4. 实验准备　根据实验内容和要求选择合适的试剂(如基准物质、优级纯试剂、分析纯试剂、色谱纯试剂及光谱纯试剂等),根据试剂的用途选择配制方法(如一般配制、精密配制、特殊配制等)。

5. 实验操作　优化测试条件(包括仪器条件和样品预处理条件),在选择的最佳测试条件下进行工作曲线线性、检出限、精密度、准确度等测试实验。

6. 样品的处理与测试　在选择的最佳测试条件下进行样品分析。

7. 结果处理　根据测试数据进行计算和绘图。

8. 方法评价　根据计算结果对方法进行评价并给出结论,内容包括方法的优点、缺点、费用与效益、适用性。

9. 撰写实验报告　要求按论文格式进行撰写(包括前言、材料与方法、结果与讨论、结论等部分)。

10. 写一份实验的体会及改进和完善的设想。

【知识点】

本实验涉及化妆品中重金属元素和激素等禁限用物质国家限量标准,样品的前处理,各种仪器的选择、操作方法,样品消化和萃取等前处理方式等。

【考察点】

根据化妆品中待测重金属元素和有机化合物的种类和预估浓度,对仪器、操作条件的选择和应用;制样方法和样品消解和萃取的前处理方法及操作技能;标准曲线的建立及数据处理等。

【思考题】

1. 不同分析方法的检出限计算方法有何不同?

2. 简述测试工作曲线线性、检出限、精密度、准确度等指标的意义。

(齐燕飞)

实验三十七   茶叶中微量元素/多酚类化合物溶出特性测定

茶是人们日常生活中常用的饮品,饮茶有利于人体健康。茶叶经水浸泡形成的茶汤中含有大量水分、微量元素、咖啡因及多酚类生物活性物质等成分,而茶汤中的营养成分及植物化合物的含量取决于茶叶中该成分的溶出特性。研究表明,茶叶中的成分向茶汤中溶出和迁移量受多种因素的影响,例如,茶叶加工及处理方式、浸泡容器、用水比例、制样方法、温度、时间、浸泡次数等。因此,开展茶叶中多种微量元素/多酚类化合物的溶出特性研究,对于阐明科学的饮茶方式具有重要意义。

茶中微量元素/多酚类化合物的测定涉及光谱、色谱及质谱等多种卫生检测方法及样品处理方式,本实验基于解决营养与食品卫生学问题,开展卫生化学多种实验技能的设计性训练,也可供大学生实施教学实践创新训练计划的参考。

【目的与要求】

1. 掌握茶叶中多种微量元素/多酚类化合物溶出的处理及分析过程。

2. 熟悉茶叶中多种微量元素/多酚类化合物的溶出特征分析的设计方法。

3. 了解产品中多种元素/多酚类化合物同时测定的仪器分析方法。

【方法提要】

本实验通过学生查阅文献了解茶叶样品中微量元素/多酚类化合物测定的参数种类、样品前处理方法和测定技术,初步学会分析方案设计。可以选择测定微量元素或多酚类化合物,也可两类物质同时检测。设计的制样过程可以是茶叶加工及处理方式、浸泡容器、用水比例、制样方法、温度、时间、浸泡次数等影响成分溶出的因素。微量元素的仪器分析测定方法有原子吸收分光光度法、原子荧光法、电感耦合等离子体-发射光谱法、电感耦合等离子体-质谱法、离子色谱法等。多酚类化合物的仪器分析测定方法可以选择高效液相色谱法、高效液相色谱-质谱法等。

基于测定目的,熟悉样品的各种前处理技术,包括消化、灰化、萃取、在线富集等。通过实验结果比对,了解不同制样过程和前处理技术对不同元素/多酚类化合物的溶出特征,比较不同检测方法的优缺点。

【仪器与试剂】

根据实验室条件可选择:电感耦合等离子体-发射光谱仪(ICP-AES)、电感耦合等离子体-质谱仪(ICP-MS)、原子吸收分光光度计(AAS)、原子荧光分光光度计(AFS)等微量元素测定设备,以及高效液相色谱仪(HPLC)、高效液相色谱-质谱仪(HPLC-MS)等多酚类化合物检测仪器;消解设备;萃取设备;微量元素浸出提取设备;天平等。

硝酸、盐酸等优级纯试剂;去离子水或超纯水(18.2MΩ);待测元素标准溶液贮备液(1000μg/ml);待测多酚类化合物标准物质。

【实验步骤】

1. 设计前准备 实验开始前 3 周向学生布置实验题目、内容和实验要求,启发并引导学生查阅文献,了解样品中微量元素和多酚类化合物测定的方法,包括 ICP-AES、ICP-MS、AAS、AFS、HPLC、HPLC-MS 等,比较各种测定方法的优缺点和适用范围。以课题小组为单位设计实验方案并说明实验原理。

2. 实验方案设计 设计一个包括取样及制样、样品前处理、标准溶液制备、测定原理、仪器选择、实验操作步骤、数据处理方法、结果评价等方面的可行性方案。仪器设备选择时,注意其使用性、可靠性、适用性以及经济性、互换性、成套性等。

3. 教师审阅和讨论实验方案 收集学生的实验方案,由教师进行审阅,然后组织一个讨论会,由各课题组展示自己的实验方案,全班讨论确定实验实施方案。

4. 实施实验 学生按设计方案调试仪器、配制试剂、制备标准溶液等,完全自己动手完成实验方案的实施。

(1)采(取)样后进行茶叶中微量元素的测定,采取干消化、常压湿消化和高压微波消解等方法对茶叶消化,用设定的方法检测。

(2)设计不同的参数,以模拟茶水冲泡、常压萃取、快速萃取等方式提取茶叶中的微量元素和多酚类化合物,同时考察用水比例、温度、时间、浸泡次数等的影响。再按上法分析测定溶出物中的待测微量元素/多酚类化合物。

5. 数据处理及撰写实验报告 实验完成后学生独立完成实验报告。实验报告以论文形式撰写,包括题目、作者、摘要、引言、材料与方法、结果与分析、讨论与结论、参考文献等。每位学生的实验报告应是独立完成。作者栏必须按贡献顺序写明每组所有同学的姓名。

6. 实验总结 选择有代表性的实验报告进行集中交流。主讲学生制作讲解 PPT 并与全组同学一起进行答辩。老师给出报告评判意见。

【知识点】

本实验涉及元素/多酚类化合物检测的制样技术,各种类型色谱、光谱、质谱及联用等卫生化学仪器的选择、操作方法,以及样品消化和萃取等前处理方式等,涵盖了多个卫生化学的重要知识点。

【考察点】

根据待测元素/多酚类化合物的种类和预估浓度,考查学生对仪器类型、操作条件等进行选择和应用的能力,考察制样方法、样品消解和萃取的前处理方法及操作技能,熟悉标准曲线的建立及数据处理等。

(李 磊)

实验三十八　饮用水源水中有机污染物的分离与鉴定

水是生命之源。我国淡水资源短缺,并且水生态环境恶化的问题日益突出。随着洗涤剂、表面活性剂等的大量使用,一些难溶于水的有机污染物与水发生了乳化混合。近年来,大量的研究发现了饮用水中存在有害人类健康的多种有机污染物,如多氯联苯、多环芳烃等。加强饮用水水源地的保护已成为各级政府重要行政工作。因此,加强饮用水源水质的卫生监督、监测水中有机污染物的种类和含量已成为卫生行政监督部门的一项日常工作。

【目的与要求】

1. 掌握饮用水源水样品的采集和前处理方法。

2. 熟悉多种对有机污染物进行分离、鉴定和分析的方法。

3. 了解紫外光谱、红外光谱、质谱等对化合物进行鉴定的技能。

【方法提要】

本实验通过文献调研,了解饮用水源水采样和前处理规范操作技术,根据不同有机污染物的化学性质和结构特征选择不同的分离分析技术。

根据饮用水源水监控的有机污染物种类,如有机氯、有机磷、多环芳烃、多氯联苯、酚类化合物、邻苯二甲酸酯类化合物等,采用合适的采样、样品处理及检测设备。

半挥发性有机污染物的采集使用棕色磨口玻璃瓶,玻璃瓶预先经 1∶2 盐酸浸泡过夜,蒸馏水清洗,色谱纯甲醇荡洗,并且用色谱纯二氯甲烷荡洗铝箔包裹磨口瓶塞。水样采集前不要预洗棕色玻璃瓶,以免造成样品的沾染或吸附。水样采集充满玻璃瓶。因水源水一般不经氯化消毒,采集的水样直接用 6mol/L 盐酸调水样 pH 2。水中挥发性有机物的采集使用挥发性有机污染物专用小瓶。专用小瓶经铬酸溶液浸泡过夜,蒸馏水冲洗,色谱纯甲醇荡洗。样品采集时,尽量减少由于搅动引起的挥发性有机污染物的逸出,水样充满样品瓶,避免将空气气泡引入。采集的水样加 6mol/L 盐酸调 pH 2 后,加盖密封。

根据目标化合物性质选择相应的检测方法。有机氯化合物经固相萃取小柱富集预处理后,用气相色谱仪测定。用固相萃取-高相液相色谱法可同时测定饮用水源水中的 16 种多环芳烃。用固相萃取-气相色谱质谱法可同时测定饮用水源水中 8 种酚类化合物。圆盘膜萃取-气相色谱-质谱法可用于同时测定水中 16 种邻苯二甲酸酯类化合物,并能有效避免环境基质的干扰。顶空固相微萃取-气相色谱质谱法能同时测定饮用水源中 53 种挥发性有机污染物。

【仪器与试剂】

紫外-可见分光光度计、红外光谱仪、气相色谱仪、气相色谱-质谱仪、高效液相色谱仪,各种萃取、富集和浓缩装置,氮吹仪、旋转蒸发浓缩装置、电子天平等。

色谱纯和分析纯的有机试剂;无水硫酸钠;待测化合物标准品贮备液。

【操作步骤】

1. 设计前准备　实验开始前 3 周向学生布置实验题目、内容和实验要求,启发并引导学生查阅文献,了解饮用水源水中可能污染的有机物种类、常用的检测方法、样品前处理技术及相应的设备等,比较各种测定方法的优缺点和适用范围。以课题小组为单位设计实验方案并说明实验原理。

2. 实验方案设计　设计一个包括如何采样、样品前处理及待测成分的预富集方法、标准溶液制备、定性测定原理、定量测定仪器选择、实验操作步骤、数据处理方法、结果评价等方面的可行性方案。仪器设备选择时,注意其使用性、可靠性、适用性以及经济性、互换性、成套性等。

3. 实施实验　根据设计的实验方案进行实验探索。

(1)样品预处理:采样后,采用液-液萃取、固相萃取或串联固相萃取等方式提取和富集饮用水源水中的有机化合物。洗脱后,用氮吹仪或旋转蒸发浓缩至小体积进行分析。

(2)光谱和质谱扫描鉴定:用紫外光谱、红外光谱、质谱等对化合物进行比较和鉴定。推断化合物的存在。

(3)定量分析:用气相色谱仪、高效液相色谱仪和质谱联用仪等对化合物进行定量测定。

4. 数据分析并撰写实验报告同实验三十七。

【知识点】

本实验涉及水中多种有机污染物的样品前处理、分离、鉴定、定量分析等技术。包括多种样品前处理装置及现代分析仪器的使用方法。

【考察点】

重点考察:样品前处理方法及规范;根据待测化合物性质、现有的实验条件选择合理的样品前处理方式及分析测定方法;图谱的解析及结构的确定;数据处理等。

（李　磊）

实验三十九　多环芳烃暴露的生物标志物检测与评价

多环芳烃(PAHs)是人类生活环境(如大气、水体、土壤、植物等)和食品中的重要污染物,其中一些 PAHs 具有致癌性。研究表明,多环芳烃可通过呼吸道、消化道等多种途径进入人体,但任何只对单一环境和食品中多环芳烃的检测都难以说明人群的暴露情况,包括吸烟等在内的不良生活方式也大大增加了特殊人群的暴露风险。近年来,对于 PAHs 生物标志物的研究有利于说明人类暴露于此类污染物时的健康风险性质和程度。

【实验目的】

1. 掌握尿液、血液等生物样品中 1-羟基芘(1-OHP)、1-羟基萘(1-OHN)、2-羟基萘(2-OHN)等生物标志物测定的样品前处理过程。

2. 熟悉多环芳烃暴露的生物标志物检测与评价的设计方法。

3. 了解生物体暴露多环芳烃的内剂量标志物种类、暴露效应的时效性与样品处理间的关系、仪器分析的方法。

【方法提要】

随着分析技术的进步,在尿、血、胆汁等生物样本中发现了多种内剂量生物标志物-羟基多环芳烃(OH-PAHs),如 1-羟基芘(1-OHP)、1-羟基萘(1-OHN)、2-羟基萘(2-OHN)、2-羟基芴(2-OHW)、2-羟基菲(2-OHF)、3-羟基菲(3-OHF)、4-羟基菲(4-OHF)、9-羟基菲(9-OHF)、3-羟基苯并芘(3-OHαP)等,但芘在 PAHs 混合物中含量较高,并且 1-OHP 是芘在哺乳动物体内的主要代谢物,浓度高、易测定,代表了一种可靠的暴露生物标志物,并被许多研究者推荐为评价个体 PAHs 暴露的最相关参数。

本实验通过学生查阅文献了解尿液、血液等生物样品中 1-羟基芘(1-OHP)、1-羟基萘(1-OHN)、2-羟基萘(2-OHN)等生物标志物测定的样品前处理方法和测定技术。因为 OH-PAHs 在体内常以葡萄糖醛酸、硫黄酸结合物的形式存在,所以样品处理时酶解过程是必需的。实验前,要初步理解并学会分析方案设计,熟悉生物样品前处理技术,通过实验结果分析,更好地理解结构相似的复杂混合物环境暴露的生物指示研究与分析方法。

【仪器与试剂】

可选择的仪器主要有:高效液相色谱仪(附荧光检测器和紫外检测器),高效液相色谱-质谱仪,荧光分光光度计,高效毛细管电泳仪,气相色谱-质谱仪,固相萃取等各种萃取装置,氮吹仪,C_{18}固相萃取小柱,PAH C_{18}专用分离柱,电子天平等。

色谱纯甲醇、乙腈等试剂,无水硫酸钠,待测化合物标准品贮备液,β-葡萄糖苷酸酶、β-葡萄糖苷酸酶-芳基硫酸酯酶等。

【实验步骤】

1. 设计前准备 实验开始前 3 周向学生布置实验题目、内容和实验要求,启发并引导学生查阅文献,了解多环芳烃暴露的 OH-PAHs 种类、常用的检测方法、样品前处理技术及相应的设备等,比较各种处理技术和测定方法的优缺点及适用范围。以课题小组为单位设计实验方案并说明实验原理。

2. 实验方案设计 设计一个包括如何进行样品前处理及待测成分的预富集方法、标准溶液制备、定性测定原理、定量测定仪器选择、实验操作步骤、数据处理方法、结果评价等方面的可行性方案。仪器设备选择时,注意其实用性、可靠性、适用性以及经济性、互换性、成套性等。

3. 实施实验 根据设计的实验方案进行实验探索。

(1)样品预处理:可选用乙腈-硫酸铵双水相提取、固相萃取或串联固相萃取等方式提取和富集生物样本中的 OH-PAHs。洗脱后,用氮吹仪或旋转蒸发浓缩至小体积进行分析。

（2）实验条件的优化：注意洗脱条件中流动相比例及梯度洗脱条件的优化，荧光激发波长和发射波长条件的切换，质谱条件及多反应监测模式（MRM），荧光分光光度计的同步荧光法，以及高效毛细管电泳仪分离条件等。进行准确度、精密度考察，获得每种 OH-PAHs 的检出限。

（3）定量分析：依据选择的不同仪器的原理及方法对化合物进行定量测定。

4. 数据分析并撰写实验报告同实验三十七。

【知识点】

生物样品中待测物液相萃取和固相萃取方法及洗脱条件、高效液相色谱及高效液相色谱-质谱仪原理及检测条件的优化、气相色谱-质谱检测原理及条件的优化。涉及多种样品前处理装置及现代分析仪器的使用方法。

【考察点】

重点考察：样品前处理方法及规范；根据待测化合物性质、现有的实验条件选择合理的样品前处理方式及分析测定方法；图谱的解析；数据处理；等等。

【思考题】

1. 电化学传感法能否用于 OH-PAHs 的检测？

2. 除了 OH-PAHs 外，PAHs 还有哪些暴露生物标志物？

（李　磊）

附录一　常用溶液的配制

1. 常用酸碱的密度和浓度

试剂名称	密度	含量(%)	浓度(mol／L)
盐酸	1.18~1.19	36~38	11.6~12.4
硝酸	1.39~1.40	65.0~68.0	14.4~15.2
硫酸	1.83~1.84	95~98	17.8~18.4
磷酸	1.69	85	14.6
高氯酸	1.68	70.0~72.0	11.7~12.0
冰乙酸	1.05	99.8(优级纯) 99.0(分析纯、化学纯)	17.4
氢氟酸	1.13	40	22.5
氢溴酸	1.49	47.0	8.6
氨水	0.88~0.90	25.0~28.0	13.3~14.8

2. 常用酸碱溶液的配制

(1)酸溶液的配制

名称	化学式	浓度或质量浓度(约数)	配制方法
硝酸	HNO_3	16mol/L	(相对密度为1.42的硝酸)
		6mol/L	取16mol/L HNO_3 375ml,然后加水稀释成1L
		3mol/L	取16mol/L HNO_3 188ml,然后加水稀释成1L
盐酸	HCl	12mol/L	(相对密度为1.19的HCl)
		8mol/L	取12mol/L HCl 666.7ml,加水稀释成1L
		6mol/L	将12mol/L HCl与等体积的蒸馏水混合
		3mol/L	取12mol/L HCl 250ml,然后加水稀释成1L

续表

名称	化学式	浓度或质量浓度(约数)	配制方法
硫酸	H_2SO_4	18mol/L	(相对密度为1.84的H_2SO_4)
		3mol/L	将167ml的18mol/L H_2SO_4慢慢加到835ml的水中
		1mol/L	将56ml的18mol/L H_2SO_4慢慢加到944ml的水中
乙酸	HAc	17mol/L	(相对密度为1.05的冰乙酸)
		6mol/L	取17mol/L HAc 353ml,然后加水稀释成1L
		3mol/L	取17mol/L HAc 177ml,然后加水稀释成1L
酒石酸	$H_2C_4H_4O_6$	饱和	将酒石酸溶于水中,使之饱和
草酸	$H_2C_2O_4$	10g/L	称取$H_2C_2O_4 \cdot 2H_2O$ 1g溶于少量水中,加水稀释至100ml

（2）碱溶液的配制

名称	化学式	浓度或质量浓度(约数)	配制方法
氢氧化钠	NaOH	6mol/L	将240gNaOH溶于水中,稀释至1L
氨水	$NH_3 \cdot H_2O$	15mol/L	(密度为0.9g/ml的氨水)
		6mol/L	取15mol/L氨水400ml,稀释至1L
氢氧化钡	$Ba(OH)_2$	0.2mol/L(饱和)	63g$Ba(OH)_2 \cdot 8H_2O$溶于1L水中
氢氧化钾	KOH	6mol/L	将336gKOH溶于水中,稀释至1L

3.常用缓冲溶液的配制

缓冲溶液组成	pKa	缓冲液pH	缓冲溶液配制方法
氨基乙酸-HCl	2.35(pKa_1)	2.3	取氨基乙酸150g溶于500ml水中后,加浓HCl 80ml,水稀释至1L
H_3PO_4-枸橼酸盐		2.5	取$Na_2HPO_4 \cdot 12H_2O$ 113g溶于200ml水后,加枸橼酸387g,溶解,过滤后,稀释至1L
一氯乙酸-NaOH	2.86	2.8	取200g一氯乙酸溶于200ml水中,加NaOH 40g溶解后,稀释至1L
邻苯二甲酸氢钾-HCl	2.95	2.9	取500g邻苯二甲酸氢钾溶于500ml水中,加浓HCl 80ml,稀释至1L
甲酸-NaOH	2.76	3.7	取95g甲酸和NaOH 40g于500ml水中,溶解,稀释至1L

续表

缓冲溶液组成	pKa	缓冲液 pH	缓冲溶液配制方法
NH_4Ac -HAc		4.5	取 NH_4Ac 77g 溶于20ml 水中,加冰 HAc 59ml,稀释至 1L
NaAc -HAc	4.74	4.7	取无水 NaAc 83g 溶于水中,加冰 HAc 60ml,稀释至 1L
NaAc -HAc	4.74	5.0	取无水 NaAc 160g 溶于水中,加冰 HAc 60ml,稀释至 1L
NH_4Ac -HAc		5.0	取无水 NH_4Ac 250g 溶于水中,加冰 HAc 60ml,稀释至 1L
六次甲基四胺-HCl	5.15	5.4	取六次甲基四胺 40g 溶于 200ml 水中,加浓 HCl 10ml,稀释至 1L
NH_4Ac -HAc		6.0	取 NH_4Ac 600g 溶于水中,加冰 HAc 20ml,稀释至 1L
NaAc -H_3PO_4 盐		8.0	取无水 NaAc 50g 和 N_2HPO_4-$12H_2O$ 50g,溶于水中,稀释至 1L
Tris-HCl（三羟甲基氨甲烷）$CNH_2\equiv(HOCH_2)_3$	8.21	8.2	取 25Tris 试剂溶于水中,加浓 HCl 8ml,稀释至 1L
NH_3-NH_4Cl	9.26	9.2	取 NH_4Cl 54g 溶于水中,加浓氨水 63ml,稀释至 1L
NH_3-NH_4Cl	9.26	9.5	取 NH_4Cl 54g 溶于水中,加浓氨水 63ml,稀释至 1L
NH_3-NH_4Cl	9.26	10.0	取 NH_4Cl 54g 溶于水中,加浓氨水 3502ml,稀释至 1L

注:(1)缓冲液配制后可用试纸检查。如 pH 值不对,可用共轭酸或碱调节

pH 值欲调节精确时,可用 pH 计调节

(2)若需增加或减少缓冲液的缓冲容量时,可相应增加或减少共轭酸碱对物质的量,再调节之

4. 常用标准溶液的配制

标准溶液	配制方法
0.1000mol/L 邻苯二甲酸氢钾溶液（基准溶液）	精确称取经过 $105\sim120°C$ 干燥1h 的 $KHC_8H_4O_4$ 20.422g,溶于煮沸去除 CO_2 的蒸馏水中,在容量瓶中稀释到 1L
0.1000mol/L 重铬酸钾溶液（基准溶液）	精确称取经过 $120\sim150°C$ 干燥 1h 的 $K_2Cr_2O_7$ 29.419g,溶于蒸馏水中,在容量瓶中稀释到 1L
0.1000mol/L 碳酸钠溶液（基准溶液）	精确称取经过 $270\sim300°C$ 干燥的 Na_2CO_3 5.300g,溶于煮沸去除 CO_2 的蒸馏水中,在容量瓶中稀释到 1L

标准溶液	配制方法
0.1mol/L 盐酸溶液(需要标定的溶液)	取 9ml HCl（比重 1.19)加入到蒸馏水中,在容量瓶中定容至 1L 标定方法(碳酸钠标定): 称取干燥过的无水碳酸钠 0.1000~0.1200g,置于 250ml 锥形瓶中,加入新煮沸冷却后蒸馏水 50ml,加 3~4 滴甲基橙指示剂,用配制好的盐酸溶液滴定至溶液呈橙色,保持 30s 不褪色为终点 计算:$C_{HCl}(mol/L) = 2m \times 1000/(53.00 \times V_{HCl})$ 式中:C_{HCl} 为盐酸标准溶液的浓度;V_{HCl} 为消耗盐酸标准溶液的体积,ml;m 为称量碳酸钠的质量,g
0.1mol/L 氢氧化钠溶液(需要标定的溶液)	称取 4g NaOH 溶于蒸馏水中,在容量瓶中稀释到 1L 标定方法一(滴定 HCl): 取 0.1000mol/L 盐酸溶液 25.00ml(V_{HCl})于 250ml 锥形瓶中,加入 3~4 滴甲基橙指示剂,用配制好的氢氧化钠溶液滴定,滴定至溶液呈黄色为终点 计算:$C_{NaOH}(mol/L) = 0.1000 \times 25.00/V_{NaOH}$ 标定方法二(滴定邻苯二甲酸氢钾): 称取干燥过的邻苯二甲酸氢钾 0.48~0.52g,置于 250ml 锥形瓶中,加入 2 滴酚酞指示剂,用配制好的氢氧化钠溶液滴定至溶液呈淡红色为终点 计算:$C_{NaOH}(mol/L) = m \times 1000/(M_{邻苯二甲酸氢钾} \times V_{NaOH})$ 式中:C_{NaOH} 为氢氧化钠标准溶液的浓度;V_{NaOH} 为消耗氢氧化钠标准溶液的体积,ml;m 为称量邻苯二甲酸氢钾的质量,g

附录二　弱酸、弱碱在水溶液中的解离常数（25℃）

1. 弱酸在水溶液中的解离常数

弱酸	级数	Ka	pKa
$HASO_2$		6.0×10^{-10}	9.22
H_3ASO_4	1	6.3×10^{-3}	2.20
	2	1.0×10^{-7}	7.00
	3	3.2×10^{-12}	11.50
H_3BO_3		5.8×10^{-10}	9.24
$H_2B_4O_7$	1	1.0×10^{-4}	4.0
	2	1.0×10^{-9}	9.0
HCN		6.2×10^{-10}	9.21
H_2CO_3	1	4.2×10^{-7}	6.38
	2	5.5×10^{-11}	10.25
H_2CrO_4	1	0.105	0.98
	2	3.2×10^{-7}	6.50

弱酸	级数	Ka	pKa
HF		6.6×10^{-1}	3.18
HNO_2		5.0×10^{-1}	3.29
H_2O_2		2.2×10^{-12}	11.65
H_3PO_4	1	7.6×10^{-3}	2.12
	2	6.3×10^{-8}	7.20
	3	4.4×10^{-13}	12.38
H_2S(氢硫酸)	1	1.3×10^{-7}	6.88
	2	7.1×10^{-15}	14.15
H_2SO_3	1	1.3×10^{-2}	1.90
	2	6.3×10^{-8}	7.20
H_2SO_4	2	1.1×10^{-2}	1.92
H_2SiO_3	1	1.7×10^{-10}	9.77
	2	1.6×10^{-12}	11.8
HCOOH(甲酸)		1.8×10^{-4}	3.75
$H_2C_2O_4$(草酸)	1	5.4×10^{-2}	1.27
	2	5.4×10^{-5}	4.27
CH_3COOH(乙酸)		1.8×10^{-5}	4.75
$CH_2ClCOOH$(一氯乙酸)		1.4×10^{-3}	2.86
$CHCl_2COOH$(二氯乙酸)		5.0×10^{-2}	1.30
CCl_3COOH(三氯乙酸)		0.23	0.64
$C_3H_6O_2$(丙酸)		1.4×10^{-5}	4.87
$C_3H_6O_3$(乳酸、丙醇酸)		1.4×10^{-4}	3.86
$C_3H_4O_4$(丙二酸)	1	1.4×10^{-3}	2.86
	2	2.0×10^{-6}	5.70
$C_4H_6O_6$(酒石酸)	1	9.1×10^{-4}	3.04
	2	4.3×10^{-5}	4.37
C_6H_5OH(苯酚)		1.0×10^{-10}	9.99
C_6H_5COOH(苯甲酸)		6.5×10^{-5}	4.21
$C_6H_8O_6$(抗坏血酸)	1	5.0×10^{-5}	4.30
	2		11.82
$C_6H_8O_7$(枸橼酸)	1	7.4×10^{-4}	3.13
	2	1.7×10^{-5}	4.76
	3	4.0×10^{-7}	6.40

2. 弱碱在水溶液中的解离常数

弱碱	级数	K_b	pK_b
NH_3		1.8×10^{-5}	4.75
$NH_2\text{-}NH_2$(联氨)	1	3.0×10^{-6}	5.52
	2	7.6×10^{-15}	14.12
NH_2OH(羟氨)		9.1×10^{-9}	8.04
$NH_2CH_2CH_2NH_2$(乙二胺)	1	8.5×10^{-5}	4.07
	2	7.1×10^{-8}	7.15
CH_3NH_2(甲胺)		4.2×10^{-4}	3.38
$(CH_3)_2NH$(二甲胺)		1.2×10^{-4}	3.93
$(C_2H_5)_2NH$(二乙胺)		1.3×10^{-3}	2.89
$(HOC_2H_4)_3N$(三乙醇胺)		5.8×10^{-7}	6.24
$(CH_2)_6N_4$(六次甲基四胺)		1.4×10^{-9}	8.85
C_5H_5N(吡啶)		1.7×10^{-9}	8.77
$C_6H_5NH_2$(苯胺)		4.0×10^{-10}	9.40

附录三　标准电极电位（25℃）

半反应	E°(V)	半反应	E°(V)
$Li^+ + e^- \rightleftharpoons Li$	-3.045	$2H_2O + 2e^- \rightleftharpoons H_2 + 2OH^-$	-0.828
$K^+ + Ke^- \rightleftharpoons K$	-2.924	$HSnO_2^- + H_2O + 2e^- \rightleftharpoons Sn + 3OH^-$	-0.79
$Ba^{2+} + 2e^- \rightleftharpoons Ba$	-2.90	$Zn^{2+} + 2e^- \rightleftharpoons Zn$	-0.763
$Sn^{2+} + 2e^- \rightleftharpoons Sn$	-2.89	$Cr^{3+} + 3e^- \rightleftharpoons Cr$	-0.74
$Ca^{2+} + 2e^- \rightleftharpoons Ca$	-2.76	$AsO_4^{3-} + 2H_2O + 2e^- \rightleftharpoons AsO_2^- + 4OH^-$	-0.71
$Na^+ + e^- \rightleftharpoons Na$	-2.711	$S + 2e^- \rightleftharpoons S^{2-}$	-0.508
$Mg^{2+} + 2e^- \rightleftharpoons Mg$	-2.375	$2CO_2 + 2H^+ + 2e^- \rightleftharpoons H_2C_2O_4$	-0.49
$Al^{3+} + 3e^- \rightleftharpoons Al$	-1.706	$Cr^{3+} + e^- \rightleftharpoons Cr^{2+}$	-0.41
$ZnO_2^{2-} + 2H_2O + 2e^- \rightleftharpoons Zn + 4OH^-$	-1.216	$Fe^{2+} + 2e^- \rightleftharpoons Fe$	-0.409
$Mn^{2+} + 2e^- \rightleftharpoons Mn$	-1.18	$Cd^{2+} + 2e^- \rightleftharpoons Cd$	-0.403
$Sn(OH)_6^{2-} + 2e^- \rightleftharpoons HSnO_2^- + 3OH^- + H_2O$	-0.96	$Cu_2O + H_2O + 2e^- \rightleftharpoons 2Cu + 2OH^-$	-0.361
$SO_4^{2-} + H_2O + 2e^- \rightleftharpoons SO_3^{2-} + 2OH^-$	-0.92	$Co^{2+} + 2e^- \rightleftharpoons Co$	-0.28
$TiO_2 + 4H^+ + 4e^- \rightleftharpoons Ti + 2H_2O$	-0.89	$Ni^{2+} + 2e^- \rightleftharpoons Ni$	-0.246

半反应	$E^{\ominus}(V)$	半反应	$E^{\ominus}(V)$
$AgI+e^-\Longleftrightarrow Ag+I^-$	-0.15	$Hg_2^{2+}+2e^-\Longleftrightarrow 2Hg$	0.796
$Sn^{2+}+2e^-\Longleftrightarrow Sn$	-0.136	$Ag^++e^-\Longleftrightarrow Ag$	0.799
$Pb^{2+}+2e^-\Longleftrightarrow Pb$	-0.126	$Hg_2^{2+}+2e^-\Longleftrightarrow 2Hg$	0.851
$CrO_4^{2-}+4H_2O+3e^-\Longleftrightarrow Cr(OH)_3+5OH^-$	-0.12	$2Hg^{2+}+2e^-\Longleftrightarrow Hg_2^{2+}$	0.907
$Ag_2S+2H^++2e^-\Longleftrightarrow 2Ag+H_2S$	-0.036	$NO_3^-+3H^++2e^-\Longleftrightarrow HNO_2+2H_2O$	0.94
$Fe^{3+}+3e^-\Longleftrightarrow Fe$	-0.036	$NO_3^-+4H^++3e^-\Longleftrightarrow NO+2H_2O$	0.96
$2H^++2e^-\Longleftrightarrow H_2$	0.000	$HNO_2+H^++e^-\Longleftrightarrow NO+H_2O$	0.99
$NO_3^-+H_2O+2e^-\Longleftrightarrow NO_2^-+2OH^-$	0.01	$VO_2^++2H^++e^-\Longleftrightarrow VO^{2+}+H_2O$	1.00
$TiO^{2+}+2H^++e^-\Longleftrightarrow Ti^{3+}+H_2O$	0.10	$N_2O_4+4H^++4e^-\Longleftrightarrow 2NO+2H_2O$	1.03
$S_4O_6^{2-}+2e^-\Longleftrightarrow 2S_2O_3^{2-}$	0.09	$Br_2+2e^-\Longleftrightarrow 2Br^-$	1.08
$AgBr+e^-\Longleftrightarrow Ag+Br^-$	0.10	$IO_3^-+6H^++6e^-\Longleftrightarrow I^-+3H_2O$	1.035
$S+2H^++2e^-\Longleftrightarrow H_2S(水溶液)$	0.141	$IO_3^-+6H^++5e^-\Longleftrightarrow 1/2I_2+3H_2O$	1.195
$Sn^{4+}+2e^-\Longleftrightarrow Sn^{2+}$	0.15	$MnO_2+4H^++2e^-\Longleftrightarrow Mn^{2+}+2H_2O$	1.23
$Cu^{2+}+e^-\Longleftrightarrow Cu^+$	0.158	$O_2+4H^++4e^-\Longleftrightarrow 2H_2O$	1.23
$BiOCl+2H^++3e^-\Longleftrightarrow Bi+Cl^-+H_2O$	0.158	$Au^{3+}+2e^-\Longleftrightarrow Au^+$	1.29
$SO_4^{2-}+4H^++2e^-\Longleftrightarrow H_2SO_3+H_2O$	0.20	$Cr_2O_7^{2-}+14H^++6e^-\Longleftrightarrow 2Cr^{3+}+7H_2O$	1.33
$AgCl+e^-\Longleftrightarrow Ag+Cl^-$	0.22	$Cl_2+2e^-\Longleftrightarrow 2Cl^-$	1.358
$IO_3^-+3H_2O+6e^-\Longleftrightarrow I^-+6OH^-$	0.26	$BrO_3^-+6H^++6e^-\Longleftrightarrow Br^-+3H_2O$	1.44
$Hg_2Cl_2+2e^-\Longleftrightarrow 2Hg+2Cl^-$	0.282	$Ce^{4+}+e^-\Longleftrightarrow Ce^{3+}$	1.448
$Cu^{2+}+2e^-\Longleftrightarrow Cu$	0.340	$ClO_3^-+6H^++6e^-\Longleftrightarrow Cl^-+3H_2O$	1.45
$VO^{2+}+2H^++e^-\Longleftrightarrow V^{3+}+H_2O$	0.36	$PbO_2+4H^++2e^-\Longleftrightarrow Pb^{2+}+2H_2O$	1.46
$Fe(CN)_6^{3-}+e^-\Longleftrightarrow Fe(CN)_6^{4-}$	0.36	$MnO_4^-+8H^++5e^-\Longleftrightarrow Mn^{2+}+4H_2O$	1.491
$2H_2SO_3+2H^++4e^-\Longleftrightarrow S_2O_3^{2-}+3H_2O$	0.40	$Mn^{3+}+e^-\Longleftrightarrow Mn^{2+}$	1.51
$Cu^++e^-\Longleftrightarrow Cu$	0.522	$BrO_3^-+6H^++5e^-\Longleftrightarrow 1/2Br_2+3H_2O$	1.52
$I_3^-+2e^-\Longleftrightarrow 3I^-$	0.534	$HClO+H^++e^-\Longleftrightarrow 1/2Cl_2+H_2O$	1.63
$I_2+2e^-\Longleftrightarrow 2I^-$	0.535	$MnO_4^-+4H^++3e^-\Longleftrightarrow MnO_2+2H_2O$	1.679
$IO_3^-+2H_2O+4e^-\Longleftrightarrow IO^-+4OH^-$	0.56	$H_2O_2+2H^++2e^-\Longleftrightarrow 2H_2O$	1.776
$MnO_4^-+e^-\Longleftrightarrow MnO_4^{2-}$	0.56	$Co^{3+}+e^-\Longleftrightarrow Co^{2+}$	1.842
$H_3AsO_4+2H^++2e^-\Longleftrightarrow HAsO_2+2H_2O$	0.56	$S_2O_8^{2-}+2e^-\Longleftrightarrow 2SO_4^{2-}$	2.00
$MnO_4^-+2H_2O+3e^-\Longleftrightarrow MnO_2+4OH^-$	0.58	$O_3+2H^++2e^-\Longleftrightarrow O_2+H_2O$	2.07
$O_2+2H^++2e^-\Longleftrightarrow H_2O_2$	0.682	$F_2+2e^-\Longleftrightarrow 2F^-$	2.87
$Fe^{3+}+e^-\Longleftrightarrow Fe^{2+}$	0.77		

附录四　难溶化合物溶度积常数（25℃）

难溶化合物	K_{sp}	pK_{sp}	难溶化合物	K_{sp}	pK_{sp}
AgCl	1.56×10^{-10}	9.81	CuI	1.1×10^{-12}	11.96
Ag_2S	1.6×10^{-49}	48.80	CuS	8.5×10^{-45}	44.07
AgI	1.5×10^{-16}	15.82	Hg_2Cl_2	2×10^{-18}	17.70
Ag_2CrO_4	9.0×10^{-12}	11.05	$Fe(OH)_3$	3.5×10^{-38}	37.46
AgSCN	4.9×10^{-13}	12.31	HgS	$4\times10^{-53}\sim2\times10^{-49}$	52.40~48.70
AgBr	4.1×10^{-13}	12.39	$Fe(OH)_2$	1.0×10^{-25}	15.0
$Al(OH)_3$	2×10^{-23}	31.70	FeS	3.7×10^{-19}	18.43
$BaCO_3$	8.1×10^{-9}	8.09	$MgNH_4PO_4$	2.5×10^{-13}	12.60
$BaCrO_4$	1.6×10^{-10}	9.80	$Mg(OH)_2$	1.8×10^{-11}	10.74
$BaSO_4$	8.7×10^{-11}	10.06	MnS	1.4×10^{-13}	14.85
$Bi(OH)_3$	4.0×10^{-31}	30.40	PbC_2O_4	2.74×10^{-11}	10.56
$CaC_2O_4 \cdot H_2O$	1.78×10^{-9}	8.75	$PbCrO_4$	1.77×10^{-14}	13.75
$CaCO_3$	8.7×10^{-8}	3.06	$Pb(OH)_2$	1.2×10^{-15}	14.92
$CaSO_4$	2.45×10^{-9}	4.61	PbS	3.4×10^{-28}	27.47
CdS	3.6×10^{-28}	28.44	$Sn(OH)_2$	3×10^{-27}	26.52
$Cr(OH)_3$	5.4×10^{-31}	30.27	$Sn(OH)_4$	1×10^{-57}	57.0
CuBr	4.15×10^{-8}	7.83	$Zn(OH)_2$	1.2×10^{-17}	16.92
CuF_2	3.4×10^{-11}	10.47	ZnS	1.2×10^{-23}	22.92

附录五　不同纯度水的电阻率（25℃）

水的类型	电阻率(25℃)Ωcm
自来水	~1900
一次蒸馏水(玻璃)	~3.5×10^5
二次蒸馏水(石英)	~1.5×10^6
混合床离子交换水	~1.25×10^7
28次蒸馏水(石英)	~1.6×10^7
绝对水(理论上最大的电阻率)	1.83×10^7

附录六　常用化合物相对分子量表

化合物	相对分子质量	化合物	相对分子质量
$AgBr$	187.77	I_2	253.81
$AgCl$	143.32	$KAL(SO_4)_2 \cdot 12H_2O$	474.38
AgI	234.77	KBr	119.00
$AgNO_3$	169.87	$KBrO_3$	167.00
Al_2O_3	101.96	KCl	74.55
As_2O_3	197.82	$KClO_4$	138.55
$BaCl_2 \cdot 2H_2O$	244.27	$KSCN$	97.18
BaO	153.33	PbO_2	239.20
$Ba(OH)_2 \cdot 8H_2O$	315.47	$PbSO_4$	303.26
$BaSO_4$	233.39	ZnO	81.38
$CaCO_3$	100.09	$HC_2H_3O_2$(醋酸)	60.05
CaO	56.08	$H_2C_2O_4 \cdot 2H_2O$(草酸)	126.07
$Ca(OH)_2$	74.10	K_2CO_3	138.21
CO_2	44.01	K_2PtCl_6	486.00
CuO	79.55	K_2CrO_4	194.19
Cu_2O	143.09	$K_2Cr_2O_7$	294.18
$CuSO_4 \cdot 5H_2O$	249.68	KH_2PO_4	136.09
FeO	71.85	$KHSO_4$	136.16
Fe_2O_3	159.69	KI	166.00
$FeSO_4 \cdot 7H_2O$	278.01	KIO_3	214.00
$FeSO_4 \cdot (NH_4)_2SO_4 \cdot 6H_2O$	392.13	$KIO_3 \cdot HIO_3$	389.91
H_3BO_3	61.83	$KMnO_4$	158.03
HCl	36.46	KNO_2	85.10
$HClO_4$	100.47	KOH	56.11
HNO_3	63.02	$MgCO_3$	84.31
H_2O	18.015	$MgCl_2$	95.21
H_2O_2	34.02	$MgSO_4 \cdot 7H_2O$	246.47
H_3PO_4	98.00	$MgNH_4PO_4 \cdot 6H_2O$	245.41
H_2SO_4	98.07	MgO	40.30

化合物	相对分子质量	化合物	相对分子质量
$Mg(OH)_2$	58.32	$Na_2S_2O_3 \cdot 5H_2O$	248.17
$Mg_2P_2O_7$	222.55	NH_3	17.03
$Na_2B_4O_7 \cdot 10H_2O$	381.37	NH_4Cl	53.49
$NaBr$	102.91	NH_4OH	35.05
$NaCl$	58.44	$(NH_4)_3PO_4 \cdot 12MoO_3$	1876.35
Na_2CO_3	105.99	$(NH_4)_2SO_4$	132.13
$NaHCO_3$	84.01	$PbCrO_4$	323.19
$Na_2HPO_4 \cdot 12H_2O$	358.14	$KHC_4H_4O_6$(酒石酸氢钾)	188.18
$NaNO_2$	69.00	$KHC_8H_4O_4$(邻苯二甲酸氢钾)	204.22
Na_2O	61.98	$Na_2C_2O_4$(草酸钠)	134.00
$NaOH$	40.00	$NaC_7H_5O_2$(苯甲酸钠)	144.11
$Na_2S_2O_3$	158.10	$Na_3C_6H_5O_7 \cdot 2H_2O$(枸橼酸钠)	294.12

推荐阅读

［1］康维钧.卫生化学实验.北京:人民卫生出版社,2012.

［2］李磊,高希宝.仪器分析.北京:人民卫生出版社,2015.

［3］黄沛力.仪器分析实验.北京:人民卫生出版社,2015.

［4］郭爱民,杜晓燕.卫生化学.7 版.北京:人民卫生出版社,2012.

［5］杜晓燕.卫生化学实验.北京:人民卫生出版社,2007.

［6］刘芳,王彦,王玉红,等.固相萃取-高效液相色谱-蒸发光散射检测法同时检测食品中 5 种人工合成甜味剂.色谱,2012,30(3):292-297.

［7］曹程明,冷桃花,解楠,等.贝类水产品中汞的形态分析.食品科学,2013,34(22):193-197.